母子保健の主なる統計

MATERNAL AND CHILD HEALTH
STATISTICS OF JAPAN

目　　　次

Ⅰ　主なる人口動態統計と人口

Ⅱ　出　　　　　生

Ⅲ　乳　児　死　亡

Ⅳ　児　童　死　亡

X　諸外国の統計

XI　そ　　の　　他

図

CONTENTS

VI FOETAL DEATHS

VII INDUCED ABORTIONS

VIII PERINATAL DEATHS

IX MATERNAL AND CHILD HEALTH SERVICES

X INTERNATIONAL COMPARISON

XI OTHERS

Figures

収録資料と比率について

1．資料は特記のあるものを除いて，厚生労働省政策統括官（統計・情報システム管理、労使関係担当）による資料を使用した。記載のないものは，厚生労働省政策統括官（統計・情報システム管理、労使関係担当）人口動態統計による。

2．諸外国の統計は主に，国連のDemographic Yearbook，1961〜2022，WHOのHealth statistics and health information systems「Mortality Database」，及び厚生労働統計協会発行の「国民衛生の動向」2023/2024年版によった。

3．人口動態統計については，すべて確定数である。

4．昭和19〜47年の全国数値については，沖縄県は含まれていない。

5．都道府県別統計の「外国」とあるのは，日本において発生した事件で，住所が外国のものを表している。

6．児童福祉法上の児童の定義は，18歳未満の者であるが，本書の児童死亡の項には19歳以下の者についての統計が掲載されている。これは，死亡統計が5歳年齢区分ごとに集計されているためである。

7．死因毎に国際基本分類番号または死因分類番号を付した。

8．本統計に用いられる比率は，特記のあるものを除いて，次の比率を使用した。

$$出生率 = \frac{1年間の出生数}{日本人人口} \times 1\,000 \qquad 乳児死亡率 = \frac{1年間の生後1年未満の死亡数}{1年間の出生数} \times 1\,000$$

$$死亡率 = \frac{1年間の死亡数}{日本人人口} \times 1\,000 \qquad 新生児死亡率 = \frac{1年間の生後4週（28日）未満の死亡数}{1年間の出生数} \times 1\,000$$

$$死産率 = \frac{1年間の死産数}{1年間の\textbf{出産数（出生数＋死産数）}} \times 1\,000$$

死産とは妊娠満12週以後のものをいう。

$$妊産婦死亡率 = \frac{1年間の妊産婦死亡数}{1年間の出産数（出生数＋死産数）} \times 100\,000$$

妊産婦死亡数とは，昭和53年までは死因簡単分類「B40流産」，「B41その他の妊娠，分娩，産褥の合併症」及び合併症の記載のない分娩死亡に該当するものの数，昭和54年以降平成6年までは簡単分類「79直接産科的死亡」，「80間接産科的死亡」の合計数である。平成7年以降は，直接産科的死亡（O00〜O92），間接産科的死亡（O98〜O99），原因不明の産科的死亡（O95）及び妊娠中又は妊娠終了後満42日未満の産科的破傷風（A34），妊娠，分娩及び産褥に合併するヒト免疫不全ウイルス病（B20〜B24）の合計数となり，平成29年以降は，妊娠，分娩及び産褥に合併するヒト免疫不全ウイルス病（B20〜B24）がO98.7へ符号変更され，下垂体の分娩後え〈壊〉死（E23.0），産じょく〈褥〉に関連する精神及び行動の障害（F53），産じょく〈褥〉期骨軟化症（M83.0），傷病及び死亡の外因（V01-Y89）が追加された。なお，妊産婦死亡率については，国際比較のため出生数を分母に使うこともある。

$$周産期死亡率 = \frac{1年間の周産期死亡数（妊娠満22週以後の死産 + 早期新生児死亡）}{1年間の出生数 + 1年間の妊娠満22週以後の死産数} \times 1\,000$$

$$妊娠満22週以後の死産率 = \frac{1年間の妊娠満22週以後の死産数}{1年間の出生数 + 1年間の妊娠満22週以後の死産数} \times 1\,000$$

$$早期新生児死亡率 = \frac{1年間の早期新生児死亡数}{1年間の出生数} \times 1\,000$$

早期新生児死亡とは生後1週（7日）未満の死亡をいう。

$$婚姻率 = \frac{1年間の婚姻件数}{日本人人口} \times 1\,000 \qquad 離婚率 = \frac{1年間の離婚件数}{日本人人口} \times 1\,000$$

$$合計特殊出生率 = \left\{ \frac{年間の母の年齢別出生数}{年齢別女性人口} \right\} の15歳から49歳までの合計$$

9．分母の人口は総務省統計局による，各年の10月1日現在の人口である（昭和42年以降は，日本人人口である）。

10．表章記号の規約

計数のない場合	−	統計項目のあり得ない場合	・
計数不明の場合	…	数または比率が微小（0.05未満）の場合	0.0

死産，周産期死亡及び人工妊娠中絶について

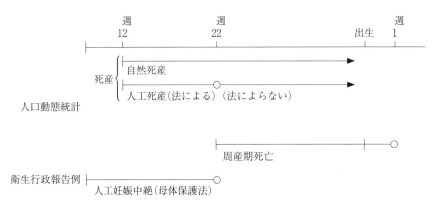

注：○は未満を示す

資料：『国民衛生の動向』2023/2024年

NOTES

1．The data listed in this databook are drawn from publications of the Director-General for Statistics, Information System Management and Industrial Relations Ministry of Health, Labour and Welfare, unless otherwise noted. The source of data of tables without footnotes is "Vital Statistics", annually reported by the Policy.

2．The sources of international data are Demographic Yearbook of the United Nations, 1961〜2022, and Health statistics and health information systems "Mortality Database" of World Health Organization, and Journal of Health and Welfare Statistics, Vol. 70, Number 9, 2023/2024 of Health, Labour and Welfare Statistics Association.

3．Vital statistics data are final.

4．The data for 1944〜1972 do not cover Okinawa prefecture.

5. "Foreign countries" in Statistics by prefecture refers to incidents occurring in Japan in which people are documented as having residence foreign countries.

6. Conventional use of the word "Child" is to indicate people under 18 years of age. In the section for child deaths in this databook, however, deaths under 20 are listed, because mortality rates for five-year age groups are routinely produced.

7. Each cause of death is attached with the ICD three-digit category codes or the category item of cause of death.

8. The rates used in this databook are defined as follows, unless otherwise noted.

$$\text{Live birth rate} = \frac{\text{Live births in a year}}{\text{Population of Japanese citizens}} \times 1\,000 \qquad \text{Death rate} = \frac{\text{Deaths in a year}}{\text{Population of Japanese citizens}} \times 1\,000$$

$$\text{Infant mortality rate} = \frac{\text{Deaths under 1 year of age after one's birth in a year}}{\text{Live births in a year}} \times 1\,000$$

$$\text{Neonatal mortality rate} = \frac{\text{Deaths under 28 days of age after one's birth in a year}}{\text{Live births in a year}} \times 1\,000$$

$$\text{Foetal death rate} = \frac{\text{Foetal deaths in a year}}{\textbf{Total births}(\textbf{Live births + Foetal deaths})\text{in a year}} \times 1\,000$$

Only foetal deaths of 12 completed weeks or more of pregnancy are counted in the statistics.

$$\text{Maternal mortality rate} = \frac{\text{Maternal deaths in a year}}{\text{Total births (Live births + Foetal deaths) in a year}} \times 100\,000$$

Maternal deaths, in the years before 1979, refer to the sum of deaths caused by "abortion (B40)" and "other complications of pregnancy, child birth and the puerperium and delivery without mention of complication (B41)".

From 1979 to 1994, Maternal deaths refer to the sum of "direct obstetric death (Abridged List Number 79)" and "indirect obstetric death (Abridged List Number 80)". From 1995, sum of direct and indirect obstetric deaths, obstetric deaths of unknown origin, and obstetric tetanus and human immunodeficiency virus disease of pregnancy or until 42 days after the end of pregnancy. From 2017, Code attached to human immunodeficiency virus, changed to O98.7. And postpartum necrosis of pituitary gland, mental and behavioural disorders associated with the puerperium, puerperal osteomalacia, external causes of morbidity and mortality, was included in maternal death. In calculating maternal mortality rate for international comparison, "live births" could be used instead of "total births".

$$\text{Perinatal mortality rate} = \frac{\text{Perinatal deaths in a year(Foetal deaths after 22 weeks of pregnancy + Early neonatal deaths)}}{\textbf{Total births}(\textbf{Live births + Foetal deaths after 22 weeks of pregnancy})\text{in a year}} \times 1\,000$$

$$\text{Foetal death rate after 22 weeks of pregnancy} = \frac{\text{Foetal deaths after 22 weeks of pregnancy in a year}}{\textbf{Total births}(\textbf{Live births + Foetal deaths after 22 weeks of pregnancy})\text{in a year}} \times 1\,000$$

$$\text{Early neonatal mortality rate} = \frac{\text{Early neonatal deaths in a year}}{\text{Live births in a year}} \times 1\,000$$

Early neonatal deaths refer to the number of deaths under 1 week of age.

$$\text{Marriage rate} = \frac{\text{Marriages in a year}}{\text{Population of Japanese citizens}} \times 1\,000 \qquad \text{Divorce rate} = \frac{\text{Divorces in a year}}{\text{Population of Japanese citizens}} \times 1\,000$$

$$\text{Total fertility rate} = \sum_{Y=15}^{49} \left\{ \frac{\text{Live births from mothers of age Y in a year}}{\text{Female population of age Y}} \right\}$$

9. Population is as of October 1 in each year (Statistics Bureau, Ministry of Internal Affairs and Communication). It refers to the total population of Japanese citizens since 1967.

10. Each of the 47 prefectures and Special ward-Designated city is attached with the following serial number.

01	Hokkaido	21	Gifu	41	Saga	
02	Aomori	22	Shizuoka	42	Nagasaki	
03	Iwate	23	Aichi	43	Kumamoto	
04	Miyagi	24	Mie	44	Oita	
05	Akita	25	Shiga	45	Miyazaki	

Special ward-Designated city
50 Area of wards in Tokyo-to
51 Sapporo 66 Okayama
52 Sendai 67 Hiroshima
53 Saitama 68 Kitakyushu
54 Chiba 69 Fukuoka

06	Yamagata	26	Kyoto
07	Fukushima	27	Osaka
08	Ibaraki	28	Hyogo
09	Tochigi	29	Nara
10	Gunma	30	Wakayama

46 Kagoshima 55 Yokohama 70 Kumamoto
47 Okinawa 56 Kawasaki
57 Sagamihara
58 Niigata
59 Shizuoka
60 Hamamatsu

11	Saitama	31	Tottori
12	Chiba	32	Shimane
13	Tokyo	33	Okayama
14	Kanagawa	34	Hiroshima
15	Niigata	35	Yamaguchi

61 Nagoya
62 Kyoto
63 Osaka
64 Sakai
65 Kobe

16	Toyama	36	Tokushima
17	Ishikawa	37	Kagawa
18	Fukui	38	Ehime
19	Yamanashi	39	Kochi
20	Nagano	40	Fukuoka

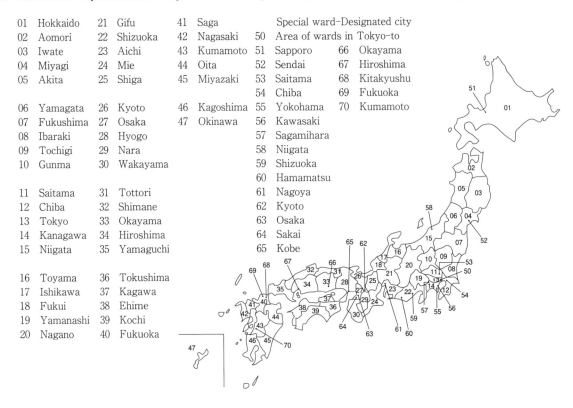

11. Symbols used in the tables.

Magnitude zero	–	Class or item not applicable	·
Data not available	...	Figure less than 0.05	0.0

Foetal Death, Perinatal Mortality, and Induced Abortion

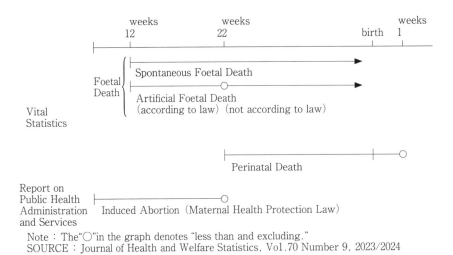

Note : The "○" in the graph denotes "less than and excluding."
SOURCE : Journal of Health and Welfare Statistics, Vol.70 Number 9, 2023/2024

死因順位及び乳児死因順位に用いる分類項目（平成29年以降）
Categories for ranking of causes of death（since 2017）

(1) 死因順位に用いる分類項目
Categories for ranking of causes of death

分　類　名 Category	死因簡単分類コード Abridged list of causes of death for tabulation
腸管感染症 Intestinal infectious diseases	01100
結核 Tuberculosis	01200
敗血症 Sepsis	01300
ウイルス性肝炎 Viral hepatitis	01400
ヒト免疫不全ウイルス［HIV］病 Human immunodeficiency virus (HIV) disease	01500
悪性新生物〈腫瘍〉 Malignant neoplasms	02100
その他の新生物〈腫瘍〉 In situ neoplasms and benign neoplasms and neoplasms of uncertain or unknown behaviour	02200
貧血 Anaemias	03100
糖尿病 Diabetes mellitus	04100
血管性及び詳細不明の認知症 Vascular dementia and unspecified dementia	05100
髄膜炎 Meningitis	06100
脊髄性筋萎縮症及び関連症候群 Spinal muscular atrophy and related syndromes	06200
パーキンソン病 Parkinson's disease	06300
アルツハイマー病 Alzheimer's disease	06400
眼及び付属器の疾患 Diseases of the eye and adnexa	07000
耳及び乳様突起の疾患 Diseases of the ear and mastoid process	08000
高血圧性疾患 Hypertensive diseases	09100
心疾患（高血圧性を除く） Heart diseases（excluding Hypertensive heart disease）	09200
脳血管疾患 Cerebrovascular diseases	09300
大動脈瘤及び解離 Aortic aneurysm and dissection	09400
インフルエンザ Influenza	10100
肺炎 Pneumonia	10200
急性気管支炎 Acute bronchitis	10300
慢性閉塞性肺疾患 Chronic obstructive pulmonary disease	10400
喘息 Asthma	10500
誤嚥性肺炎 Aspiration pneumonia	10601
間質性肺疾患 Interstitial pulmonary diseases	10602
胃潰瘍及び十二指腸潰瘍 Gastric ulcer and duodenal ulcer	11100
ヘルニア及び腸閉塞 Hernia and intestinal obstruction	11200
肝疾患 Diseases of liver	11300
皮膚及び皮下組織の疾患 Diseases of the skin and subcutaneous tissue	12000
筋骨格系及び結合組織の疾患 Diseases of the musculoskeletal system and connective tissue	13000
糸球体疾患及び腎尿細管間質性疾患 Glomerular diseases and renal tubulo-interstitial diseases	14100
腎不全 Renal failure	14200
妊娠，分娩及び産じょく Pregnancy, childbirth and the puerperium	15000
周産期に発生した病態 Certain conditions originating in the perinatal period	16000
先天奇形，変形及び染色体異常 Congenital malformations, deformations and chromosomal abnormalities	17000
老衰 Senility	18100
乳幼児突然死症候群 Sudden infant death syndrome	18200
不慮の事故 Accidents	20100
自殺 Suicide	20200
他殺 Homicide	20300

注：“新生児の細菌性敗血症”は「周産期に発生した病態」に，“高血圧性心疾患”は「高血圧性疾患」に含まれる。
NOTE：“Bacterial sepsis of newborn” and “Hypertensive heart disease” is included in “Certain conditions originating in the perinatal period” and “Hypertensive diseases,” respectively.

(2) 乳児死因順位に用いる分類項目
Categories for ranking of causes of death of infant

分　類　名 Category	乳児死因簡単分類コード Abridged list of causes of death for tabulation of infant mortality
腸管感染症 Intestinal infectious diseases	Ba01
敗血症 Sepsis	Ba02
麻疹 Measles	Ba03
ウイルス性肝炎 Viral hepatitis	Ba04
悪性新生物〈腫瘍〉 Malignant neoplasms	Ba06
その他の新生物〈腫瘍〉 In situ neoplasms and benign neoplasms and neoplasms of uncertain or unknown behaviour	Ba09
栄養失調（症）及びその他の栄養欠乏症 Malnutrition and other untritional deficiencies	Ba10
代謝障害 Metabolic disorders	Ba11
髄膜炎 Meningitis	Ba12
脊髄性筋萎縮症及び関連症候群 Spinal muscular atrophy and related syndromes	Ba13
脳性麻痺 Infantile cerebral palsy	Ba14
心疾患（高血圧性を除く） Heart diseases(excluding Hypertensive heart diseases)	Ba15
脳血管疾患 Cerebrovascular diseases	Ba16
インフルエンザ Influenza	Ba17
肺炎 Pneumonia	Ba18
喘息 Asthma	Ba19
ヘルニア及び腸閉塞 Hernia and intestinal obstruction	Ba20
肝疾患 Diseases of liver	Ba21
腎不全 Renal failure	Ba22
妊娠期間及び胎児発育に関連する障害 Disorders related to length of gestation and fetal growth	Ba24
出産外傷 Birth trauma	Ba25
周産期に特異的な呼吸障害及び心血管障害 Respiratory and cardiovascular disorders specific to the perinatal period	Ba26～Ba30
周産期に特異的な感染症 Infections specific to the perinatal period	Ba31～Ba32
胎児及び新生児の出血性障害及び血液障害 Haemorrhagic and haematological disorders of fetus and newborn	Ba33
先天奇形，変形及び染色体異常 Congenital malformations, deformations and chromosomal abnormalities	Ba35
乳幼児突然死症候群 Sudden infant death syndrome	Ba44
不慮の事故 Accidents	Ba46
他殺 Homicide	Ba55

注：“新生児の細菌性敗血症”は「周産期に特異的な感染症」に含まれる。
NOTE：“Bacterial sepsis of newborn” is included in “Infections specific to the perinatal period.”

死因分類修正適用期間
Application Periods of ICD Codes

国際疾病，死因分類 改訂国際会議 ICD Code		わが国の適用期間 Period	
第 6 回	（1948）	昭和25～32年	1950～1957
7	（1955）	昭和33～42年	1958～1967
8	（1965）	昭和43～53年	1968～1978
9	（1975）	昭和54～平成 6 年	1979～1994
10	（1989）	平成 7 ～17年	1995～2005
10	（2003）	平成18～28年	2006～2016
10	（2013）	平成29～	2017～

第9回乳児死因簡単分類（昭和54年以降）と第8回乳児死因簡単分類（S表）（昭和53年まで）との比較
Comparison, the Abridged List of Causes of Death for Tabulation of Infant Mortality of the 9th Revised ICD Code（since 1979）and the Special Tabulation List（List S）of the 8th Revised ICD Code（until 1978）

第8回修正乳児死因簡単分類(S分類)番号 ※	第9回修正乳児死因簡単分類番号 ※※	死　　因 Cause of death
S1	1	細菌性赤痢及びアメーバ症　Bacillary dysentery and amoebiasis
S2	2	腸炎及びその他の下痢性疾患　Enteritis and other diarrhoeal diseases
S3	3	結　核　Tuberculosis
S4	4	ジフテリア　Diphtheria
S5	5	百日咳　Whooping cough
S7	6	破傷風(新生児破傷風を含む)　Tetanus(including newborn)
S8	7	敗血症(新生児敗血症を含む)　Septicaemia(including newborn)
S9	8	急性灰白髄炎　Acute poliomyelitis
S10	9	麻疹　Measles
S11	10	日本脳炎　Japanese encephalitis
S13*	11	ウイルス肝炎　Viral hepatitis
S12	12	梅毒　Syphilis
S6, S13*	13	その他の感染症及び寄生虫症　Other infectious and parasitic diseases
S14	15-16	悪性新生物　Malignant neoplasms
S15	17	良性及び性質不詳の新生物　Benign neoplasms and neoplasms of unspecified nature
S16	18	栄養失調症　Nutritional deficiencies
S17	19	髄膜炎　Meningitis
S18	20	脳性小児麻痺　Infantile cerebral palsy
S19	21	心疾患　Heart diseases
S21	22	肺炎　Pneumonia
S20	23	インフルエンザ　Influenza
S22	24	気管支炎　Bronchitis
S23	25	腹腔ヘルニア及び腸閉塞　Hernia of abdominal cavity and intestinal obstruction
S24	26	胃炎，十二指腸炎及び慢性胃腸炎　Gastritis, duodenitis and chronic gastroenteritis
S25	28-32	先天異常　Congenital anomalies
…	33	母体の疾患による新生児の障害　Newborn affected by maternal conditions which may be unrelated to present pregnancy
…	34	母体の妊娠異常による新生児の障害　Newborn affected by maternal complications of pregnancy
…	35	胎盤，臍帯及び卵膜の異常による新生児の障害　Newborn affected by complications of placenta, cord and membranes
…	36	その他の分娩の異常による新生児の障害　Newborn affected by other conditions originating in the labor
…	38-39	出産時外傷　Birth trauma
…	40	低酸素症，分娩仮死及びその他の呼吸器病態　Hypoxia, birth asphyxia and other respiratory conditions
…	41	詳細不明の未熟児　Premature babies of unknown details
…	42	同種免疫による新生児溶血性疾患　Haemolytic diseases of newborn, due to isoimmunization
…	43	その他の周産期黄疸　Other perinatal jaundice
…	44	新生児の出血　Haemorrhage of newborn
…	45	新生児出血性疾患　Haemorrhagic disease of newborn
…	46	その他の新生児の異常(新生児破傷風，カンジダ感染及び敗血症を除く)　Other conditions originating in newborn period (excluding tetanus, candidiasis and septicaemia of newborn)
…	47	その他のすべての疾患　Any other diseases
… (N800-N999)	48	損傷及び中毒　Injury and poisoning
S34, S35	E51-E54	損傷及び中毒の外因　External causes of injury and poisoning
S34	E51-E53	不慮の事故及び有害作用　Accidents and adverse effects
S35	E54	その他の外因　Other external causes

（注）　*内容の一部分であることを示す。　＿*内容の大部分であることを示す。　…該当分類項目のない場合。

NOTES：※　Special Tabulation List -List S-（The 8th Revised ICD Code used until 1978）
　　　　※※ Abridged List of Causes of Death for Tabulation of Infant Mortality（The 9th Revised ICD Code adopted in 1979）
　　　　*Cause of death included in code for other causes.
　　　　＿*Primary cause of death under this code.
　　　　…Cause of death without specific code classification.

第10回（2013年版）乳児死因簡単分類（平成29年以降）と第９回乳児死因簡単分類（平成６年まで）との比較

Comparison, the Abridged List of Causes of Death for Tabulation of Infant Mortality of the 10th Revised ICD Code（since 2017）, and the Abridged List of Causes of Death for Tabulation of Infant Mortality of the 9th Revised ICD Code（until 1994）

乳児死因簡単分類コード Abridged list of causes of death for tabulation of infant mortality (ICD-10)		死　因 Cause of death (ICD-10)		基本分類コード ICD four-digit categories (ICD-10)	乳児死因簡単分類コード Abridged list of causes of death for tabulation of infant mortality (ICD-9)
※	Ba01	腸管感染症	Intestinal infectious diseases	A00-A09	1，2，13の一部
※	Ba02	敗血症	Sepsis	A40-A41	7の一部
※	Ba03	麻疹	Measles	B05	9
※	Ba04	ウイルス性肝炎	Viral hepatitis	B15-B19	11
	Ba05	その他の感染症及び寄生虫症	Other infectious and parasitic diseases	A00-B99の残り	3 - 6，8，10,12,13の大部,47の一部
	Ba06	悪性新生物〈腫瘍〉	Malignant neoplasms	C00-C96	15-16
※	Ba07	白血病	Leukaemia	C91-C95	15
	Ba08	その他の悪性新生物〈腫瘍〉	Other malignant neoplasms	C00-C96の残り	16
	Ba09	その他の新生物〈腫瘍〉	In situ neoplasms and benign neoplasms and neoplasms of uncertain or unknown behaviour	D00-D48	17
	Ba10	栄養失調（症）及びその他の栄養欠乏症	Malnutrition and other nutritional deficiencies	E40-E64	18,47の一部
	Ba11	代謝障害	Metabolic disorders	E70-E88	47の一部
※	Ba12	髄膜炎	Meningitis	G00-G03	19
※	Ba13	脊髄性筋萎縮症及び関連症候群	Spinal muscular atrophy and related syndromes	G12	47の一部
※	Ba14	脳性麻痺	Cerebral palsy	G80	20
※	Ba15	心疾患（高血圧性を除く）	Heart diseases（excluding hypertensive heart diseases）	I01-I02.0,I05-I09,I20-I25,I27,I30-I51	21
※	Ba16	脳血管疾患	Cerebrovascular diseases	I60-I69	47の一部
	Ba17	インフルエンザ	Influenza	J09-J11	23
※	Ba18	肺炎	Pneumonia	J12-J18	22
※	Ba19	喘息	Asthma	J45-J46	47の一部
※	Ba20	ヘルニア及び腸閉塞	Hernia and intestinal obstruction	K40-K46,K56	25
※	Ba21	肝疾患	Diseases of liver	K70-K76	47の一部
※	Ba22	腎不全	Renal failure	N17-N19	47の一部
	Ba23	周産期に発生した病態	Certain conditions originating in the perinatal period	P00-P96	33-46,7の一部，30の一部，47の一部
※	Ba24	妊娠期間及び胎児発育に関連する障害	Disorders related to length of gestation and fetal growth	P05-P08	41,46の一部
	Ba25	出産外傷	Birth trauma	P10-P15	38,39,46の一部
※	Ba26	出生時仮死	Birth asphyxia	P21	40の一部
	Ba27	新生児の呼吸窮〈促〉迫	Respiratory distress of newborn	P22	40の一部
※	Ba28	周産期に発生した肺出血	Pulmonary haemorrhage originating in the perinatal period	P26	40の一部
	Ba29	周産期に発生した心血管障害	Cardiovascular disorders originating in the perinatal period	P29	30の一部，46の一部，47の一部
	Ba30	その他の周産期に特異的な呼吸障害及び心血管障害	Other respiratory and cardiovascular disorders specific to the perinatal period	P20-P29の残り	40の残り

つづき

	乳児死因簡単分類コード Abridged list of causes of death for tabulation of infant mortality (ICD-10)	死因 Cause of death (ICD-10)		基本分類コード ICD four-digit categories (ICD-10)	乳児死因簡単分類コード Abridged list of causes of death for tabulation of infant mortality (ICD-9)
※	Ba31	新生児の細菌性敗血症	Bacterial sepsis of newborn	P36	7の一部
※	Ba32	その他の周産期に特異的な感染症	Other infectious specific to the perinatal period	P35-P39の残り	46の一部
	Ba33	胎児及び新生児の出血性障害及び血液障害	Haemorrhagic and haematological disorders of fetus and newborn	P50-P61	42,43,44,45,46の一部
	Ba34	その他の周産期に発生した病態	Other certain conditions originating in the perinatal period	P00-P96の残り	33-37,46の残り，47の一部
	Ba35	先天奇形，変形及び染色体異常	Congenital malformations, deformations and chromosomal abnormalities	Q00-Q99	28-32
※	Ba36	神経系の先天奇形	Congenital malformations of the nervous system	Q00-Q07	28
※	Ba37	心臓の先天奇形	Congenital malformations of the heart	Q20-Q24	29
	Ba38	その他の循環器系の先天奇形	Other congenital malformations of the circulatory system	Q25-Q28	30の大部
※	Ba39	呼吸器系の先天奇形	Congenital malformations of the respiratory system	Q30-Q34	32の一部
※	Ba40	消化器系の先天奇形	Congenital malformations of the digestive system	Q35-Q45	31
※	Ba41	筋骨格系の先天奇形及び変形	Congenital malformations and deformations of the musculoskeletal system	Q65-Q79	32の一部
	Ba42	その他の先天奇形及び変形	Other congenital malformations and deformations	Q00-Q89の残り	32の一部
※	Ba43	染色体異常，他に分類されないもの	Chromosomal abnormalities, not elsewhere classified	Q90-Q99	32の一部
※	Ba44	乳幼児突然死症候群	Sudden infant death syndrome	R95	47の一部
	Ba45	その他のすべての疾患	All of the other diseases	D50-R99の残り，U00-U49	24,26,47の一部
	Ba46	不慮の事故	Accidents	V01-X59	E51-E53
※	Ba47	交通事故	Transport accidents	V01-V98	E53の一部
※	Ba48	転倒・転落・墜落	Falls	W00-W17	E53の一部
※	Ba49	不慮の溺死及び溺水	Accidents drowning and submersion	W65-W74	E53の一部
※	Ba50	胃内容物の誤えん及び気道閉塞を生じた食物等の誤えん〈吸引〉	Inhalation of gastric contents and inhalation and ingestion of food causing obstruction of respiratory tract	W78-W80	E51
	Ba51	その他の不慮の窒息	Other accidental threats to breathing	W75-W84の残り	E52
※	Ba52	煙，火及び火災への曝露	Exposure to smoke, fire and flames	X00-X09	E53の一部
※	Ba53	有害物質による不慮の中毒及び有害物質への曝露	Accidental poisoning by and exposure to noxious substances	X40-X49	E53の一部
※	Ba54	その他の不慮の事故	Other accidents	W00-X59の残り	E53の残り
※	Ba55	他殺	Homicide	X85-Y09	E54の一部
※	Ba56	その他の外因	Other external causes	Y10-Y89	E54の一部

(注) 一番左の欄の※はICD-10とICD-9との数値をそのままつなげてみても良いものを示している。
NOTE：The ※ mark of left side means exactly parallel of the number of ICD-9 to ICD-10.

第10回修正ICD（ICD-10）について

　ICD（国際疾病分類）は，疾病・死因統計の基本であり，保健・福祉行政，医学研究等の基礎となる分類である。疾病・死因分類の国際的統一を図るため，明治33（1900）年に初めてICDが作成され，その後は，概ね10年毎に改訂が行われており，わが国では昭和54（1979）年から第9回修正ICD（ICD-9）が適用となり，平成6（1994）年まで用いられた。

　平成2（1990）年に世界保健機関（WHO）の第43回世界保健総会において，第10回修正ICD（ICD-10）が採択されたが，このICD-10は，医学・医療の進歩，死因構造の変化及びコンピュータの世界的な普及により疾病統計，病歴管理，保健医療統計等の幅広い分野におけるICD活用のニーズから，ICD-6以来の大改正となり，分類コード，分類項目，章構成等の抜本的改正とともに，死因統計の情報源である死亡診断書の書式改訂も勧告された。

　わが国では，ICD-10を平成7（1995）年1月から適用することとし，上記の勧告を踏まえて，疾病，傷害及び死因に関する分類を改正し，また，死亡診断書（死体検案書），死産証書（死胎検案書）及び出生証明書の各書式改訂を実施したものである。

　主な改正点は以下のとおりである。

1　基本分類コードを，それまでの4桁の数字による分類から，コードの最初の文字をA〜Z（Uを除く）のアルファベットとし，コードの桁を増やさずに分類項目数の増加を図った。

2　基本分類項目を，それまでの約7,000項目から約14,000項目へと倍増した。

3　章の構成を，それまでの17章から21章へと拡大した。

4　死亡診断書（死体検案書）及び原死因選択ルール（準則）の見直し
　・死亡診断書の「死亡の原因」I欄を，それまでの3欄から4欄に増設。
　・疾患の終末期の状態としての心不全，呼吸不全等は死因としない。
　・出生時の状況の把握について、対象を早期新生児死亡から乳児死亡（病死）に拡大し、事項を明確化。

5　死産証書（死胎検案書）の見直し
　・それまでの「死産児の体重」に「身長」を追加。
　・「胎児死亡の時期（自然死産）」を，それまでの妊娠満20週以後から，妊娠満22週以後に変更。
　・「胎児手術」の有無の新設。

6　ICD-10の採用による定義等の改正
　周産期死亡の定義：「妊娠満28週以後の死産に早期新生児死亡を加えたもの」から「妊娠満22週以後の死産に早期新生児死亡を加えたもの」に変更した。
　後発妊産婦死亡：新たに後発妊産婦死亡（妊娠終了後満42日以後1年未満における死亡）が定義された。

　その後，平成18（2006）年1月からはICD-10の一部改正の累積である「ICD-10（2003年版）準拠」を適用している。22章「特殊目的用コード」の追加は，この適用による。

　又，平成29（2017）年1月からは「ICD-10（2013年版）準拠」を適用している。

　疾病・死因統計は，わが国の保健・医療・福祉に係る各種施策を企画・実施・評価していく上での重要な基礎資料になるとともに，医学を始めとした様々な研究分野で活用されており，今後の疾病・死因統計の一層の充実が期待されている。

厚生労働省政策統括官（統計・情報システム管理、労使関係担当）

ICD-10 (International Statistical Classification of Diseases and Related Health Problems, Tenth Revision)

The ICD has become the international standard for classification of morbidity and mortality statistics. It is also used as the basic classification for health administration and medical research. To integrate categories of disease and cause of death internationally, ICD was established in 1900, and thereafter revised about every 10 years. In Japan, ICD-9 was applied in 1979 and used until 1994.

ICD-10 was adopted at the 43rd World Health Assembly of the World Health Organization (WHO) in 1990. ICD-10 was dramatically changed to match the progress of medicine, the change in causes of death, and the need of ICD utilization which came to be used in the field of disease statistics and medical record management. The main changes are category codes, category items and chapter construction. It was also recommended to change the death certificate, which is used to compile death statistical information.

In Japan, ICD-10 was adopted in January 1995. The classifications of disease, injury and cause of death in Japan were changed according to ICD-10, and death, still birth and birth certificates were also changed.

The main points are listed below:

1. Three and Four Character Categories code: The former four-digit number has been changed to a code beginning with a letter of the alphabet (excluding U) and increased the number of category items without a change of code beam.
2. Three and Four Character Categories items: The former 7,000 items has been doubled to 14,000 items.
3. Construction of chapter: The former 17 chapters has been expanded to 21 chapters.
4. Change in death certificate and underlying cause of death selective rule:
   ①"Cause of death" part I section of the death certificate has been increased from the former three columns to four columns.
   ②The mode of death, e.g. heart failure and respiratory failure, is no longer counted as a cause of death when it occurred at the end of one's life who had been suffered from the particular disease.
   ③About ascertain the status of birth of child, the category was expanded from early neonatal death of newborn baby to death of infant death (death by disease) and the items were clarified.
5. Change in still-birth certificate
   ①Height has been added to the former still-birth weight.
   ②For fetal death, the duration is changed from current 20 weeks of pregnancy to 22 weeks.
   ③Item of infant operation is established.
6. Change in definitions following the adoption of ICD-10
   Definition of perinatal deaths: changed from "sum of foetal deaths after 28 weeks of pregnancy and early neonatal deaths" to "sum of foetal deaths after 22 weeks of pregnancy and early neonatal deaths."
   Later maternal deaths: later maternal deaths (deaths occurring between 42 days and less than one year after the end of pregnancy) was newly added to the definition.
   Since January 2006, ICD-10 (2003 Edition) Base, which is the cumulative revision of part of ICD-10, has been applied. Chapter 22 "Codes for Special Purposes" was added based on this application.
   Since January 2017, ICD-10 (2013 Edition) Base, has been applied.

Morbidity and mortality statistics are important basic data in planning, acting and evaluating health, medical and welfare policies in Japan. They also have been utilized not only in the field of medicine but also in other research fields. It is expected that future morbidity and mortality statistics will be even more substantial.

Director-General for Statistics, Information System Management and Industrial Relations Ministry of Health, Labour and Welfare.

統　計　表
STATISTICAL TABLES

I　主なる人口動態統計と人口

第1表　主なる人口動態統計
Vital Statistics Summary

実　数　Number

年　　　次 Year		人　口 Population	出　生 Live births	死　亡 Deaths	自然増減 Natural change	乳児死亡 Infant deaths	新生児死亡 Neonatal deaths	周産期死亡* Perinatal deaths	妊産婦死亡* Maternal deaths	死　産* Foetal deaths 総　数 Total	自然死産 Spontaneous	人工死産 Artificial (legal and therapeutic)	(参考)周産期死亡** (Refernce) Perinatal deaths
1899	明治32	43 404 000	1 386 981	932 087	454 894	213 359	108 077	…	6 240	135 727	…	…	…
1900	33	43 847 000	1 420 534	910 744	509 790	220 211	112 259	…	6 200	137 987	…	…	…
1905	38	46 620 000	1 452 770	1 004 661	448 109	220 450	103 382	…	6 185	142 092	…	…	…
1910	43	49 184 000	1 712 857	1 064 234	648 623	276 136	126 910	…	6 228	157 392	…	…	…
1915	大正4	52 752 000	1 799 326	1 093 793	705 533	288 634	125 337	…	6 452	141 301	…	…	…
1920	9	55 963 053	2 025 564	1 422 096	603 468	335 613	139 681	…	7 158	144 038	…	…	…
1925	14	59 736 822	2 086 091	1 210 706	875 385	297 008	121 238	…	6 309	124 403	…	…	…
1930	昭和5	64 450 005	2 085 101	1 170 867	914 234	258 703	104 101	…	5 681	117 730	…	…	…
1935	10	69 254 148	2 190 704	1 161 936	1 028 768	233 706	97 994	…	5 698	115 593	…	…	…
1940	15	71 933 000	2 115 867	1 186 595	929 272	190 509	81 869	…	5 070	102 034	…	…	…
1945	20	71 998 100	…	…	…	…	…	…	4 488	…	…	…	…
1947	22	78 101 473	2 678 792	1 138 238	1 540 554	205 360	84 204	…	4 488	123 837	…	…	…
1950	25	83 199 637	2 337 507	904 876	1 432 631	140 515	64 142	…	4 117	216 974	106 594	110 380	108 843
1955	30	89 275 529	1 730 692	693 523	1 037 169	68 801	38 646	…	3 095	183 265	85 159	98 106	75 918
1960	35	93 418 501	1 606 041	706 599	899 442	49 293	27 362	…	2 097	179 281	93 424	85 857	66 552
1965	40	98 274 961	1 823 697	700 438	1 123 259	33 742	21 260	…	1 597	161 617	94 476	67 141	54 904
1970	45	103 119 447	1 934 239	712 962	1 221 277	25 412	16 742	…	1 008	135 095	84 073	51 022	41 917
1975	50	111 251 507	1 901 440	702 275	1 199 165	19 103	12 912	…	546	101 862	67 643	34 219	30 513
1980	55	116 320 358	1 576 889	722 801	854 088	11 841	7 796	32 422	323	77 446	47 651	29 795	18 385
1985	60	120 265 700	1 431 577	752 283	679 294	7 899	4 910	22 379	226	69 009	33 114	35 895	11 470
1990	平成2	122 721 397	1 221 585	820 305	401 280	5 616	3 179	13 704	105	53 892	23 383	30 509	7 001
1991	3	123 102 000	1 223 245	829 797	393 448	5 418	2 978	10 426	110	50 510	22 317	28 193	6 544
1992	4	123 476 000	1 208 989	856 643	352 346	5 477	2 905	9 888	111	48 896	21 689	27 207	6 321
1993	5	123 788 000	1 188 282	878 532	309 750	5 169	2 765	9 226	91	45 090	20 205	24 885	5 989
1994	6	124 069 000	1 238 328	875 933	362 395	5 261	2 889	9 286	76	42 962	19 754	23 208	6 134
1995	7	124 298 947	1 187 064	922 139	264 925	5 054	2 615	8 412	85	39 403	18 262	21 141	5 526
1996	8	124 709 000	1 206 555	896 211	310 344	4 546	2 438	8 080	72	39 536	18 329	21 207	5 321
1997	9	124 963 000	1 191 665	913 402	278 263	4 403	2 307	7 624	78	39 546	17 453	22 093	4 974
1998	10	125 252 000	1 203 147	936 484	266 663	4 380	2 353	7 447	86	38 988	16 936	22 052	4 927
1999	11	125 432 000	1 177 669	982 031	195 638	4 010	2 137	7 102	72	38 452	16 711	21 741	4 665
2000	12	125 612 633	1 190 547	961 653	228 894	3 830	2 106	6 881	78	38 393	16 200	22 193	4 562
2001	13	125 908 000	1 170 662	970 331	200 331	3 599	1 909	6 476	76	37 467	15 704	21 763	4 238
2002	14	126 008 000	1 153 855	982 379	171 476	3 497	1 937	6 333	84	36 978	15 161	21 817	4 224
2003	15	126 139 000	1 123 610	1 014 951	108 659	3 364	1 879	5 929	69	35 330	14 641	20 686	3 995
2004	16	126 176 000	1 110 721	1 028 602	82 119	3 122	1 622	5 541	49	34 365	14 288	20 077	3 671
2005	17	126 204 902	1 062 530	1 083 796	△21 266	2 958	1 510	5 149	62	31 818	13 502	18 316	3 492
2006	18	126 154 000	1 092 674	1 084 451	8 223	2 864	1 444	5 100	54	30 911	13 424	17 487	3 420
2007	19	126 085 000	1 089 818	1 108 334	△18 516	2 828	1 434	4 906	35	29 313	13 107	16 206	3 306
2008	20	125 947 000	1 091 156	1 142 407	△51 251	2 798	1 331	4 720	39	28 177	12 625	15 552	3 178
2009	21	125 820 000	1 070 036	1 141 865	△71 829	2 556	1 254	4 519	53	27 005	12 214	14 791	3 096
2010	22	126 381 728	1 071 305	1 197 014	△125 709	2 450	1 167	4 515	41	26 560	12 245	14 315	3 065
2011	23	126 180 000	1 050 807	1 253 068	△202 261	2 463	1 147	4 315	41	25 751	11 940	13 811	2 961
2012	24	125 957 000	1 037 232	1 256 359	△219 127	2 299	1 065	4 133	42	24 800	11 448	13 352	2 759
2013	25	125 704 000	1 029 817	1 268 438	△238 621	2 185	1 026	3 862	36	24 102	10 938	13 164	2 649
2014	26	125 431 000	1 003 609	1 273 025	△269 416	2 080	952	3 751	28	23 526	10 906	12 620	2 502
2015	27	125 319 299	1 005 721	1 290 510	△284 789	1 916	902	3 729	39	22 621	10 864	11 757	2 495
2016	28	125 020 252	977 242	1 308 158	△330 916	1 929	875	3 518	34	20 941	10 070	10 871	2 377
2017	29	124 648 471	946 146	1 340 567	△394 421	1 762	833	3 309	33	20 364	9 740	10 624	2 242
2018	30	124 218 285	918 400	1 362 470	△444 070	1 748	801	2 999	31	19 614	9 252	10 362	1 997
2019	令和元	123 731 176	865 239	1 381 093	△515 854	1 748	801	2 955	29	19 454	8 997	10 457	1 953
2020	2	123 398 962	840 835	1 372 755	△531 920	1 512	704	2 664	23	17 278	8 188	9 090	1 805
2021	3	122 780 487	811 622	1 439 856	△628 234	1 399	658	2 741	21	16 277	8 082	8 195	1 815
2022	4	122 030 523	770 759	1 569 050	△798 291	1 356	609	2 527	33	15 179	7 391	7 788	1 727

(注)　人口統計は総務省統計局による。＊11頁の8．参照。
　　　＊＊(参考)の周産期死亡は妊娠28週以後の死産に早期新生児死亡を加えたもので，率は出生数で除したもの。

NOTE：＊See note 8 on page 13.
　　　＊＊Refers to the sum of foetal deaths after 28 weeks of pregnancy and early neonatal deaths divided by live births.
　　　Population is reported by Statistics Bureau, Ministry of Internal Affairs and Communications.

VITAL STATISTICS

（明治32年～令和４年）

of Japan, 1899-2022

率　Rate

年　　次 Year	出生率 (人口千対) Crude birth rate (per 1 000 population)	死亡率 (人口千対) Crude death rate (per 1 000 population)	自然増減率 (人口千対) Natural change rate (per 1 000 population)	乳児死亡率 (出生千対) Infant mortality rate (per 1 000 live births)	新生児死亡率 (出生千対) Neonatal mortality rate (per 1 000 live births)	周産期死亡率* (出産千対) Perinatal mortality rate (per 1 000 total births)	妊産婦死亡率* Maternal mortality rate (出産10万対) (per 100 000 total births)	妊産婦死亡率* Maternal mortality rate (出生10万対) (per 100 000 live births)	死産率*(出産千対) Foetal death rate (per 1 000 total births) 死産率 Total	自然死産率 Spontaneous	人工死産率 Artificial (legal and therapeutic)	合計特殊出生率* Total fertility rate	(参考) 周産期死亡率** (出生千対) (Reference) Perinatal mortality rate (Per 1 000 live births)
1899 明治32	32.0	21.5	10.5	153.8	77.9	…	409.8	449.9	89.1	…	…	…	…
1900 33	32.4	20.8	11.6	155.0	79.0	…	397.8	436.5	88.5	…	…	…	…
1905 38	31.2	21.6	9.6	151.7	71.2	…	387.8	425.7	89.1	…	…	…	…
1910 43	34.8	21.6	13.2	161.2	74.1	…	333.0	363.6	84.2	…	…	…	…
1915 大正4	34.1	20.7	13.4	160.4	69.7	…	332.5	358.6	72.8	…	…	…	…
1920 9	36.2	25.4	10.8	165.7	69.0	…	329.9	353.4	66.4	…	…	…	…
1925 14	34.9	20.3	14.7	142.4	58.1	…	285.4	302.4	56.3	…	…	…	…
1930 昭和5	32.4	18.2	14.2	124.1	49.9	…	257.9	272.5	53.4	…	…	…	…
1935 10	31.6	16.8	14.9	106.7	44.7	…	247.1	260.1	50.1	…	…	…	…
1940 15	29.4	16.5	12.9	90.0	38.7	…	228.6	239.6	46.0	…	…	…	…
1945 20	…	…	…	…	…	…	…	…	…	…	…	…	…
1947 22	34.3	14.6	19.7	76.7	31.4	…	160.1	167.5	44.2	…	…	4.54	…
1950 25	28.1	10.9	17.2	60.1	27.4	…	161.2	176.1	84.9	41.7	43.2	3.65	46.6
1955 30	19.4	7.8	11.6	39.8	22.3	…	161.7	178.8	95.8	44.5	51.3	2.37	43.9
1960 35	17.2	7.6	9.6	30.7	17.0	…	117.5	130.6	100.4	52.3	48.1	2.00	41.4
1965 40	18.6	7.1	11.4	18.5	11.7	…	80.4	87.6	81.4	47.6	33.8	2.14	30.1
1970 45	18.8	6.9	11.8	13.1	8.7	…	48.7	52.1	65.3	40.6	24.7	2.13	21.7
1975 50	17.1	6.3	10.8	10.0	6.8	…	27.3	28.7	50.8	33.8	17.1	1.91	16.0
1980 55	13.6	6.2	7.3	7.5	4.9	20.2	19.5	20.5	46.8	28.8	18.0	1.75	11.7
1985 60	11.9	6.3	5.6	5.5	3.4	15.4	15.1	15.8	46.0	22.1	23.9	1.76	8.0
1990 平成2	10.0	6.7	3.3	4.6	2.6	11.1	8.2	8.6	42.3	18.3	23.9	1.54	5.7
1991 3	9.9	6.7	3.2	4.4	2.4	8.5	8.6	9.0	39.7	17.5	22.1	1.53	5.3
1992 4	9.8	6.9	2.9	4.5	2.4	8.1	8.8	9.2	38.9	17.2	21.6	1.50	5.2
1993 5	9.6	7.1	2.5	4.3	2.3	7.7	7.4	7.7	36.6	16.4	20.2	1.46	5.0
1994 6	10.0	7.1	2.9	4.2	2.3	7.5	5.9	6.1	33.5	15.4	18.1	1.50	5.0
1995 7	9.6	7.4	2.1	4.3	2.2	7.0	6.9	7.2	32.1	14.9	17.2	1.42	4.7
1996 8	9.7	7.2	2.5	3.8	2.0	6.7	5.8	6.0	31.7	14.7	17.0	1.43	4.4
1997 9	9.5	7.3	2.2	3.7	1.9	6.4	6.3	6.5	32.1	14.2	17.9	1.39	4.2
1998 10	9.6	7.5	2.1	3.6	2.0	6.2	6.9	7.1	31.4	13.6	17.8	1.38	4.1
1999 11	9.4	7.8	1.6	3.4	1.8	6.0	5.9	6.1	31.6	13.7	17.9	1.34	4.0
2000 12	9.5	7.7	1.8	3.2	1.8	5.8	6.3	6.6	31.2	13.2	18.1	1.36	3.8
2001 13	9.3	7.7	1.6	3.1	1.6	5.5	6.3	6.5	31.0	13.0	18.0	1.33	3.6
2002 14	9.2	7.8	1.4	3.0	1.7	5.5	7.1	7.3	31.1	12.7	18.3	1.32	3.7
2003 15	8.9	8.0	0.9	3.0	1.7	5.3	6.0	6.1	30.5	12.6	17.8	1.29	3.6
2004 16	8.8	8.2	0.7	2.8	1.5	5.0	4.3	4.4	30.0	12.5	17.5	1.29	3.3
2005 17	8.4	8.6	△0.2	2.8	1.4	4.8	5.7	5.8	29.1	12.3	16.7	1.26	3.3
2006 18	8.7	8.6	0.1	2.6	1.3	4.7	4.8	4.9	27.5	11.9	15.6	1.32	3.1
2007 19	8.6	8.8	△0.1	2.6	1.3	4.5	3.1	3.2	26.2	11.7	14.5	1.34	3.0
2008 20	8.7	9.1	△0.4	2.6	1.2	4.3	3.5	3.6	25.2	11.3	13.9	1.37	2.9
2009 21	8.5	9.1	△0.6	2.4	1.2	4.2	4.8	5.0	24.6	11.1	13.5	1.37	2.9
2010 22	8.5	9.5	△1.0	2.3	1.1	4.2	4.1	4.2	24.2	11.2	13.0	1.39	2.9
2011 23	8.3	9.9	△1.6	2.3	1.1	4.1	3.8	3.9	23.9	11.1	12.8	1.39	2.8
2012 24	8.2	10.0	△1.7	2.2	1.0	4.0	4.0	4.0	23.4	10.8	12.6	1.41	2.7
2013 25	8.2	10.1	△1.9	2.1	1.0	3.7	3.4	3.5	22.9	10.4	12.5	1.43	2.6
2014 26	8.0	10.1	△2.1	2.1	0.9	3.7	2.7	2.8	22.9	10.6	12.3	1.42	2.5
2015 27	8.0	10.3	△2.3	1.9	0.9	3.7	3.8	3.9	22.0	10.6	11.4	1.45	2.5
2016 28	7.8	10.5	△2.6	2.0	0.9	3.6	3.4	3.5	21.0	10.1	10.9	1.44	2.4
2017 29	7.6	10.8	△3.2	1.9	0.9	3.5	3.4	3.5	21.1	10.1	11.0	1.43	2.4
2018 30	7.4	11.0	△3.6	1.9	0.9	3.3	3.3	3.4	20.9	9.9	11.0	1.42	2.2
2019 令和元	7.0	11.2	△4.2	1.9	0.9	3.4	3.3	3.4	22.0	10.2	11.8	1.36	2.3
2020 2	6.8	11.1	△ 4.3	1.8	0.8	3.2	2.7	2.7	20.1	9.5	10.6	1.33	2.1
2021 3	6.6	11.7	△ 5.1	1.7	0.8	3.4	2.5	2.6	19.7	9.8	9.9	1.30	2.2
2022 4	6.3	12.9	△ 6.5	1.8	0.8	3.3	4.2	4.3	19.3	9.4	9.9	1.26	2.2
1899～2022 までの最高値	1920(大9) 36.2	1918(大7) 27.3	1948(昭23) 21.6	1918(大7) 188.6	1918(大7) 81.3	1979(昭54) 21.6	1899(明32) 409.8	1899(明32) 449.9	1961(昭36) 101.7	1966(昭41) 55.2	1955(昭30) 1957(昭32) 51.3	1947(昭22) 4.54	1951(昭26) 46.7

The bottom line shows maximum rates for 1899-2022.

実　数　Number

都道府県 Prefecture	人口 Population	出生 Live births	死亡 Deaths	乳児死亡 Infant deaths	新生児死亡 Neonatal deaths	周産期死亡* Perinatal deaths	妊産婦死亡* Maternal deaths	自然死産 Spontaneous foetal deaths	人工死産 Artificial foetal deaths	婚姻 Marriages	離婚 Divorces
全　国 Total	122 030 523	770 759	1 569 050	1 356	609	2 527	33	7 391	7 788	504 930	179 099
01 北海道	5 098 000	26 407	74 437	57	33	81	–	235	351	18 665	8 398
02 青　森	1 198 000	5 985	20 117	9	4	19	–	66	92	3 656	1 664
03 岩　手	1 173 000	5 788	19 342	15	6	21	–	72	40	3 508	1 492
04 宮　城	2 256 000	12 852	28 040	19	8	37	–	129	142	8 431	3 046
05 秋　田	926 000	3 992	17 256	5	3	11	–	48	32	2 447	1 068
06 山　形	1 033 000	5 674	16 883	16	9	29	–	65	49	3 184	1 197
07 福　島	1 776 000	9 709	27 394	24	14	35	–	96	102	6 088	2 561
08 茨　城	2 767 000	15 905	37 256	43	17	58	–	155	154	10 163	3 900
09 栃　木	1 865 000	10 518	24 992	14	6	32	–	96	116	7 154	2 658
10 群　馬	1 850 000	10 688	26 589	17	9	40	–	110	141	6 704	2 765
11 埼　玉	7 136 000	43 451	82 221	67	27	124	–	396	504	28 823	10 259
12 千　葉	6 100 000	36 966	72 258	69	29	120	4	406	347	24 824	8 605
13 東　京	13 443 000	91 097	139 264	148	74	297	6	812	961	75 179	19 255
14 神奈川	8 991 000	56 498	98 821	108	54	209	4	529	634	40 191	12 797
15 新　潟	2 136 000	11 732	32 313	24	13	50	1	131	103	6 823	2 415
16 富　山	998 000	6 022	15 052	9	6	24	–	66	40	3 496	1 074
17 石　川	1 102 000	7 075	14 316	13	4	29	1	74	60	4 214	1 255
18 福　井	738 000	4 861	10 519	9	6	14	–	38	52	2 815	850
19 山　梨	784 000	4 759	11 090	11	4	15	1	48	33	2 875	1 128
20 長　野	1 984 000	12 143	28 503	19	5	34	1	104	120	7 288	2 559
21 岐　阜	1 888 000	11 124	26 175	28	9	41	–	100	86	6 525	2 565
22 静　岡	3 484 000	20 575	47 334	44	19	66	2	184	198	13 127	4 957
23 愛　知	7 228 000	51 152	81 183	95	44	151	3	454	431	33 434	11 061
24 三　重	1 689 000	10 489	23 341	9	4	31	1	95	89	6 443	2 481
25 滋　賀	1 373 000	9 766	15 043	18	6	22	1	98	90	5 642	1 836
26 京　都	2 485 000	15 068	31 491	31	14	45	1	153	169	9 571	3 514
27 大　阪	8 524 000	57 315	106 277	100	44	198	2	493	610	40 362	14 462
28 兵　庫	5 287 000	33 565	66 541	41	16	96	1	334	290	20 844	7 902
29 奈　良	1 291 000	7 315	17 166	16	6	24	–	73	76	4 205	1 780
30 和歌山	896 000	5 238	14 308	9	3	23	1	59	53	3 193	1 386
31 鳥　取	539 000	3 752	8 031	5	3	12	–	30	31	1 981	763
32 島　根	648 000	4 161	10 434	4	1	15	–	45	26	2 167	813
33 岡　山	1 832 000	12 371	24 901	16	8	44	–	124	115	7 399	2 787
34 広　島	2 708 000	17 903	34 940	17	6	56	1	167	146	10 883	3 962
35 山　口	1 297 000	7 762	20 687	8	2	31	–	95	53	4 593	1 757
36 徳　島	698 000	4 148	10 968	5	1	10	–	36	43	2 375	1 008
37 香　川	920 000	5 802	13 552	7	5	27	–	47	45	3 435	1 472
38 愛　媛	1 294 000	7 572	19 993	13	6	32	–	76	99	4 477	1 928
39 高　知	671 000	3 721	11 472	9	7	14	–	21	52	2 189	1 065
40 福　岡	5 030 000	35 970	61 302	66	33	116	2	337	399	21 840	8 444
41 佐　賀	793 000	5 552	11 204	6	3	17	–	55	39	2 951	1 041
42 長　崎	1 272 000	8 364	19 309	10	6	28	–	79	54	4 410	1 751
43 熊　本	1 699 000	11 875	24 427	31	11	35	–	116	112	6 349	2 482
44 大　分	1 092 000	6 798	16 266	10	3	26	–	74	68	4 037	1 635
45 宮　崎	1 044 000	7 136	16 111	13	4	20	–	98	77	3 805	1 759
46 鹿児島	1 550 000	10 540	23 925	26	7	26	–	112	119	5 619	2 455
47 沖　縄	1 446 000	13 594	15 054	23	7	42	–	157	142	6 546	3 087
外　国 Foreign countries	・	9	123	–	–	–	–	2	3	・	・
不　詳 Not stated	・	・	829	–	–	–	–	1	・	・	・
特別区－指定都市（再掲）　Special ward-Designated city (Regrouped)											
50 東京都区部	9 720 000	66 137	92 797	115	60	214	…	595	727	59 211	13 718
51 札幌市	1 973 000	11 172	23 561	27	14	39	…	107	168	8 292	3 455
52 仙台市	1 099 000	7 026	10 830	12	4	18	…	69	69	4 834	1 477
53 さいたま市	1 339 000	9 596	13 242	14	9	25	…	85	82	6 254	1 715
54 千葉市	979 000	5 777	10 840	11	5	16	…	60	42	3 872	1 290
55 横浜市	3 772 000	22 990	39 387	48	25	90	…	220	241	16 339	4 978
56 川崎市	1 541 000	11 248	13 586	18	8	43	…	111	122	9 233	2 038
57 相模原市	727 000	4 140	8 008	8	6	12	…	39	65	2 759	1 036
58 新潟市	779 000	4 733	10 071	5	1	11	…	46	30	2 830	934
59 静岡市	683 000	3 949	9 276	10	4	14	…	38	43	2 627	929
60 浜松市	784 000	4 945	9 386	10	2	10	…	44	35	3 178	983
61 名古屋市	2 326 000	16 325	26 126	29	14	51	…	149	161	12 105	3 717
62 京都市	1 449 000	8 372	17 139	19	9	29	…	79	99	6 128	1 997
63 大阪市	2 757 000	18 399	34 239	32	16	75	…	161	235	16 488	5 052
64 堺　市	817 000	5 350	10 243	5	3	20	…	40	55	3 553	1 345
65 神戸市	1 510 000	8 941	17 978	11	2	19	…	76	95	6 028	2 255
66 岡山市	719 000	5 158	8 047	5	3	14	…	42	57	3 229	1 086
67 広島市	1 191 000	8 306	12 158	6	2	30	…	72	78	5 202	1 754
68 北九州市	924 000	5 901	12 864	11	5	20	…	49	75	3 761	1 507
69 福岡市	1 631 000	12 198	14 468	24	12	40	…	115	155	8 723	2 538
70 熊本市	738 000	5 792	8 238	19	7	15	…	49	49	3 214	1 114

(注)　*11頁の 8．参照。
　　1．死産率は死産数を出産数（死産数に出生数を加えたもの）で除している。
　　2．周産期死亡率は周産期死亡数を出産数（妊娠満22週以後の死産数に出生数を加えたもの）で除している。
　　3．妊娠満22週以後の死産率は，妊娠満22週以後の死産数を出産数（妊娠満22週以後の死産数に出生数を加えたもの）で除している。

人口動態統計（令和４年）

by Prefecture (Special ward-Designated city (Regrouped)), 2022

率 Rate

都道府県 Prefecture	出生率 (人口千対) Crude birth rate (per 1 000 population)	死亡率 (人口千対) Crude death rate (per 1 000 population)	乳児死亡率 (出生千対) Infant mortality rate (per 1 000 live births)	新生児死亡率 (出生千対) Neonatal mortality rate (per 1 000 live births)	周産期死亡率* (出産千対) Perinatal mortality rate (per 1 000 total births)	妊産婦死亡率* Maternal mortality rate (出産10万対) (per 100 000 total births)	(出生10万対) (per 100 000 live births)	自然死産率 (出産千対) Rate of spontaneous foetal deaths (per 1 000 total births)	人工死産率 (出産千対) Rate of artificial foetal deaths (per 1 000 total births)	婚姻率 (人口千対) Marriage rate (per 1 000 population)	離婚率 (人口千対) Divorce rate (per 1 000 population)	合計特殊出生率* Total fertility rate
全 国 Total	6.3	12.9	1.8	0.8	3.3	4.2	4.3	9.4	9.9	4.1	1.47	1.26
01 北海道	5.2	14.6	2.2	1.2	3.1	–	–	8.7	13.0	3.7	1.65	1.12
02 青　森	5.0	16.8	1.5	0.7	3.2	–	–	10.7	15.0	3.1	1.39	1.24
03 岩　手	4.9	16.5	2.6	1.0	3.6	–	–	12.2	6.8	3.0	1.27	1.21
04 宮　城	5.7	12.4	1.5	0.6	2.9	–	–	9.8	10.8	3.7	1.35	1.09
05 秋　田	4.3	18.6	1.3	0.8	2.7	–	–	11.8	7.9	2.6	1.15	1.18
06 山　形	5.5	16.3	2.8	1.6	5.1	–	–	11.2	8.5	3.1	1.16	1.32
07 福　島	5.5	15.4	2.5	1.4	3.6	–	–	9.7	10.3	3.4	1.44	1.27
08 茨　城	5.7	13.5	2.7	1.1	3.6	–	–	9.6	9.5	3.7	1.41	1.27
09 栃　木	5.6	13.4	1.3	0.6	3.0	–	–	8.9	10.8	3.8	1.43	1.24
10 群　馬	5.8	14.4	1.6	0.8	3.7	–	–	10.1	12.9	3.6	1.49	1.32
11 埼　玉	6.1	11.5	1.5	0.6	2.8	–	–	8.9	11.4	4.0	1.44	1.17
12 千　葉	6.1	11.8	1.9	0.8	3.2	10.6	10.8	10.8	9.2	4.1	1.41	1.18
13 東　京	6.8	10.4	1.6	0.8	3.3	6.5	6.6	8.7	10.3	5.6	1.43	1.04
14 神奈川	6.3	11.0	1.9	1.0	3.7	6.9	7.1	9.2	11.0	4.5	1.42	1.17
15 新　潟	5.5	15.1	2.0	1.1	4.2	8.4	8.5	10.9	8.6	3.2	1.13	1.27
16 富　山	6.0	15.1	1.5	1.0	4.0	–	–	10.8	6.5	3.5	1.08	1.46
17 石　川	6.4	13.0	1.8	0.6	4.1	13.9	14.1	10.3	8.3	3.8	1.14	1.38
18 福　井	6.6	14.3	1.9	1.2	2.9	–	–	7.7	10.5	3.8	1.15	1.50
19 山　梨	6.1	14.1	2.3	0.8	3.1	20.7	21.0	9.9	6.8	3.7	1.44	1.40
20 長　野	6.1	14.4	1.6	0.4	2.8	8.1	8.2	8.4	9.7	3.7	1.29	1.43
21 岐　阜	5.9	13.9	2.5	0.8	3.7	–	–	8.8	7.6	3.5	1.36	1.36
22 静　岡	5.9	13.6	2.1	0.9	3.2	9.5	9.7	8.8	9.4	3.8	1.42	1.33
23 愛　知	7.1	11.2	1.9	0.9	2.9	5.8	5.9	8.7	8.3	4.6	1.53	1.35
24 三　重	6.2	13.8	0.9	0.4	2.9	9.4	9.5	8.9	8.3	3.8	1.47	1.40
25 滋　賀	7.1	11.0	1.8	0.6	2.2	10.0	10.2	9.8	9.0	4.1	1.34	1.43
26 京　都	6.1	12.7	2.1	0.9	3.0	6.5	6.6	9.9	11.0	3.9	1.41	1.18
27 大　阪	6.7	12.5	1.7	0.8	3.4	3.4	3.5	8.4	10.4	4.7	1.70	1.22
28 兵　庫	6.3	12.6	1.2	0.5	2.9	2.9	3.0	9.8	8.5	3.9	1.49	1.31
29 奈　良	5.7	13.3	2.2	0.8	3.3	–	–	9.8	10.2	3.3	1.38	1.25
30 和歌山	5.8	16.0	1.7	0.6	4.4	18.7	19.1	11.0	9.9	3.6	1.55	1.39
31 鳥　取	7.0	14.9	1.3	0.8	3.2	–	–	7.9	8.1	3.7	1.42	1.60
32 島　根	6.4	16.1	1.0	0.2	3.6	–	–	10.6	6.1	3.3	1.25	1.57
33 岡　山	6.8	13.6	1.3	0.6	3.5	–	–	9.8	9.1	4.0	1.52	1.39
34 広　島	6.6	12.9	0.9	0.3	3.1	5.5	5.6	9.2	8.0	4.0	1.46	1.40
35 山　口	6.0	15.9	1.0	0.3	4.0	–	–	12.0	6.7	3.5	1.35	1.47
36 徳　島	5.9	15.7	1.2	0.2	2.4	–	–	8.5	10.2	3.4	1.44	1.42
37 香　川	6.3	14.7	1.2	0.9	4.6	–	–	8.0	7.6	3.7	1.60	1.45
38 愛　媛	5.9	15.5	1.7	0.8	4.2	–	–	9.8	12.8	3.5	1.49	1.39
39 高　知	5.5	17.1	2.4	1.9	3.8	–	–	5.5	13.7	3.3	1.59	1.36
40 福　岡	7.2	12.2	1.8	0.9	3.2	5.4	5.6	9.2	10.9	4.3	1.68	1.33
41 佐　賀	7.0	14.1	1.1	0.5	3.1	–	–	9.7	6.9	3.7	1.31	1.53
42 長　崎	6.6	15.2	1.2	0.7	3.3	–	–	9.3	6.4	3.5	1.38	1.57
43 熊　本	7.0	14.4	2.6	0.9	2.9	–	–	9.6	9.3	3.7	1.46	1.52
44 大　分	6.2	14.9	1.5	0.4	3.8	–	–	10.7	9.8	3.7	1.50	1.49
45 宮　崎	6.8	15.4	1.8	0.6	2.8	–	–	13.4	10.5	3.6	1.68	1.63
46 鹿児島	6.8	15.4	2.5	0.7	2.5	–	–	10.4	11.0	3.6	1.58	1.54
47 沖　縄	9.4	10.4	1.7	0.5	3.1	–	–	11.3	10.2	4.5	2.13	1.70

特別区 – 指定都市（再掲） Special ward-Designated city (Regrouped)												
50 東京都区部	6.8	9.5	1.7	0.9	3.2	…	…	8.8	10.8	6.1	1.41	…
51 札幌市	5.7	11.9	2.4	1.3	3.5	…	…	9.3	14.7	4.2	1.75	…
52 仙台市	6.4	9.9	1.7	0.6	2.6	…	…	9.6	9.6	4.4	1.34	…
53 さいたま市	7.2	9.9	1.5	0.9	2.6	…	…	8.7	8.4	4.7	1.28	…
54 千葉市	5.9	11.1	1.9	0.9	2.8	…	…	10.2	7.1	4.0	1.32	…
55 横浜市	6.1	10.4	2.1	1.1	3.9	…	…	9.4	10.3	4.3	1.32	…
56 川崎市	7.3	8.8	1.6	0.7	3.8	…	…	9.7	10.6	6.0	1.32	…
57 相模原市	5.7	11.0	1.9	1.4	2.9	…	…	9.2	15.3	3.8	1.43	…
58 新潟市	6.1	12.9	1.1	0.2	2.3	…	…	9.6	6.2	3.6	1.20	…
59 静岡市	5.8	13.6	2.5	1.0	3.5	…	…	9.4	10.7	3.8	1.36	…
60 浜松市	6.3	12.0	2.0	0.4	2.0	…	…	8.8	7.4	4.1	1.25	…
61 名古屋市	7.0	11.2	1.8	0.9	3.1	…	…	9.0	9.7	5.2	1.60	…
62 京都市	5.8	11.8	2.3	1.1	3.5	…	…	9.2	11.6	4.2	1.38	…
63 大阪市	6.7	12.4	1.7	0.9	4.1	…	…	8.6	12.5	6.0	1.83	…
64 堺　市	6.5	12.5	0.9	0.6	3.7	…	…	7.3	10.1	4.3	1.65	…
65 神戸市	5.9	11.9	1.2	0.2	2.1	…	…	8.3	10.4	4.0	1.49	…
66 岡山市	7.2	11.2	1.0	0.6	2.7	…	…	8.0	10.8	4.5	1.51	…
67 広島市	7.0	10.2	0.7	0.2	3.6	…	…	8.5	9.2	4.4	1.47	…
68 北九州市	6.4	13.9	1.9	0.8	3.4	…	…	8.1	12.4	4.1	1.63	…
69 福岡市	7.5	8.9	2.0	1.0	3.3	…	…	9.2	12.4	5.3	1.56	…
70 熊本市	7.8	11.2	3.3	1.2	2.6	…	…	8.3	8.3	4.4	1.51	…

NOTES：＊See note 8 on page 13.
1. The foetal death rate is calculated by dividing the number of foetal deaths by the number of childbirths (total number of foetal deaths and live births).
2. The perinatal mortality rate is calculated by dividing the number of perinatal deaths by the number of childbirths (total number of foetal deaths after 22 weeks of pregnancy and live births).
3. The foetal death rate after 22 weeks of pregnancy is calculated by dividing the number of foetal deaths after 22 weeks of pregnancy by the number of childbirths (total number of foetal deaths after 22 weeks of pregnancy and live births).

第1図　出生数及び合計特殊出生率の年次推移（昭和22年〜令和4年）
Trends in Live Births and Total Fertility Rate, 1947−2022

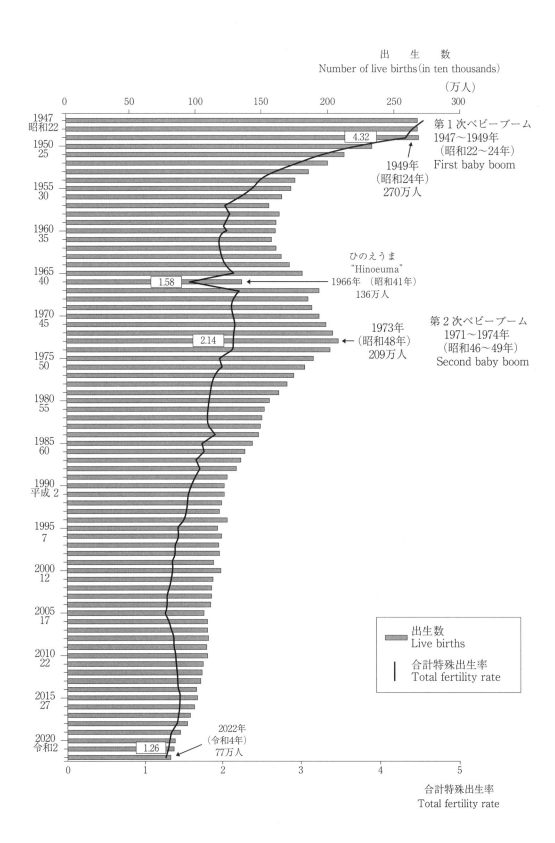

出　生　数
Number of live births（in ten thousands）

（万人）

第1次ベビーブーム
1947〜1949年
（昭和22〜24年）
First baby boom

1949年
（昭和24年）
270万人

ひのえうま
"Hinoeuma"
1966年　（昭和41年）
136万人

第2次ベビーブーム
1971〜1974年
（昭和46〜49年）
Second baby boom

1973年
（昭和48年）
209万人

4.32

1.58

2.14

出生数
Live births

合計特殊出生率
Total fertility rate

2022年
（令和4年）
77万人

1.26

合計特殊出生率
Total fertility rate

第 3 表　都道府県別，人口動態統計順位（令和 4 年）
Prefectural Rank in Some Indices of Vital Statistics, 2022

出生率 (人口千対) Crude birth rate (per 1 000 population) 都道府県 Prefecture	率 Rate	乳児死亡率 (出生千対) Infant mortality rate (per 1 000 live births) 都道府県 Prefecture	率 Rate	新生児死亡率 (出生千対) Neonatal mortality rate (per 1 000 live births) 都道府県 Prefecture	率 Rate	周産期死亡率* (出産千対) Perinatal mortality rate (per 1 000 total births) 都道府県 Prefecture	率 Rate	死産率* (出産千対) Foetal death rate (per 1 000 total births) 都道府県 Prefecture	率 Rate	妊産婦死亡率* (出産10万対) 平成30年～令和 4 年 (2018-2022) Maternal mortality rate (per 100 000 total births) 都道府県 Prefecture	率 Rate
全　　国	6.3	全　　国	1.8	全　　国	0.8	全　　国	3.3	全　　国	19.3	全　　国	3.2
秋　田	4.3	三　重	0.9	島　根	0.2	滋　賀	2.2	香　川	15.6	山　形	–
岩　手	4.9	広　島	0.9	徳　島	0.2	徳　島	2.4	長　崎	15.7	群　馬	–
青　森	5.0	島　根	1.0	山　口	0.3	鹿児島	2.5	鳥　取	16.0	富　山	–
北　海　道	5.2	山　口	1.0	広　島	0.3	秋　田	2.7	岐　阜	16.4	福　井	–
福　島	5.5	佐　賀	1.1	三　重	0.4	長　野	2.8	佐　賀	16.6	香　川	–
新　潟	5.5	長　崎	1.2	長　野	0.4	宮　崎	2.8	山　梨	16.7	高　知	–
山　形	5.5	徳　島	1.2	大　分	0.4	埼　玉	2.8	島　根	16.8	佐　賀	–
高　知	5.5	香　川	1.2	兵　庫	0.5	兵　庫	2.9	愛　知	17.0	大　分	–
栃　木	5.6	兵　庫	1.2	沖　縄	0.5	宮　城	2.9	広　島	17.2	福　岡	1.5
奈　良	5.7	秋　田	1.3	佐　賀	0.5	福　井	2.9	三　重	17.2	兵　庫	1.6
宮　城	5.7	岡　山	1.3	宮　崎	0.6	熊　本	2.9	富　山	17.3	栃　木	1.6
茨　城	5.7	栃　木	1.3	石　川	0.6	愛　知	2.9	長　野	18.1	鹿児島	1.7
群　馬	5.8	鳥　取	1.3	栃　木	0.6	三　重	2.9	福　井	18.2	東　京	2.0
和　歌　山	5.8	大　分	1.5	和歌山	0.6	京　都	3.0	静　岡	18.2	広　島	2.0
愛　媛	5.9	宮　城	1.5	滋　賀	0.6	栃　木	3.0	兵　庫	18.3	山　口	2.4
岐　阜	5.9	富　山	1.5	埼　玉	0.6	佐　賀	3.1	石　川	18.6	愛　媛	2.4
静　岡	5.9	青　森	1.5	宮　城	0.6	北　海　道	3.1	徳　島	18.7	奈　良	2.4
徳　島	5.9	埼　玉	1.5	岡　山	0.6	沖　縄	3.1	山　口	18.7	宮　崎	2.5
山　口	6.0	長　野	1.6	鹿児島	0.7	広　島	3.1	熊　本	18.8	静　岡	2.6
富　山	6.0	群　馬	1.6	青　森	0.7	山　梨	3.1	大　阪	18.9	青　森	2.8
千　葉	6.1	東　京	1.6	長　崎	0.7	青　森	3.2	滋　賀	18.9	大　阪	2.9
京　都	6.1	沖　縄	1.7	秋　田	0.8	鳥　取	3.2	岡　山	19.0	埼　玉	2.9
山　梨	6.1	愛　媛	1.7	大　阪	0.8	静　岡	3.2	岩　手	19.0	岩　手	2.9
埼　玉	6.1	和　歌　山	1.7	千　葉	0.8	福　岡	3.2	茨　城	19.1	新　潟	3.0
長　野	6.1	大　阪	1.7	愛　媛	0.8	千　葉	3.2	東　京	19.1	愛　知	3.2
三　重	6.2	宮　崎	1.8	鳥　取	0.8	東　京	3.3	高　知	19.2	神　奈　川	3.2
大　分	6.2	福　岡	1.8	岐　阜	0.8	奈　良	3.3	新　潟	19.6	茨　城	3.4
神　奈　川	6.3	石　川	1.8	東　京	0.8	長　崎	3.3	秋　田	19.6	和　歌　山	3.4
香　川	6.3	滋　賀	1.8	奈　良	0.8	大　阪	3.4	山　形	19.7	京　都	3.6
兵　庫	6.3	福　井	1.9	山　梨	0.8	岡　山	3.5	栃　木	19.8	山　梨	3.8
石　川	6.4	愛　知	1.9	群　馬	0.8	島　根	3.6	奈　良	20.0	北　海　道	3.9
島　根	6.4	千　葉	1.9	愛　知	0.9	福　島	3.6	千　葉	20.0	秋　田	4.3
長　崎	6.6	神　奈　川	1.9	香　川	0.9	岩　手	3.6	福　島	20.0	鹿児島	4.3
福　井	6.6	新　潟	2.0	福　岡	0.9	茨　城	3.6	福　岡	20.1	島　根	4.4
広　島	6.6	京　都	2.1	静　岡	0.9	岐　阜	3.7	神　奈　川	20.2	熊　本	4.5
大　阪	6.7	静　岡	2.1	熊　本	0.9	神　奈　川	3.7	埼　玉	20.3	岐　阜	4.8
岡　山	6.8	北　海　道	2.2	京　都	0.9	群　馬	3.7	大　分	20.5	鳥　取	5.0
東　京	6.8	奈　良	2.2	神　奈　川	1.0	高　知	3.8	宮　城	20.7	石　川	5.1
鹿児島	6.8	山　梨	2.3	富　山	1.0	大　分	3.8	京　都	20.9	三　重	5.2
宮　崎	6.8	高　知	2.4	岩　手	1.0	富　山	4.0	和　歌　山	20.9	沖　縄	5.3
鳥　取	7.0	鹿児島	2.5	茨　城	1.1	山　口	4.0	鹿児島	21.4	滋　賀	5.6
熊　本	7.0	福　島	2.5	新　潟	1.1	石　川	4.1	沖　縄	21.5	岡　山	5.8
佐　賀	7.0	岐　阜	2.5	福　井	1.2	愛　媛	4.2	北　海　道	21.7	千　葉	6.4
愛　知	7.1	岩　手	2.6	北　海　道	1.2	新　潟	4.2	愛　媛	22.6	長　崎	6.4
滋　賀	7.1	熊　本	2.6	福　島	1.4	和　歌　山	4.4	群　馬	22.9	宮　城	6.8
福　岡	7.2	茨　城	2.7	山　形	1.6	香　川	4.6	宮　崎	23.9	長　野	7.5
沖　縄	9.4	山　形	2.8	高　知	1.9	山　形	5.1	青　森	25.7	福　島	8.8

（注）　＊11頁の 8．参照。
　　　　人口動態統計（確定数）「参考表（都道府県別順位）」による。ただし，妊産婦死亡率については母子衛生研究会で算出した。
　　　都道府県別順位については，同率であった場合，表示桁数以下の数値により順位を付している。
NOTE：＊See note 8 on page 13.
SOURCE：Reference table（Prefectural rank）in Vital Statistics of Japan（Final data）. Maternal mortality rate was calculated by Mothers' and Children's Health and Welfare Association.
　　　　In the case of the rate, prefectural rank is attached by the numerical value below a display digit.

第2図　出生率，乳児死亡率，新生児死亡率，周産期死亡率，
Crude Birth Rate, Infant Mortality Rate, Neonatal Mortality Rate, Perinatal Mortality

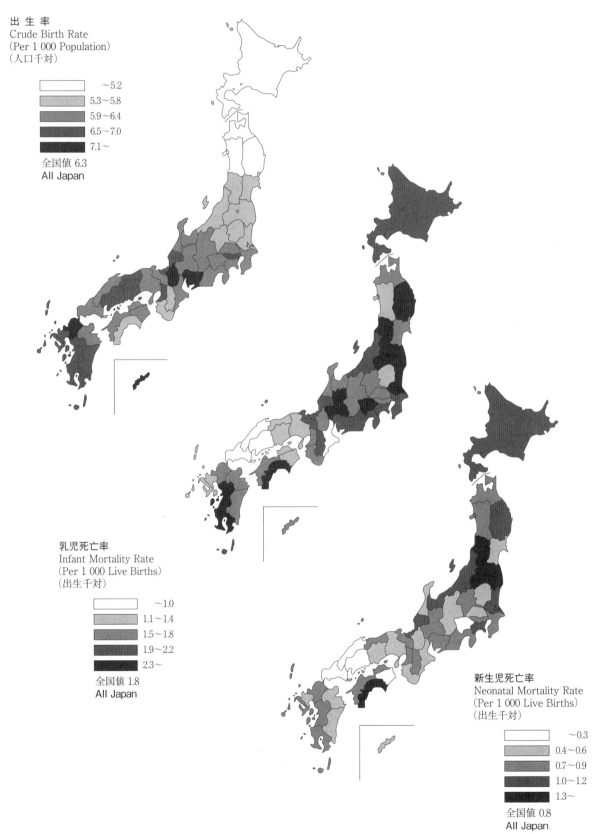

出 生 率
Crude Birth Rate
(Per 1 000 Population)
（人口千対）

	～5.2
	5.3～5.8
	5.9～6.4
	6.5～7.0
	7.1～

全国値 6.3
All Japan

乳児死亡率
Infant Mortality Rate
(Per 1 000 Live Births)
（出生千対）

	～1.0
	1.1～1.4
	1.5～1.8
	1.9～2.2
	2.3～

全国値 1.8
All Japan

新生児死亡率
Neonatal Mortality Rate
(Per 1 000 Live Births)
（出生千対）

	～0.3
	0.4～0.6
	0.7～0.9
	1.0～1.2
	1.3～

全国値 0.8
All Japan

死産率，妊産婦死亡率の都道府県別分布（令和４年）

Rate, Foetal Death Rate and Maternal Mortality Rate by Prefecture, 2022

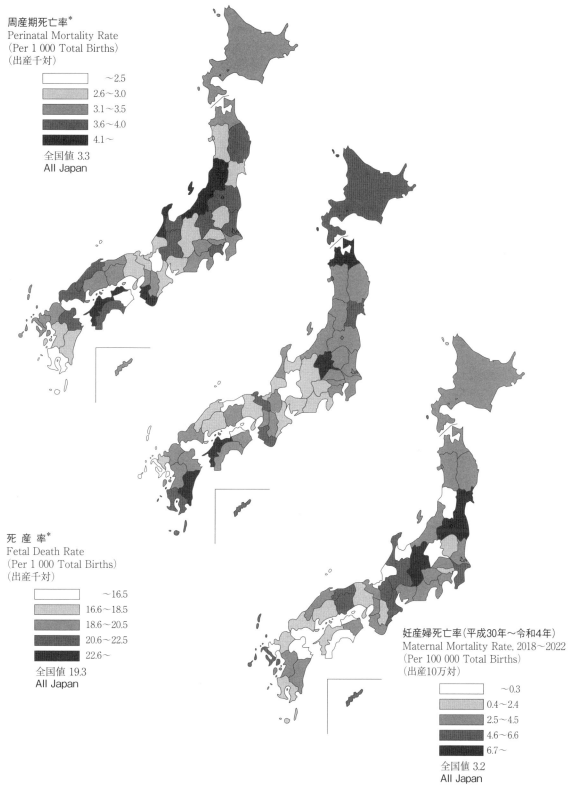

周産期死亡率*
Perinatal Mortality Rate
(Per 1 000 Total Births)
(出産千対)

	～2.5
	2.6～3.0
	3.1～3.5
	3.6～4.0
	4.1～

全国値 3.3
All Japan

死 産 率*
Fetal Death Rate
(Per 1 000 Total Births)
(出産千対)

	～16.5
	16.6～18.5
	18.6～20.5
	20.6～22.5
	22.6～

全国値 19.3
All Japan

妊産婦死亡率（平成30年～令和4年）
Maternal Mortality Rate, 2018～2022
(Per 100 000 Total Births)
(出産10万対)

	～0.3
	0.4～2.4
	2.5～4.5
	4.6～6.6
	6.7～

全国値 3.2
All Japan

（注）　＊11頁の８.参照。
NOTE：＊See note 8 on page 13.

第 4 表　年齢別人口

Population by

年　　　齢 Age	1950* 昭和25	1955* 昭和30	1960* 昭和35	1965* 昭和40	1970* 昭和45	1975* 昭和50	1980* 昭和55	1985* 昭和60
総　　数　Total	83 199 637	89 275 529	93 418 501	98 274 961	103 119 447	111 251 507	116 320 358	120 265 700
0　歳	2 315 990	1 709 339	1 576 913	1 742 531	1 865 005	1 901 354	1 575 479	1 440 749
1　years	2 522 681	1 710 091	1 594 841	1 658 677	1 850 084	2 015 702	1 625 202	1 487 509
2	2 479 988	1 817 775	1 549 114	1 613 816	1 805 949	2 050 225	1 694 611	1 502 212
3	2 346 977	1 939 180	1 513 111	1 567 441	1 810 654	2 007 135	1 737 550	1 504 975
4	1 539 821	2 071 356	1 610 454	1 551 018	1 414 397	1 960 329	1 825 238	1 520 961
0 ～ 4	11 205 457	9 247 741	7 844 433	8 133 483	8 746 089	9 934 745	8 458 080	7 456 400
5 ～ 9	9 522 665	11 042 592	9 204 635	7 849 292	8 100 003	8 877 006	9 966 787	8 492 500
10 ～ 14	8 699 917	9 507 817	11 017 538	9 183 407	7 799 284	8 223 394	8 900 365	9 972 000
15 ～ 19	8 567 668	8 625 519	9 308 538	10 851 888	8 998 395	7 891 996	8 215 420	8 917 600
20 ～ 24	7 725 542	8 403 243	8 318 450	9 068 689	10 594 925	9 007 448	7 783 812	8 177 400
25 ～ 29	6 185 120	7 604 328	8 209 360	8 363 829	9 037 118	10 730 221	8 976 957	7 753 200
30 ～ 34	5 202 237	6 116 932	7 517 805	8 257 330	8 327 691	9 193 706	10 708 629	9 034 200
35 ～ 39	5 048 073	5 115 126	6 038 030	7 498 539	8 170 903	8 378 792	9 151 151	10 676 700
40 ～ 44	4 482 980	4 945 330	5 019 130	5 961 402	7 305 820	8 189 237	8 296 039	9 047 700
45 ～ 49	4 004 549	4 367 173	4 816 559	4 921 811	5 839 717	7 329 028	8 057 805	8 193 300
50 ～ 54	3 388 668	3 849 490	4 201 390	4 657 998	4 776 975	5 747 161	7 170 337	7 869 200
55 ～ 59	2 749 029	3 205 514	3 641 207	4 002 009	4 401 704	4 648 187	5 582 330	6 965 100
60 ～ 64	2 303 895	2 496 593	2 931 617	3 344 459	3 709 919	4 263 359	4 442 551	5 359 200
65 ～ 69	1 770 715	1 967 019	2 160 402	2 562 311	2 973 692	3 435 492	3 947 606	4 165 300
70 ～ 74	1 281 608	1 392 662	1 563 804	1 744 561	2 127 751	2 567 573	3 012 121	3 532 300
75 ～ 79	685 653	875 701	954 678	1 095 914	1 265 890	1 636 768	2 030 820	2 434 500
80 ～ 84	275 783	377 787	482 925	528 116	648 477	807 299	1 091 136	1 446 900
85 ～	95 408	134 122	188 000	249 923	295 094	390 095	528 412	772 000
〔再掲〕 (Listed again) ～17	34 609 021	34 867 492	33 518 719	7 849 292	8 100 003	31 801 290	32 405 542	31 557 300

年　　　齢 Age	1990* 平成 2	1995* 平成 7	2000* 平成12	2005* 平成17	2010* 平成22	2015* 平成27	2020* 令和 2	2022 令和 4
総　　数　Total	122 721 397	124 298 947	125 612 633	126 204 902	126 381 728	125 319 299	123 398 962	122 030 523
0　歳	1 209 432	1 182 029	1 162 866	1 050 771	1 037 633	948 227	820 767	781 473
1　years	1 255 866	1 191 561	1 157 204	1 085 168	1 036 647	960 519	854 691	810 961
2	1 296 804	1 176 303	1 182 975	1 109 516	1 065 299	997 448	898 601	819 130
3	1 338 803	1 199 265	1 180 526	1 143 356	1 061 005	1 003 781	922 359	853 785
4	1 368 885	1 200 465	1 176 402	1 158 584	1 053 877	1 033 014	961 834	897 913
0 ～ 4	6 469 790	5 949 623	5 859 973	5 547 395	5 254 461	4 942 989	4 458 252	4 163 262
5 ～ 9	7 436 656	6 493 110	5 984 829	5 899 562	5 550 007	5 267 749	5 037 460	4 865 411
10 ～ 14	8 495 909	7 424 703	6 507 152	5 990 607	5 884 275	5 573 821	5 314 777	5 238 905
15 ～ 19	9 967 712	8 491 929	7 433 115	6 523 659	6 028 600	5 977 783	5 618 948	5 418 488
20 ～ 24	8 721 441	9 765 295	8 300 297	7 192 988	6 304 880	5 883 485	5 915 893	5 837 233
25 ～ 29	7 976 511	8 614 403	9 626 221	8 097 834	7 154 666	6 292 857	5 951 370	5 937 571
30 ～ 34	7 713 009	7 968 686	8 608 881	9 592 355	8 213 960	7 184 240	6 363 470	6 073 564
35 ～ 39	8 945 897	7 709 028	7 978 061	8 592 843	9 688 045	8 238 135	7 228 540	6 934 949
40 ～ 44	10 617 643	8 916 937	7 706 162	7 968 660	8 650 602	9 686 096	8 260 105	7 712 346
45 ～ 49	8 989 654	10 544 944	8 845 461	7 650 199	7 966 133	8 619 451	9 679 218	9 275 917
50 ～ 54	8 068 623	8 867 530	10 391 001	8 743 818	7 608 317	7 908 558	8 569 317	9 257 018
55 ～ 59	7 713 773	7 912 482	8 698 453	10 223 859	8 656 055	7 520 250	7 809 254	7 935 088
60 ～ 64	6 735 670	7 445 934	7 711 606	8 526 772	10 054 575	8 489 534	7 352 566	7 347 433
65 ～ 69	5 090 871	6 373 007	7 091 585	7 422 967	8 230 222	9 710 272	8 170 011	7 463 197
70 ～ 74	3 809 840	4 674 557	5 889 998	6 634 850	6 987 391	7 751 648	9 139 735	9 283 953
75 ～ 79	3 014 473	3 276 736	4 139 567	5 261 100	5 972 225	6 329 432	7 031 238	6 993 898
80 ～ 84	1 831 720	2 293 864	2 609 499	3 409 137	4 363 274	5 012 035	5 382 047	5 718 890
85 ～	1 122 205	1 576 179	2 230 772	2 926 297	3 814 040	4 930 964	6 116 761	6 573 400
〔再掲〕 (Listed again) ～17	28 396 913	24 783 238	22 770 632	21 225 541	20 313 780	19 374 079	18 100 771	17 464 232

(注)　1．各年次の人口は10月1日現在推計人口。＊印は国勢調査人口。
　　　2．昭和40年までは総人口，45年以降は日本人人口である。
　　　3．昭和25年は4 670（男2 280，女2 390），昭和30年は840（男420，女420）の年齢不詳を含む。
　　　4．昭和60年の0～4歳の各歳については，人口問題研究所「昭和60年10月1日現在男女年齢別推定値（日本人人口）」を用いた。

（昭和25年〜令和4年）

Age, 1950−2022

男 Male

年齢 Age	1950* 昭和25	1960* 昭和35	1970* 昭和45	1980* 昭和55	1990* 平成2	1995* 平成7	2000* 平成12	2005* 平成17	2010* 平成22	2015* 平成27	2020* 令和2	2022 令和4
総数 Total	40 811 760	45 877 602	50 600 539	57 201 287	60 248 969	60 919 153	61 488 005	61 617 893	61 571 727	61 022 756	60 002 838	59 313 678
0 歳	1 182 171	807 846	957 461	808 148	619 479	604 314	596 408	537 066	531 090	484 110	419 610	401 014
1 years	1 286 543	816 090	948 418	834 136	643 662	610 178	592 634	555 088	530 331	491 838	437 350	414 839
2	1 264 541	791 599	925 700	867 993	665 455	602 272	605 988	568 711	545 162	509 603	459 892	418 721
3	1 198 969	773 432	927 176	890 554	686 158	614 948	603 757	586 089	543 062	513 261	471 578	436 855
4	786 266	823 596	723 750	936 007	702 613	614 947	602 842	594 211	539 517	529 268	493 300	459 458
0 ～ 4	5 718 490	4 012 563	4 482 505	4 336 838	3 317 367	3 046 659	3 001 629	2 841 165	2 689 162	2 528 080	2 281 730	2 130 887
5 ～ 9	4 825 426	4 702 331	4 140 644	5 109 227	3 810 008	3 325 548	3 066 297	3 024 316	2 841 813	2 698 523	2 580 146	2 492 060
10 ～ 14	4 400 387	5 620 477	3 976 006	4 564 462	4 358 230	3 799 992	3 334 963	3 071 059	3 013 782	2 855 328	2 724 077	2 684 286
15 ～ 19	4 317 567	4 677 763	4 538 341	4 194 921	5 107 977	4 352 058	3 808 608	3 354 802	3 096 387	3 073 597	2 883 030	2 781 421
20 ～ 24	3 835 815	4 125 266	5 279 558	3 932 017	4 437 613	4 979 898	4 254 807	3 688 907	3 228 469	3 014 733	3 015 955	2 987 209
25 ～ 29	2 821 898	4 094 656	4 490 569	4 513 252	4 035 709	4 369 726	4 894 452	4 118 834	3 642 952	3 210 180	3 037 520	3 027 798
30 ～ 34	2 360 240	3 746 898	4 158 837	5 388 380	3 891 907	4 034 652	4 365 637	4 866 021	4 180 032	3 652 706	3 244 513	3 097 922
35 ～ 39	2 376 105	2 763 208	4 102 995	4 568 728	4 499 773	3 889 083	4 035 168	4 346 968	4 926 663	4 191 265	3 676 249	3 529 471
40 ～ 44	2 198 955	2 274 344	3 647 406	4 137 879	5 333 198	4 482 072	3 882 767	4 020 793	4 381 848	4 922 423	4 203 382	3 922 780
45 ～ 49	2 018 848	2 256 804	2 656 868	4 016 696	4 471 972	5 289 590	4 436 003	3 837 649	4 015 388	4 365 334	4 915 362	4 712 106
50 ～ 54	1 719 275	2 040 674	2 139 891	3 531 231	3 990 973	4 393 729	5 186 499	4 361 543	3 807 362	3 982 000	4 328 140	4 685 081
55 ～ 59	1 378 661	1 802 182	2 028 700	2 494 018	3 781 532	3 885 871	4 274 659	5 064 582	4 296 539	3 749 854	3 913 473	3 980 251
60 ～ 64	1 109 561	1 437 574	1 746 039	1 932 902	3 234 444	3 597 767	3 739 992	4 148 525	4 936 772	4 181 397	3 638 915	3 643 562
65 ～ 69	795 919	1 026 993	1 393 260	1 734 457	2 289 318	2 987 287	3 352 690	3 543 105	3 933 785	4 699 236	3 969 678	3 633 808
70 ～ 74	540 291	693 566	958 330	1 312 106	1 556 586	1 931 305	2 666 691	3 040 918	3 235 341	3 608 735	4 313 957	4 380 766
75 ～ 79	267 690	376 706	530 763	845 842	1 196 534	1 254 390	1 621 115	2 256 826	2 593 169	2 806 665	3 131 812	3 135 568
80 ～ 84	95 589	169 144	240 917	416 672	678 463	821 596	913 181	1 221 288	1 700 191	2 009 820	2 223 391	2 383 231
85 ～	28 757	56 453	88 910	171 659	357 363	477 930	652 847	810 592	1 052 072	1 472 880	1 921 508	2 105 471
〔再掲〕～ 17 (Listed again)	17 558 711	17 081 473	4 140 644	16 609 706	14 560 621	12 693 953	11 666 864	10 880 551	10 406 931	9 928 465	9 275 799	8 946 689

女 Female

年齢 Age	1950* 昭和25	1960* 昭和35	1970* 昭和45	1980* 昭和55	1990* 平成2	1995* 平成7	2000* 平成12	2005* 平成17	2010* 平成22	2015* 平成27	2020* 令和2	2022 令和4
総数 Total	42 387 877	47 540 899	52 518 908	59 119 071	62 472 428	63 379 794	64,124 628	64 587 009	64 810 001	64 296 543	63 396 124	62 716 845
0 歳	1 133 819	769 067	907 544	767 331	589 953	577 715	566 458	513 705	506 543	464 117	401 157	380 459
1 years	1 236 138	778 751	901 666	791 066	612 204	581 383	564 570	530 080	506 316	468 681	417 341	396 122
2	1 215 447	757 515	880 249	826 618	631 349	574 031	576 987	540 805	520 137	487 845	438 709	400 409
3	1 148 008	739 679	883 478	846 996	652 645	584 317	576 769	557 267	517 943	490 520	450 781	416 930
4	753 555	786 858	690 647	889 231	666 272	585 518	573 560	564 373	514 360	503 746	468 534	438 455
0 ～ 4	5 486 967	3 831 870	4 263 584	4 121 242	3 152 423	2 902 964	2 858 344	2 706 230	2 565 299	2 414 909	2 176 522	2 032 375
5 ～ 9	4 697 239	4 502 304	3 959 359	4 857 560	3 626 648	3 167 562	2 918 532	2 875 246	2 708 194	2 569 226	2 457 314	2 373 351
10 ～ 14	4 299 530	5 397 061	3 823 278	4 335 903	4 137 679	3 624 711	3 172 189	2 919 548	2 870 493	2 718 493	2 590 700	2 554 619
15 ～ 19	4 250 101	4 630 775	4 460 054	4 020 499	4 859 735	4 139 871	3 624 507	3 168 857	2 932 213	2 904 186	2 735 918	2 637 067
20 ～ 24	3 889 727	4 193 184	5 315 367	3 851 795	4 283 828	4 785 397	4 045 490	3 504 081	3 076 411	2 868 752	2 899 938	2 850 024
25 ～ 29	3 363 222	4 114 704	4 546 549	4 463 705	3 940 802	4 244 677	4 731 769	3 979 000	3 511 714	3 082 677	2 913 850	2 909 773
30 ～ 34	2 841 997	3 770 907	4 168 854	5 320 249	3 821 102	3 934 034	4 243 244	4 726 334	4 033 928	3 531 534	3 118 957	2 975 642
35 ～ 39	2 671 968	3 274 822	4 067 908	4 582 423	4 446 124	3 819 945	3 942 893	4 245 875	4 761 382	4 046 870	3 552 291	3 405 478
40 ～ 44	2 284 025	2 744 786	3 658 414	4 158 160	5 284 445	4 434 865	3 823 395	3 947 867	4 268 754	4 763 673	4 056 723	3 789 566
45 ～ 49	1 985 701	2 559 755	3 182 849	4 041 109	4 517 682	5 255 354	4 409 458	3 812 550	3 950 745	4 254 117	4 763 856	4 563 811
50 ～ 54	1 669 393	2 160 716	2 637 084	3 639 106	4 077 648	4 473 801	5 204 502	4 382 275	3 800 955	3 926 558	4 241 177	4 571 937
55 ～ 59	1 370 368	1 839 025	2 373 004	3 088 312	3 932 241	4 026 611	4 423 794	5 159 277	4 359 516	3 770 396	3 895 781	3 954 837
60 ～ 64	1 194 328	1 494 043	1 963 880	2 509 649	3 501 226	3 848 167	3 971 614	4 378 247	5 117 803	4 308 137	3 713 651	3 703 871
65 ～ 69	974 796	1 133 409	1 580 432	2 213 149	2 901 553	3 385 720	3 738 895	3 879 862	4 296 437	5 011 036	4 200 333	3 829 389
70 ～ 74	741 317	870 238	1 169 421	1 700 015	2 253 254	2 743 252	3 223 307	3 593 932	3 752 050	4 142 913	4 825 778	4 903 187
75 ～ 79	417 963	577 972	735 127	1 184 978	1 817 939	2 022 346	2 518 452	3 004 274	3 379 056	3 522 767	3 899 426	3 858 330
80 ～ 84	180 194	313 781	407 560	674 464	1 153 257	1 472 268	1 696 318	2 187 849	2 663 083	3 002 215	3 158 656	3 335 659
85 ～	66 651	131 547	206 184	356 753	764 842	1 098 249	1 577 925	2 115 705	2 761 968	3 458 084	4 195 253	4 467 929
〔再掲〕～ 17 (Listed again)	17 050 310	16 437 246	3 959 359	15 795 836	13 836 292	12 089 285	11 103 768	10 344 990	9 906 849	9 445 614	8 824 972	8 517 543

NOTES : 1. Population is estimated as of October 1 in each year.
　　　　＊The source of data is the Population Census.
　　　2. Up to 1965, the total population (Japanese citizens and registered foreigners) is shown. For 1970 and after, population of Japanese citizens is shown.
　　　3. Including 4 670 persons (Male 2 280, Female 2 390) in 1950 and 840 persons (Male 420, Female 420) in 1955, whose ages are not reported.
　　　4. For 1985, population breakdown of age 0 to 4 is quoted from "Estimated population of Japanese citizens by sex and age as of October 1" reported by Institute of Population Problems.

第 5 表　都道府県別人口

Population by

都道府県 Prefecture	1950* 昭和25	1955* 昭和30	1960* 昭和35	1965* 昭和40	1970* 昭和45	1975* 昭和50	1980* 昭和55	1985* 昭和60	1990* 平成 2	1995* 平成 7	2000* 平成12
全　　　国 Total (All Japan)	83 199 637	89 275 529	93 418 501	98 274 961	103 119 447	111 251 507	116 320 358	120 265 700	122 721 397	124 298 947	125 612 633
01 北海道	4 295 567	4 773 087	5 039 206	5 171 800	5 177 286	5 330 284	5 566 372	5 688 500	5 635 049	5 675 838	5 670 558
02 青　森	1 282 867	1 382 523	1 426 606	1 416 591	1 425 702	1 466 742	1 521 778	1 521 200	1 480 947	1 478 123	1 472 690
03 岩　手	1 346 728	1 427 097	1 448 517	1 411 118	1 369 948	1 383 931	1 420 078	1 454 600	1 415 036	1 416 864	1 412 338
04 宮　城	1 663 442	1 727 065	1 743 195	1 753 126	1 815 282	1 950 790	2 076 657	2 167 900	2 243 117	2 319 433	2 354 916
05 秋　田	1 309 031	1 348 871	1 335 580	1 279 835	1 240 345	1 231 389	1 255 499	1 252 900	1 226 062	1 211 616	1 186 209
06 山　形	1 357 347	1 353 649	1 320 664	1 263 103	1 224 918	1 219 429	1 250 989	1 251 200	1 256 930	1 253 941	1 239 132
07 福　島	2 062 394	2 095 237	2 051 137	1 983 754	1 943 989	1 968 270	2 032 547	2 054 200	2 100 255	2 127 214	2 118 100
08 茨　城	2 039 418	2 064 037	2 047 024	2 056 154	2 140 122	2 338 151	2 552 775	2 717 500	2 834 279	2 929 220	2 954 817
09 栃　木	1 550 462	1 547 580	1 513 624	1 521 656	1 578 146	1 695 848	1 789 218	1 883 800	1 925 886	1 965 431	1 983 723
10 群　馬	1 601 380	1 613 549	1 578 476	1 605 584	1 656 209	1 753 436	1 845 138	1 913 200	1 955 819	1 981 799	1 996 251
11 埼　玉	2 146 445	2 262 623	2 430 871	3 014 983	3 858 607	4 809 517	5 405 466	5 854 900	6 374 361	6 696 390	6 875 484
12 千　葉	2 139 037	2 205 060	2 306 010	2 701 770	3 358 440	4 136 216	4 719 383	5 168 100	5 527 777	5 744 010	5 868 599
13 東　京	6 277 500	8 037 084	9 683 802	10 869 244	11 324 994	11 568 852	11 506 944	11 780 500	11 695 218	11 543 005	11 850 305
14 神奈川	2 487 665	2 919 497	3 443 176	4 430 743	5 439 126	6 359 334	6 883 647	7 380 200	7 918 632	8 152 458	8 390 552
15 新　潟	2 460 997	2 473 492	2 442 037	2 398 931	2 358 323	2 388 992	2 448 056	2 448 900	2 470 352	2 480 287	2 466 374
16 富　山	1 008 790	1 021 121	1 032 614	1 025 465	1 027 956	1 068 930	1 101 485	1 125 400	1 117 550	1 117 592	1 113 787
17 石　川	957 279	966 187	973 418	980 499	999 535	1 066 669	1 115 559	1 157 700	1 160 786	1 175 042	1 174 630
18 福　井	752 374	754 055	752 696	750 557	740 024	768 867	789 497	822 000	818 325	819 320	819 080
19 山　梨	811 369	807 044	782 062	763 194	760 492	781 360	802 490	823 100	850 075	873 970	877 168
20 長　野	2 060 831	2 021 292	1 981 433	1 958 007	1 952 346	2 012 816	2 078 832	2 170 400	2 148 242	2 173 400	2 181 873
21 岐　阜	1 544 538	1 583 605	1 638 399	1 700 365	1 749 524	1 858 066	1 949 993	2 038 300	2 055 219	2 081 104	2 081 092
22 静　岡	2 471 472	2 650 435	2 756 271	2 912 521	3 082 792	3 300 856	3 438 445	3 582 000	3 650 475	3 699 146	3 714 992
23 愛　知	3 390 585	3 769 209	4 206 313	4 798 653	5 340 594	5 873 395	6 167 929	6 477 200	6 625 160	6 769 815	6 932 577
24 三　重	1 461 197	1 485 582	1 485 054	1 514 467	1 535 937	1 618 449	1 678 831	1 738 300	1 782 332	1 824 717	1 833 408
25 滋　賀	861 180	853 734	842 695	853 385	883 837	978 639	1 072 440	1 165 900	1 213 357	1 272 620	1 324 040
26 京　都	1 832 934	1 935 161	1 993 403	2 102 808	2 210 609	2 381 360	2 483 007	2 565 400	2 556 321	2 572 600	2 599 052
27 大　阪	3 857 047	4 618 308	5 504 746	6 657 189	7 464 961	8 108 360	8 295 801	8 653 300	8 557 249	8 603 130	8 633 901
28 兵　庫	3 309 935	3 620 947	3 906 487	4 309 944	4 599 673	4 918 041	5 063 478	5 275 600	5 326 121	5 318 913	5 467 553
29 奈　良	763 883	776 861	781 058	825 965	925 403	1 071 894	1 202 655	1 303 900	1 368 434	1 421 701	1 434 340
30 和歌山	982 113	1 006 819	1 002 191	1 026 975	1 038 348	1 067 419	1 081 999	1 086 600	1 069 930	1 075 666	1 065 104
31 鳥　取	600 177	614 259	599 135	579 853	567 405	579 779	602 335	620 200	613 792	612 602	610 224
32 島　根	912 551	929 066	888 886	821 620	772 000	767 357	783 143	797 500	779 317	768 865	757 072
33 岡　山	1 661 099	1 689 800	1 670 454	1 645 135	1 700 064	1 806 484	1 862 741	1 914 100	1 917 173	1 937 865	1 938 268
34 広　島	2 081 967	2 149 044	2 184 043	2 281 146	2 422 069	2 630 578	2 722 521	2 820 200	2 832 764	2 858 462	2 855 782
35 山　口	1 540 882	1 609 839	1 602 207	1 543 573	1 497 703	1 541 072	1 572 752	1 588 500	1 559 181	1 542 204	1 515 291
36 徳　島	878 511	878 109	847 274	815 115	790 845	804 784	824 433	831 400	830 753	830 479	821 369
37 香　川	946 022	943 823	918 867	900 845	906 951	960 233	998 442	1 034 000	1 021 571	1 023 865	1 017 973
38 愛　媛	1 521 878	1 540 628	1 500 687	1 446 384	1 416 299	1 463 158	1 504 298	1 533 600	1 512 674	1 503 411	1 488 550
39 高　知	873 874	882 683	854 595	812 714	786 058	807 035	829 609	843 400	823 853	814 302	811 516
40 福　岡	3 530 169	3 859 764	4 006 679	3 964 611	4 004 275	4 266 394	4 523 770	4 753 200	4 784 331	4 896 451	4 984 938
41 佐　賀	945 082	973 749	942 874	871 885	837 063	836 326	864 052	890 700	876 300	882 320	874 068
42 長　崎	1 645 492	1 747 596	1 760 421	1 641 245	1 566 634	1 568 429	1 586 916	1 599 500	1 558 502	1 540 498	1 511 864
43 熊　本	1 827 582	1 895 663	1 856 192	1 770 736	1 697 991	1 713 300	1 788 076	1 836 200	1 837 612	1 855 087	1 854 933
44 大　分	1 252 999	1 277 199	1 239 655	1 187 480	1 152 520	1 187 299	1 225 548	1 246 300	1 233 612	1 227 269	1 216 436
45 宮　崎	1 091 427	1 139 384	1 134 590	1 080 692	1 050 027	1 083 957	1 150 321	1 183 500	1 167 286	1 173 631	1 167 555
46 鹿児島	1 804 118	2 044 112	1 963 104	1 853 541	1 728 075	1 722 732	1 783 351	1 833 600	1 795 908	1 791 419	1 782 567
47 沖　縄	…	…	…	…	…	1 036 288	1 101 062	1 177 000	1 217 472	1 265 783	1 311 482

(注)　1．各年次の人口は10月 1 日現在推計人口。＊印は国勢調査人口。
　　　2．昭和40年までは総人口，45年以降は日本人人口である。
　　　3．地域的に配分されない調査もれを除く。
　　　4．昭和35年の長野県西筑摩郡山口村と岐阜県中津川市の境界紛争地域の人口73人は全国総数に含まれているが，長野県，岐
　　　　　阜県のいずれにも含まれていない。
　　　5．昭和60年については，全国は日本人人口，都道府県は総人口であり，「昭和60年国勢調査抽出速報集計結果」による。

（昭和25年～令和4年）
Prefecture, 1950-2022

2005* 平成17	2010* 平成22	2015* 平成27	2020* 令和2 総数 Total	男 Male	女 Female	2021 令和3 総数 Total	男 Male	女 Female	2022 令和4 総数 Total	男 Male	女 Female
126 204 902	126 381 728	125 319 299	123 398 962	60 002 838	63 396 124	122 780 487	59 686 643	63 093 844	122 030 523	59 313 678	62 716 845
5 612 068	5 488 092	5 360 032	5 188 441	2 448 759	2 739 682	5 147 000	2 429 000	2 717 000	5 098 000	2 407 000	2 692 000
1 432 727	1 369 629	1 304 813	1 232 227	581 132	651 095	1 216 000	573 000	642 000	1 198 000	565 000	633 000
1 379 659	1 324 924	1 274 574	1 203 203	580 264	622 939	1 189 000	574 000	615 000	1 173 000	566 000	606 000
2 348 339	2 335 682	2 319 616	2 280 203	1 112 335	1 167 868	2 269 000	1 107 000	1 162 000	2 256 000	1 100 000	1 156 000
1 141 865	1 082 603	1 020 199	955 659	451 082	504 577	941 000	444 000	497 000	926 000	438 000	488 000
1 209 795	1 162 744	1 118 381	1 060 586	513 878	546 708	1 048 000	508 000	540 000	1 033 000	502 000	532 000
2 081 248	2 019 618	1 905 278	1 819 085	897 843	921 242	1 799 000	888 000	911 000	1 776 000	878 000	898 000
2 937 843	2 929 085	2 875 434	2 801 640	1 397 039	1 404 601	2 785 000	1 389 000	1 396 000	2 767 000	1 380 000	1 387 000
1 990 257	1 980 746	1 947 505	1 891 396	943 800	947 596	1 880 000	938 000	942 000	1 865 000	930 000	934 000
1 989 184	1 972 287	1 935 898	1 879 820	928 834	950 986	1 866 000	922 000	944 000	1 850 000	914 000	936 000
6 974 003	7 104 590	7 160 471	7 159 087	3 559 650	3 599 437	7 152 000	3 552 000	3 599 000	7 136 000	3 542 000	3 594 000
5 983 085	6 135 236	6 130 930	6 122 205	3 039 216	3 082 989	6 114 000	3 033 000	3 081 000	6 100 000	3 024 000	3 076 000
12 325 038	12 833 956	13 131 172	13 484 028	6 623 630	6 860 398	13 459 000	6 606 000	6 853 000	13 443 000	6 595 000	6 848 000
8 675 683	8 921 252	8 979 438	9 006 608	4 474 645	4 531 963	9 007 000	4 471 000	4 536 000	8 991 000	4 459 000	4 531 000
2 420 575	2 362 420	2 292 676	2 185 171	1 062 137	1 123 034	2 161 000	1 051 000	1 110 000	2 136 000	1 039 000	1 097 000
1 101 133	1 082 108	1 055 528	1 017 321	494 151	523 170	1 008 000	490 000	518 000	998 000	485 000	513 000
1 166 366	1 159 897	1 144 626	1 117 364	541 717	575 647	1 111 000	538 000	572 000	1 102 000	534 000	568 000
810 772	795 496	777 192	752 018	367 290	384 728	746 000	364 000	381 000	738 000	361 000	377 000
870 939	850 546	823 723	794 358	390 141	404 217	789 000	388 000	402 000	784 000	385 000	398 000
2 161 328	2 122 509	2 072 135	2 013 539	985 058	1 028 481	1 999 000	978 000	1 021 000	1 984 000	971 000	1 012 000
2 070 404	2 043 467	1 996 303	1 924 681	934 429	990 252	1 907 000	926 000	981 000	1 888 000	916 000	972 000
3 721 561	3 702 776	3 640 343	3 540 934	1 745 786	1 795 148	3 515 000	1 733 000	1 782 000	3 484 000	1 718 000	1 766 000
7 103 849	7 247 125	7 315 314	7 283 260	3 632 555	3 650 705	7 261 000	3 619 000	3 642 000	7 228 000	3 601 000	3 627 000
1 832 672	1 821 502	1 784 379	1 718 708	837 934	880 774	1 705 000	831 000	873 000	1 689 000	824 000	865 000
1 357 591	1 388 741	1 392 890	1 380 486	679 646	700 840	1 377 000	678 000	699 000	1 373 000	676 000	697 000
2 601 322	2 593 340	2 565 573	2 520 012	1 202 697	1 317 315	2 505 000	1 195 000	1 310 000	2 485 000	1 185 000	1 300 000
8 640 236	8 697 550	8 683 865	8 595 483	4 116 865	4 478 618	8 565 000	4 097 000	4 468 000	8 524 000	4 074 000	4 450 000
5 504 338	5 507 961	5 456 154	5 356 648	2 546 706	2 809 942	5 324 000	2 529 000	2 795 000	5 287 000	2 510 000	2 777 000
1 412 450	1 391 395	1 355 570	1 311 730	617 815	693 915	1 302 000	613 000	689 000	1 291 000	607 000	684 000
1 030 942	997 305	958 901	916 179	432 415	483 764	907 000	428 000	479 000	896 000	423 000	473 000
603 156	585 005	570 037	548 766	262 748	286 018	544 000	261 000	283 000	539 000	258 000	281 000
737 753	712 516	688 953	662 115	319 954	342 161	655 000	317 000	338 000	648 000	314 000	334 000
1 942 414	1 926 378	1 903 981	1 859 012	893 546	965 466	1 847 000	888 000	959 000	1 832 000	881 000	951 000
2 849 333	2 827 820	2 808 773	2 746 811	1 330 215	1 416 596	2 729 000	1 322 000	1 407 000	2 708 000	1 312 000	1 396 000
1 480 129	1 439 011	1 393 199	1 326 043	629 146	696 897	1 312 000	623 000	689 000	1 297 000	616 000	681 000
805 743	781 300	751 830	713 716	341 145	372 571	706 000	338 000	368 000	698 000	334 000	364 000
1 006 383	988 786	969 270	937 342	452 469	484 873	930 000	449 000	481 000	920 000	444 000	476 000
1 461 038	1 423 425	1 377 071	1 322 257	626 655	695 602	1 309 000	621 000	688 000	1 294 000	614 000	680 000
793 365	761 239	725 032	686 982	324 153	362 829	680 000	321 000	359 000	671 000	317 000	354 000
5 011 273	5 030 961	5 053 500	5 055 456	2 389 133	2 666 323	5 045 000	2 384 000	2 661 000	5 030 000	2 378 000	2 653 000
863 046	846 146	828 944	804 878	381 635	423 243	800 000	379 000	420 000	793 000	377 000	417 000
1 472 955	1 420 166	1 369 432	1 303 067	612 353	690 714	1 288 000	606 000	682 000	1 272 000	599 000	674 000
1 835 575	1 809 626	1 777 726	1 722 005	815 405	906 600	1 712 000	811 000	901 000	1 699 000	806 000	894 000
1 202 682	1 187 599	1 157 581	1 111 592	527 592	584 000	1 102 000	523 000	579 000	1 092 000	519 000	573 000
1 149 818	1 131 381	1 100 364	1 062 573	501 859	560 714	1 054 000	498 000	556 000	1 044 000	494 000	551 000
1 748 272	1 700 683	1 642 281	1 577 022	744 313	832 709	1 565 000	739 000	826 000	1 550 000	733 000	817 000
1 354 695	1 385 104	1 422 412	1 447 245	711 068	736 177	1 449 000	712 000	737 000	1 446 000	710 000	736 000

NOTES : 1. Population is estimated as of October 1 in each year.
  ＊The source of data is the Population Census.
2. Up to 1965, the total population （Japanese citizens and registered foreigners）is shown.
  For 1970 and after, the population of Japanese citizens is shown.
3. Excluding persons whose prefectures are not identified.
4. For 1970, although 73 people in the disputed border area of Yamaguchi Village （Nishi-chikuma-gun, Nagano Prefecture）and Nakatsugawa City （Gifu Prefecture）are included in the total figure for Japan, they are not included in the figures for Nagano or Gifu Prefectures.
5. For 1985 "all Japan" population represents the population of Japanese citizens, while the prefectural breakdown represents the total population of the prefectures. The source of these data is "A Quick Report of Population Census on a Sampling Basis, 1985".

男女計　Both sexes

都 道 府 県 Prefectures	総　数 Total	0～4歳 Years old	5～9	10～14	15～19	20～24	25～29	30～34
全 国 Total (All Japan)	124 947	4 247	4 948	5 308	5 512	6 263	6 412	6 446
01 北海道	5 140	150	181	199	213	227	226	240
02 青　森	1 204	34	42	47	50	45	45	50
03 岩　手	1 181	34	43	48	50	45	46	51
04 宮　城	2 280	73	89	96	102	123	115	118
05 秋　田	930	23	29	34	36	29	31	36
06 山　形	1 041	31	39	43	46	40	40	46
07 福　島	1 790	55	69	73	79	70	75	85
08 茨　城	2 840	90	109	121	129	134	133	140
09 栃　木	1 909	61	74	82	87	85	88	96
10 群　馬	1 913	61	73	82	89	90	89	92
11 埼　玉	7 337	249	290	308	323	387	397	396
12 千　葉	6 266	212	244	262	274	326	333	333
13 東　京	14 038	480	533	522	535	852	1 014	936
14 神奈川	9 232	312	359	382	400	511	532	504
15 新　潟	2 153	65	80	89	94	88	87	97
16 富　山	1 017	32	38	42	45	43	45	45
17 石　川	1 118	38	45	49	53	59	53	53
18 福　井	753	27	31	34	36	31	34	36
19 山　梨	802	26	30	33	38	39	36	37
20 長　野	2 020	67	79	88	93	79	85	91
21 岐　阜	1 946	64	78	88	93	92	85	89
22 静　岡	3 582	116	142	159	163	152	162	172
23 愛　知	7 495	282	322	344	350	411	425	420
24 三　重	1 742	58	69	77	81	79	81	84
25 滋　賀	1 409	54	64	68	70	76	71	73
26 京　都	2 550	82	96	104	116	158	138	123
27 大　阪	8 782	304	336	361	383	495	499	474
28 兵　庫	5 402	186	219	238	247	262	248	258
29 奈　良	1 306	42	51	56	61	63	53	57
30 和歌山	903	29	34	38	40	34	35	39
31 鳥　取	544	20	23	24	25	22	22	25
32 島　根	658	23	27	29	30	25	26	29
33 岡　山	1 862	67	76	82	86	97	91	91
34 広　島	2 760	98	116	126	127	133	132	136
35 山　口	1 313	42	50	56	58	55	52	55
36 徳　島	704	22	26	28	29	30	28	30
37 香　川	934	32	38	41	43	39	39	43
38 愛　媛	1 306	41	50	56	57	51	52	58
39 高　知	676	21	24	27	29	27	25	27
40 福　岡	5 116	196	224	234	232	279	267	265
41 佐　賀	801	31	36	39	39	35	34	36
42 長　崎	1 283	46	54	58	58	49	49	55
43 熊　本	1 718	66	76	81	79	74	73	80
44 大　分	1 107	38	45	49	50	47	45	49
45 宮　崎	1 052	39	46	50	48	40	41	46
46 鹿児島	1 563	58	69	74	70	61	61	69
47 沖　縄	1 468	74	82	84	78	72	76	82

(注)　「令和4年10月1日現在推計人口（総人口）」（総務省統計局）。
SOURCE：Current Population Estimates as of October 1, 2022 (total population) (Statistics Bureau, Ministry of Internal Affairs and Communications).

階級別人口（令和4年）

and Prefectures, 2022

単位　千人　Thousand persons

35〜39	40〜44	45〜49	50〜54	55〜59	60〜64	65〜69	70〜74	75〜79	80歳以上 And over
7 212	7 946	9 462	9 435	8 075	7 445	7 535	9 337	7 030	12 335
278	315	380	372	338	335	358	441	314	573
62	72	84	86	82	88	94	108	75	142
61	71	82	80	77	83	90	102	70	147
136	152	171	161	142	143	152	175	115	216
45	54	63	61	60	70	78	89	61	130
55	63	70	67	65	73	80	91	61	131
99	109	125	121	117	128	138	154	98	196
161	180	214	211	180	174	192	229	169	273
112	124	146	141	121	120	132	155	108	176
103	118	145	145	122	115	125	153	117	194
432	481	583	592	483	410	413	528	426	640
370	408	490	502	407	352	358	457	369	569
972	1 018	1 135	1 140	950	751	651	789	637	1 124
552	613	741	777	647	522	476	605	489	813
115	132	156	150	138	140	155	186	128	253
52	60	78	76	63	61	65	85	68	117
59	67	86	82	69	67	68	89	68	113
41	45	54	53	48	48	49	62	42	82
41	46	57	59	55	52	55	64	47	87
104	121	150	148	130	127	131	162	124	240
102	117	144	144	125	120	123	159	117	204
200	222	268	270	233	223	229	285	214	372
456	490	589	591	483	413	390	498	395	636
94	105	131	131	114	108	109	137	104	181
83	92	108	104	87	81	81	101	74	123
136	153	191	192	161	144	142	197	154	263
502	543	679	712	580	482	458	623	508	843
295	329	411	420	356	325	324	415	321	548
66	75	95	98	86	80	84	110	85	144
46	51	64	66	60	60	62	78	59	109
30	33	38	35	32	35	40	46	31	64
34	38	45	42	38	42	46	58	40	85
102	110	137	131	109	109	114	145	113	202
154	170	209	204	168	161	166	211	167	283
66	75	93	91	78	81	90	118	89	164
36	42	49	48	44	46	52	65	44	85
51	57	71	66	56	57	61	79	58	104
68	77	95	91	81	85	91	115	82	155
34	39	49	46	41	44	48	61	46	89
305	334	376	355	301	298	315	385	268	481
45	49	54	51	48	53	57	65	43	86
66	74	85	85	81	89	98	113	74	150
95	104	114	107	104	112	123	139	95	196
59	66	77	72	65	71	79	96	68	132
56	64	72	66	63	70	79	91	60	123
84	93	100	96	96	109	123	132	84	184
94	96	108	100	88	90	93	91	49	111

第7表　都道府県別，年齢

Population by Age Group

都道府県 Prefectures	総　数 Total	0～4歳 Years old	5～9	10～14	15～19	20～24	25～29	30～34
全　国 Total (All Japan)	60 758	2 174	2 535	2 720	2 830	3 216	3 295	3 300
01 北海道	2 427	77	93	102	110	118	116	121
02 青　森	568	17	21	24	26	24	24	26
03 岩　手	570	17	22	25	26	24	24	27
04 宮　城	1 112	37	46	49	52	64	60	60
05 秋　田	439	12	15	18	18	16	16	18
06 山　形	505	16	20	22	24	22	21	23
07 福　島	884	28	35	37	41	38	40	45
08 茨　城	1 418	46	56	62	66	72	72	75
09 栃　木	952	31	38	42	45	45	48	51
10 群　馬	947	31	37	42	46	47	48	49
11 埼　玉	3 643	128	148	158	166	198	203	205
12 千　葉	3 104	108	125	134	141	168	172	173
13 東　京	6 889	245	272	268	273	426	511	474
14 神奈川	4 579	160	184	196	206	262	277	262
15 新　潟	1 046	33	41	46	48	46	46	50
16 富　山	495	17	19	21	24	24	24	24
17 石　川	543	19	23	25	28	32	28	27
18 福　井	368	14	16	18	19	17	18	19
19 山　梨	394	13	15	17	20	21	19	19
20 長　野	988	34	41	45	48	42	45	47
21 岐　阜	945	33	40	45	47	47	44	46
22 静　岡	1 766	60	73	81	84	80	86	91
23 愛　知	3 734	145	165	176	180	214	223	222
24 三　重	851	30	35	39	42	41	43	44
25 滋　賀	695	28	33	35	36	40	38	38
26 京　都	1 217	42	49	54	60	80	70	62
27 大　阪	4 202	156	172	185	195	247	247	235
28 兵　庫	2 567	95	112	122	126	130	123	129
29 奈　良	614	21	26	29	31	31	26	28
30 和歌山	426	15	18	20	21	18	18	20
31 鳥　取	260	10	12	12	13	12	11	12
32 島　根	318	12	14	15	16	13	14	15
33 岡　山	896	34	39	42	45	49	46	46
34 広　島	1 338	50	59	64	66	69	68	71
35 山　口	624	21	26	28	30	29	27	29
36 徳　島	336	11	13	14	15	16	15	15
37 香　川	451	16	19	21	22	21	20	22
38 愛　媛	620	21	26	29	29	27	27	29
39 高　知	320	10	12	14	15	14	13	14
40 福　岡	2 423	100	115	120	118	141	132	130
41 佐　賀	380	16	18	20	20	18	17	18
42 長　崎	604	23	28	30	30	25	25	27
43 熊　本	814	33	39	42	40	38	37	40
44 大　分	526	19	23	25	26	25	23	25
45 宮　崎	497	20	23	26	25	20	21	23
46 鹿児島	738	30	35	38	36	30	30	33
47 沖　縄	723	38	42	43	40	37	38	41

(注)　「令和4年10月1日現在推計人口（総人口）」（総務省統計局）。

SOURCE：Current Population Estimates as of October 1, 2022（total population）（Statistics Bureau, Ministry of Internal Affairs and Communications）.

階級別人口（男）（令和４年）
and Prefectures（Male）, 2022

単位　千人　Thousand persons

35～39	40～44	45～49	50～54	55～59	60～64	65～69	70～74	75～79	80歳以上 And over
3 668	4 028	4 792	4 756	4 036	3 684	3 665	4 405	3 151	4 503
139	156	189	182	161	160	169	200	134	202
31	36	42	42	40	42	44	50	32	46
31	36	42	41	39	41	44	48	31	50
69	77	87	82	71	71	74	84	53	78
23	28	32	30	29	34	38	42	27	43
28	32	36	34	32	36	39	45	28	46
52	57	66	62	60	65	69	75	45	69
85	94	112	110	92	87	95	110	79	106
59	65	76	73	62	60	65	75	50	66
54	61	75	74	62	58	62	74	54	73
223	249	302	306	248	208	204	250	194	253
191	210	253	259	209	178	175	217	168	223
494	518	575	577	489	383	323	376	281	403
285	315	380	399	336	267	235	287	220	311
59	68	79	77	69	70	76	89	59	89
27	31	40	39	32	30	31	40	31	41
30	34	44	41	34	32	33	42	31	40
21	23	28	27	24	24	24	30	19	30
21	24	29	30	28	26	27	31	22	33
53	62	76	76	65	63	65	78	57	91
52	59	73	72	61	58	59	75	54	77
104	114	138	138	119	111	113	137	98	140
239	255	304	305	248	208	192	235	180	245
49	54	67	66	57	53	52	64	47	68
42	46	55	52	43	40	39	48	34	47
67	75	94	94	78	70	67	90	68	97
249	268	335	353	286	236	220	286	222	310
146	161	201	205	172	156	155	193	142	199
32	36	46	47	40	38	39	51	38	55
23	25	32	32	28	28	29	36	26	38
15	17	19	18	16	17	19	22	14	21
18	20	23	21	19	21	23	28	18	29
51	55	69	65	53	53	55	68	51	73
78	86	106	102	83	78	80	99	75	102
33	38	47	45	38	39	43	55	39	56
18	21	25	23	21	22	25	31	20	30
26	29	36	33	27	28	30	37	26	38
34	39	47	45	39	41	43	54	36	54
17	20	24	23	20	21	23	29	20	30
151	164	185	174	144	143	150	178	116	163
22	24	27	25	23	25	28	31	19	29
33	36	42	41	38	43	47	53	32	51
47	52	57	52	50	54	59	66	42	67
30	33	39	35	31	34	38	45	30	46
27	31	36	32	30	33	38	43	27	43
41	45	49	46	46	53	60	65	38	64
47	48	55	50	44	45	46	45	23	41

第 8 表　都道府県別，年齢
Population by Age Group

都 道 府 県 Prefectures	総　数 Total	0～4歳 Years old	5～9	10～14	15～19	20～24	25～29	30～34
全　国 Total (All Japan)	64 189	2 073	2 413	2 588	2 682	3 047	3 118	3 146
01 北海道	2 714	73	88	97	103	109	111	119
02 青　森	636	17	21	23	24	21	21	24
03 岩　手	611	16	21	23	24	21	21	25
04 宮　城	1 168	36	43	47	50	59	56	58
05 秋　田	491	11	14	17	17	13	15	17
06 山　形	536	15	19	21	22	19	19	22
07 福　島	906	27	34	35	38	32	35	40
08 茨　城	1 422	44	53	59	62	62	61	65
09 栃　木	956	29	36	40	42	40	40	45
10 群　馬	966	30	36	40	43	42	41	43
11 埼　玉	3 694	121	142	150	157	189	194	190
12 千　葉	3 162	103	119	127	133	158	162	161
13 東　京	7 149	234	261	254	262	426	503	462
14 神奈川	4 653	152	175	186	194	249	254	243
15 新　潟	1 107	32	39	43	45	41	41	47
16 富　山	522	16	18	20	22	20	21	21
17 石　川	575	19	22	24	26	27	25	26
18 福　井	385	13	15	17	17	14	16	17
19 山　梨	408	13	15	16	18	19	17	17
20 長　野	1 032	32	39	43	45	37	40	44
21 岐　阜	1 001	31	38	43	46	45	41	43
22 静　岡	1 816	57	69	77	79	72	76	82
23 愛　知	3 761	137	157	167	170	198	202	198
24 三　重	891	28	34	38	39	38	38	40
25 滋　賀	714	26	31	33	34	36	33	35
26 京　都	1 333	40	47	51	56	78	68	62
27 大　阪	4 580	148	164	176	188	248	252	239
28 兵　庫	2 835	91	107	116	120	132	126	129
29 奈　良	691	20	25	28	30	32	27	29
30 和歌山	477	14	17	19	19	17	17	19
31 鳥　取	284	9	11	12	12	11	11	12
32 島　根	340	11	13	14	14	12	12	14
33 岡　山	966	32	37	40	42	48	44	45
34 広　島	1 422	48	57	61	62	63	63	65
35 山　口	689	20	24	27	28	26	25	26
36 徳　島	368	11	12	14	14	14	13	15
37 香　川	483	16	18	20	21	18	19	21
38 愛　媛	686	20	24	28	28	25	25	28
39 高　知	356	10	12	13	14	12	12	13
40 福　岡	2 693	96	109	115	114	139	135	135
41 佐　賀	421	15	17	19	19	18	17	18
42 長　崎	679	22	26	28	28	24	24	28
43 熊　本	904	32	37	40	39	36	36	40
44 大　分	581	18	22	24	24	22	22	24
45 宮　崎	555	19	23	25	23	20	20	23
46 鹿児島	825	29	33	36	34	30	31	36
47 沖　縄	746	36	40	41	38	35	37	41

（注）　「令和4年10月1日現在推計人口（総人口）」（総務省統計局）。
SOURCE：Current Population Estimates as of October 1, 2022（total population）（Statistics Bureau, Ministry of Internal Affairs and Communications）．

階級別人口（女）（令和4年）

and Prefectures（Female），2022

単位　千人　Thousand persons

35～39	40～44	45～49	50～54	55～59	60～64	65～69	70～74	75～79	80歳以上 And over
3 544	3 918	4 671	4 680	4 038	3 761	3 870	4 932	3 878	7 830
139	159	192	190	177	175	189	240	180	372
31	35	42	43	42	46	50	58	43	95
30	34	40	39	38	42	46	53	39	96
68	75	84	79	71	72	78	91	63	138
22	26	31	31	31	36	41	47	34	87
27	31	34	33	33	37	41	46	33	85
47	52	60	58	57	63	69	78	53	128
76	86	102	102	88	87	97	120	90	167
53	59	70	68	59	60	67	80	58	111
49	57	70	70	61	57	63	80	63	122
209	232	281	285	235	202	209	278	232	387
179	198	237	243	198	174	183	241	202	345
477	499	560	562	461	367	328	414	356	722
266	298	361	378	311	255	240	318	269	502
56	64	76	73	69	70	79	97	70	163
25	29	38	37	32	31	34	45	37	76
29	33	42	41	35	34	35	47	37	74
20	22	26	26	24	24	25	32	23	52
20	23	28	29	27	26	28	33	25	55
51	59	73	73	65	64	66	84	67	150
50	57	71	72	63	62	64	83	64	128
96	108	130	132	115	111	116	149	116	233
217	236	285	286	235	205	198	263	215	392
45	51	64	64	57	55	57	72	56	113
41	45	54	51	44	41	42	53	40	76
69	78	97	97	83	74	75	106	86	166
253	275	344	359	294	245	238	336	286	534
149	168	210	215	184	170	169	222	179	348
34	39	49	51	45	42	44	59	47	89
23	26	32	34	32	31	32	42	33	70
15	16	19	18	17	18	20	24	17	42
17	19	22	21	19	21	23	30	22	56
51	55	68	66	55	56	59	77	62	130
76	84	104	102	85	82	85	112	92	181
33	37	46	46	40	42	47	63	50	108
18	20	25	24	23	24	27	34	24	55
25	28	35	33	28	29	31	42	32	66
34	38	47	46	42	44	48	61	46	101
17	19	24	23	21	23	25	32	26	58
155	170	191	182	157	155	165	207	151	318
22	25	27	26	25	27	30	34	24	57
33	37	43	44	43	46	51	59	42	99
48	52	58	55	55	58	64	73	52	128
29	33	38	37	34	37	41	51	38	86
29	32	36	34	33	36	41	48	33	80
44	48	51	50	50	56	63	68	46	120
47	48	53	50	44	45	47	46	27	69

第3図 人口ピラミッド（昭和45年）

Population Pyramid, 1970

老年人口（65歳以上，65 years old～）…………… 7.1%
生産年齢人口（15～64歳，15～64 years old）……68.9%
年少人口（14歳以下，～14 years old）…………… 24.0%

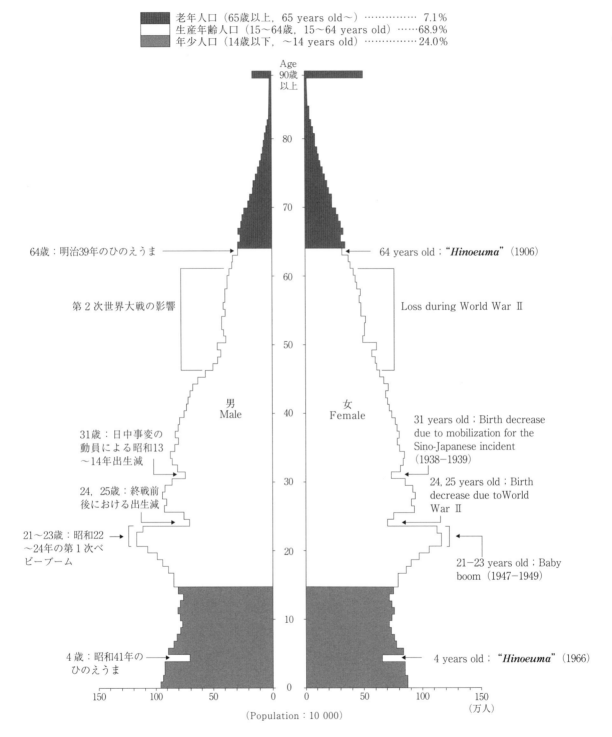

64歳：明治39年のひのえうま — 64 years old；*"Hinoeuma"* (1906)

第2次世界大戦の影響 — Loss during World War Ⅱ

男 Male 女 Female

31歳：日中事変の動員による昭和13～14年出生減 — 31 years old；Birth decrease due to mobilization for the Sino-Japanese incident (1938–1939)

24，25歳：終戦前後における出生減 — 24, 25 years old；Birth decrease due to World War Ⅱ

21～23歳：昭和22～24年の第1次ベビーブーム — 21–23 years old；Baby boom (1947–1949)

4歳：昭和41年のひのえうま — 4 years old；*"Hinoeuma"* (1966)

(Population：10 000) （万人）

(注) 「昭和45年国勢調査人口（総人口）」（総理府統計局）
SOURCE：The 1970 Population Census（total population）
（Statistics Bureau, Prime Minister's Office）

第4図　人口ピラミッド（令和4年）

Population Pyramid, 2022

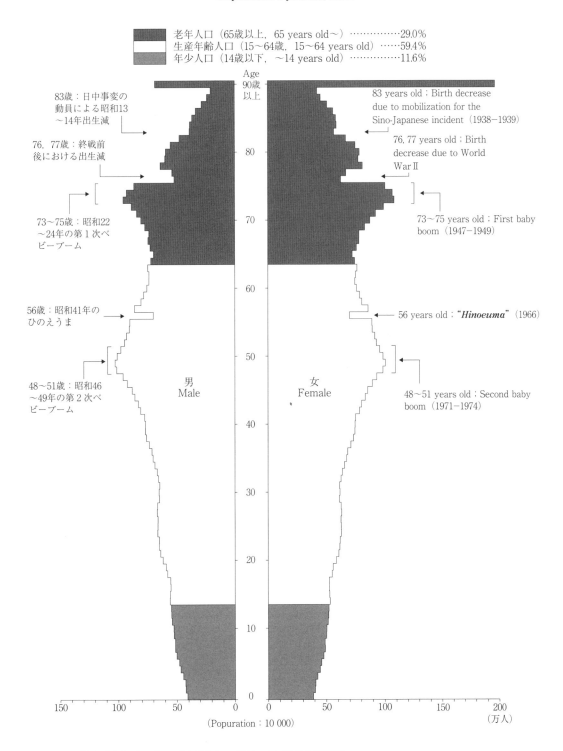

老年人口（65歳以上，65 years old〜）……………29.0%
生産年齢人口（15〜64歳，15〜64 years old）……59.4%
年少人口（14歳以下，〜14 years old）……………11.6%

83歳：日中事変の
動員による昭和13
〜14年出生減

83 years old : Birth decrease
due to mobilization for the
Sino-Japanese incident（1938−1939）

76，77歳：終戦前
後における出生減

76, 77 years old : Birth
decrease due to World
War Ⅱ

73〜75歳：昭和22
〜24年の第1次ベ
ビーブーム

73〜75 years old : First baby
boom（1947−1949）

56歳：昭和41年の
ひのえうま

56 years old : *Hinoeuma*（1966）

48〜51歳：昭和46
〜49年の第2次ベ
ビーブーム

48〜51 years old : Second baby
boom（1971−1974）

男
Male

女
Female

Age
90歳
以上

(Po:puration : 10 000)

（万人）

（注）　「令和4年10月1日現在推計人口（総人口）」（総務省統計局）
SOURCE：Current Population Estimates as of October 1, 2022（total population）
（Statistics Bureau, Ministry of Internal Affairs and Communications）

Ⅱ　出　　　生

第 9 表　都道府県（特別区 - 指定都市再掲）別，

Live Births by Birthweight, Sex and

都道府県 Prefecture	総　数 Total			～499g			500～999g			1 000～1 499g			1 500～1 999g		
	総　数 Total	男 Male	女 Female	総　数 Total	男 Male	女 Female	総　数 Total	男 Male	女 Female	総　数 Total	男 Male	女 Female	総　数 Total	男 Male	女 Female
全　国 Total	770 759	395 257	375 502	270	131	139	2 178	1 107	1 071	3 288	1 682	1 606	9 367	4 564	4 803
01 北海道	26 407	13 605	12 802	6	1	5	75	35	40	112	57	55	294	136	158
02 青　森	5 985	3 055	2 930	5	3	2	19	9	10	21	13	8	76	34	42
03 岩　手	5 788	3 029	2 759	1	1	-	16	10	6	24	8	16	74	37	37
04 宮　城	12 852	6 544	6 308	5	2	3	48	22	26	65	36	29	183	86	97
05 秋　田	3 992	2 039	1 953	1	-	1	14	9	5	16	5	11	61	27	34
06 山　形	5 674	2 936	2 738	3	2	1	20	12	8	34	16	18	70	34	36
07 福　島	9 709	5 013	4 696	6	1	5	29	20	9	47	19	28	109	53	56
08 茨　城	15 905	8 087	7 818	9	2	7	57	22	35	52	23	29	188	88	100
09 栃　木	10 518	5 358	5 160	1	-	1	28	19	9	40	23	17	143	71	72
10 群　馬	10 688	5 472	5 216	3	1	2	28	17	11	41	23	18	145	73	72
11 埼　玉	43 451	22 283	21 168	11	7	4	116	65	51	161	84	77	509	264	245
12 千　葉	36 966	19 002	17 964	17	13	4	106	50	56	188	111	77	429	199	230
13 東　京	91 097	46 762	44 335	46	23	23	252	119	133	357	190	167	1 105	503	602
14 神奈川	56 498	28 745	27 753	16	7	9	147	74	73	233	111	122	678	333	345
15 新　潟	11 732	6 037	5 695	5	2	3	25	13	12	62	33	29	178	90	88
16 富　山	6 022	3 094	2 928	-	-	-	13	10	3	25	10	15	85	42	43
17 石　川	7 075	3 608	3 467	-	-	-	22	10	12	29	14	15	78	45	33
18 福　井	4 861	2 428	2 433	2	1	1	14	6	8	20	8	12	47	23	24
19 山　梨	4 759	2 416	2 343	1	1	-	14	7	7	24	7	17	72	38	34
20 長　野	12 143	6 286	5 857	2	1	1	28	16	12	40	23	17	135	73	62
21 岐　阜	11 124	5 723	5 401	5	3	2	30	15	15	37	16	21	134	66	68
22 静　岡	20 575	10 638	9 937	9	2	7	62	29	33	89	42	47	233	106	127
23 愛　知	51 152	26 432	24 720	21	9	12	148	83	65	231	117	114	597	289	308
24 三　重	10 489	5 396	5 093	2	-	2	32	16	16	45	28	17	141	62	79
25 滋　賀	9 766	5 039	4 727	1	-	1	27	15	12	41	18	23	121	63	58
26 京　都	15 068	7 667	7 401	3	2	1	40	15	25	58	24	34	164	80	84
27 大　阪	57 315	29 478	27 837	21	11	10	172	74	98	254	129	125	655	317	338
28 兵　庫	33 565	17 190	16 375	9	4	5	84	52	32	156	69	87	427	216	211
29 奈　良	7 315	3 749	3 566	1	-	1	22	12	10	18	10	8	83	44	39
30 和歌山	5 238	2 686	2 552	1	-	1	15	7	8	20	12	8	61	22	39
31 鳥　取	3 752	1 930	1 822	2	2	-	12	3	9	18	14	4	47	23	24
32 島　根	4 161	2 088	2 073	1	1	-	7	3	4	16	6	10	62	30	32
33 岡　山	12 371	6 404	5 967	3	1	2	32	17	15	41	22	19	130	70	60
34 広　島	17 903	9 195	8 708	6	5	1	44	23	21	90	44	46	235	134	101
35 山　口	7 762	3 942	3 820	-	-	-	17	11	6	38	16	22	89	44	45
36 徳　島	4 148	2 128	2 020	1	-	1	6	3	3	12	8	4	41	18	23
37 香　川	5 802	3 029	2 773	1	1	-	18	10	8	25	14	11	61	36	25
38 愛　媛	7 572	3 865	3 707	2	1	1	14	4	10	30	17	13	92	44	48
39 高　知	3 721	1 917	1 804	2	1	1	9	5	4	26	12	14	41	13	28
40 福　岡	35 970	18 490	17 480	14	9	5	122	65	57	145	79	66	440	223	217
41 佐　賀	5 552	2 825	2 727	2	1	1	7	5	2	25	17	8	70	35	35
42 長　崎	8 364	4 280	4 084	3	3	-	22	11	11	46	21	25	97	45	52
43 熊　本	11 875	6 038	5 837	6	1	5	37	23	14	56	35	21	139	66	73
44 大　分	6 798	3 471	3 327	1	-	1	14	8	6	26	12	14	72	34	38
45 宮　崎	7 136	3 629	3 507	1	1	-	24	14	10	32	19	13	104	52	52
46 鹿児島	10 540	5 340	5 200	8	3	5	34	17	17	40	18	22	154	70	84
47 沖　縄	13 594	6 886	6 708	4	2	2	52	23	29	82	44	38	218	113	105
外　国 Foreign countries	9	3	6	-	-	-	-	-	-	-	-	-	-	-	-
特別区 - 指定都市（再掲）　Special ward-Designated city (Regrouped)															
50 東京都区部	66 137	34 013	32 124	39	18	21	196	95	101	267	139	128	790	357	433
51 札幌市	11 172	5 857	5 315	3	-	3	36	20	16	41	20	21	137	65	72
52 仙台市	7 026	3 598	3 428	1	-	1	26	15	11	37	22	15	100	48	52
53 さいたま市	9 596	4 955	4 641	2	2	-	33	16	17	31	14	17	120	59	61
54 千葉市	5 777	2 954	2 823	2	2	-	20	9	11	30	19	11	78	32	46
55 横浜市	22 990	11 588	11 402	5	3	2	58	29	29	95	50	45	263	131	132
56 川崎市	11 248	5 838	5 410	4	-	4	30	18	12	44	19	25	136	72	64
57 相模原市	4 140	2 143	1 997	3	3	-	14	8	6	14	8	6	64	35	29
58 新潟市	4 733	2 446	2 287	-	-	-	13	7	6	22	14	8	72	36	36
59 静岡市	3 949	2 040	1 909	1	1	-	12	5	7	18	8	10	41	22	19
60 浜松市	4 945	2 520	2 425	1	-	1	20	9	11	15	10	5	62	21	41
61 名古屋市	16 325	8 350	7 975	11	4	7	45	23	22	82	48	34	207	102	105
62 京都市	8 372	4 249	4 123	1	1	-	22	4	18	36	10	26	97	46	51
63 大阪市	18 399	9 521	8 878	12	7	5	60	26	34	82	41	41	208	105	103
64 堺　市	5 350	2 740	2 610	1	-	1	13	3	10	36	17	19	69	32	37
65 神戸市	8 941	4 605	4 336	2	1	1	21	11	10	43	20	23	141	75	66
66 岡山市	5 158	2 665	2 493	2	1	1	13	8	5	13	5	8	54	28	26
67 広島市	8 306	4 277	4 029	2	2	-	17	8	9	33	16	17	108	57	51
68 北九州市	5 901	3 057	2 844	3	1	2	16	8	8	19	11	8	77	39	38
69 福岡市	12 198	6 359	5 839	7	6	1	44	26	18	53	32	21	124	62	62
70 熊本市	5 792	2 951	2 841	-	-	2	16	8	8	28	21	7	70	35	35

LIVE BIRTHS

出生時の体重別，出生数（令和4年）

Prefecture（Special ward-Designated city（Regrouped）），2022

2 000~2 499g			2 500~2 999g			3 000~3 499g			3 500~3 999g			4 000g~			不 詳 Not stated		
総数 Total	男 Male	女 Female	総数 Total	男 Male	女 Female	総数 Total	男 Male	女 Female	総数 Total	男 Male	女 Female	総数 Total	男 Male	女 Female	総数 Total	男 Male	女 Female
57 484	25 169	32 315	297 421	138 124	159 297	318 692	173 400	145 292	75 969	47 033	28 936	5 994	4 000	1 994	96	47	49
2 015	868	1 147	10 165	4 791	5 374	10 830	5 891	4 939	2 713	1 702	1 011	193	122	71	4	2	2
418	200	218	2 236	1 023	1 213	2 505	1 325	1 180	650	414	236	53	32	21	2	2	–
465	229	236	2 234	1 017	1 217	2 332	1 309	1 023	585	379	206	55	38	17	2	1	1
978	418	560	4 672	2 147	2 525	5 415	2 932	2 483	1 388	838	550	94	61	33	4	2	2
284	125	159	1 626	751	875	1 569	863	706	399	247	152	22	12	10	–	–	–
382	171	211	2 090	979	1 111	2 385	1 310	1 075	639	377	262	51	35	16	–	–	–
701	293	408	3 737	1 758	1 979	4 070	2 231	1 839	917	579	338	91	59	32	2	–	2
1 211	541	670	6 217	2 829	3 388	6 562	3 590	2 972	1 478	903	575	131	89	42	–	–	–
901	381	520	4 153	1 932	2 221	4 209	2 276	1 933	974	617	357	68	39	29	1	–	1
797	353	444	4 246	1 962	2 284	4 364	2 364	2 000	998	640	358	65	39	26	1	–	1
3 183	1 352	1 831	16 892	7 822	9 070	18 013	9 793	8 220	4 246	2 685	1 561	316	210	106	4	1	3
2 661	1 215	1 446	14 202	6 686	7 516	15 476	8 333	7 143	3 619	2 221	1 398	263	169	94	5	5	–
6 732	2 908	3 824	36 040	16 747	19 293	37 510	20 644	16 866	8 366	5 158	3 208	675	461	214	14	9	5
4 257	1 852	2 405	22 347	10 249	12 098	23 104	12 568	10 536	5 325	3 280	2 045	384	270	114	7	1	6
904	391	513	4 253	2 036	2 217	4 897	2 592	2 305	1 282	802	480	125	78	47	1	–	1
395	180	215	2 337	1 078	1 259	2 548	1 389	1 159	573	350	223	46	35	11	–	–	–
517	223	294	2 644	1 219	1 425	2 961	1 601	1 360	763	452	311	61	44	17	–	–	–
340	140	200	1 753	779	974	2 096	1 114	982	526	312	214	63	45	18	–	–	–
421	182	239	1 860	850	1 010	1 940	1 073	867	399	239	160	27	19	8	1	–	1
909	406	503	4 727	2 244	2 483	5 001	2 706	2 295	1 216	760	456	82	56	26	3	1	2
857	370	487	4 324	2 007	2 317	4 550	2 516	2 034	1 101	675	426	85	55	30	1	–	1
1 612	742	870	8 403	3 970	4 433	8 208	4 496	3 712	1 825	1 166	659	133	84	49	1	1	–
3 949	1 683	2 266	20 051	9 467	10 584	20 975	11 510	9 465	4 793	3 032	1 761	384	240	144	3	2	1
742	357	385	4 129	1 902	2 227	4 277	2 314	1 963	1 042	669	373	79	48	31	–	–	–
701	301	400	3 692	1 730	1 962	4 125	2 265	1 860	984	591	393	73	56	17	1	–	1
1 091	461	630	5 816	2 707	3 109	6 226	3 333	2 893	1 539	961	578	129	82	47	2	2	–
4 011	1 797	2 214	21 339	9 879	11 460	24 304	13 203	11 101	6 056	3 737	2 319	491	326	165	12	5	7
2 515	1 099	1 416	12 771	5 888	6 883	14 028	7 659	6 369	3 323	2 023	1 300	249	180	69	3	–	3
520	224	296	2 678	1 262	1 416	3 143	1 659	1 484	786	497	289	63	40	23	1	1	–
402	182	220	2 007	975	1 032	2 199	1 176	1 023	483	282	201	50	30	20	–	–	–
319	149	170	1 423	645	778	1 506	832	674	387	237	150	38	25	13	–	–	–
337	144	193	1 599	709	890	1 692	912	780	417	262	155	29	20	9	1	–	1
901	421	480	4 790	2 254	2 536	5 061	2 737	2 324	1 294	802	492	119	80	39	–	–	–
1 378	602	776	6 986	3 238	3 748	7 308	3 998	3 310	1 729	1 066	663	126	85	41	1	–	1
620	265	355	2 906	1 375	1 531	3 243	1 719	1 524	798	483	315	49	28	21	2	1	1
244	108	136	1 518	679	839	1 826	994	832	466	292	174	34	26	8	–	–	–
398	185	213	2 171	1 042	1 129	2 483	1 342	1 141	592	361	231	53	38	15	–	–	–
588	272	316	2 856	1 314	1 542	3 130	1 689	1 441	797	484	313	61	38	23	2	2	–
266	104	162	1 471	700	771	1 507	823	684	372	245	127	26	13	13	1	1	–
2 778	1 187	1 591	13 881	6 417	7 464	14 683	8 058	6 625	3 610	2 244	1 366	295	208	87	2	–	2
380	168	212	2 072	959	1 113	2 343	1 254	1 089	601	352	249	52	34	18	–	–	–
616	263	353	3 028	1 398	1 630	3 533	1 906	1 627	944	573	371	75	55	20	–	–	–
766	319	447	4 328	1 904	2 424	5 046	2 736	2 310	1 353	856	497	135	92	43	9	6	3
477	203	274	2 520	1 178	1 342	2 883	1 551	1 332	729	436	293	72	50	22	–	–	–
528	251	277	2 661	1 201	1 460	2 981	1 623	1 358	740	423	317	64	45	19	1	–	1
838	383	455	4 313	1 979	2 334	4 158	2 257	1 901	922	570	352	71	42	29	2	1	1
1 179	501	678	5 255	2 446	2 809	5 487	2 934	2 553	1 223	756	467	94	67	27	1	–	1
–	–	–	2	–	2	–	–	–	7	3	4	–	–	–			
4 870	2 110	2 760	26 184	12 185	13 999	27 139	14 964	12 175	6 125	3 773	2 352	518	365	153	9	7	2
884	392	492	4 404	2 088	2 316	4 465	2 495	1 970	1 120	725	395	81	52	29	1	–	1
536	223	313	2 619	1 211	1 408	2 906	1 604	1 302	754	442	312	46	32	14	1	1	–
684	312	372	3 749	1 756	1 993	3 967	2 158	1 809	950	603	347	58	35	23	2	–	2
426	185	241	2 240	1 053	1 187	2 383	1 270	1 113	561	361	200	36	22	14	1	1	–
1 713	752	961	9 141	4 163	4 978	9 387	5 027	4 360	2 167	1 331	836	160	102	58	1	–	1
851	371	480	4 421	2 055	2 366	4 635	2 586	2 049	1 045	659	386	77	57	20	5	1	4
316	125	191	1 661	773	888	1 668	926	742	375	245	130	25	20	5	–	–	–
365	162	203	1 690	798	892	2 018	1 083	935	509	318	191	43	28	15	1	–	1
335	152	183	1 579	747	832	1 590	860	730	350	232	118	23	13	10	–	–	–
384	173	211	2 083	972	1 111	1 938	1 056	882	409	258	151	33	21	12	–	–	–
1 302	575	727	6 590	3 037	3 553	6 522	3 563	2 959	1 450	921	529	115	77	38	1	–	1
615	261	354	3 187	1 470	1 717	3 479	1 885	1 594	864	531	333	70	40	30	1	1	–
1 320	600	720	6 828	3 158	3 670	7 813	4 298	3 515	1 918	1 176	742	154	108	46	4	2	2
368	160	208	1 948	890	1 058	2 343	1 289	1 054	517	311	206	55	38	17	–	–	–
672	285	387	3 329	1 523	1 806	3 833	2 114	1 719	832	528	304	67	48	19	1	–	1
356	157	199	1 956	903	1 053	2 154	1 169	985	558	358	200	52	36	16	–	–	–
631	274	357	3 161	1 439	1 722	3 469	1 934	1 535	835	509	326	49	38	11	1	1	–
477	193	284	2 227	1 040	1 187	2 456	1 371	1 085	579	360	219	47	34	13	1	–	1
970	410	560	4 710	2 214	2 496	4 981	2 785	2 196	1 213	756	457	95	68	27	1	–	1
364	155	209	2 139	960	1 179	2 472	1 337	1 135	620	375	245	74	56	18	7	4	3

第10表　出生時の体重別，出生数
Live Births and Percentages by Birthweight

実　数　Number

年　次 Year		1951 昭和26	1960 昭和35	1970 昭和45	1980 昭和55	1990 平成 2	2000 平成12	2010 平成22	2020 令和 2	2021 令和 3	2022 令和 4
総数 Total	総　数 Total	2 137 689	1 606 041	1 934 239	1 576 889	1 221 585	1 190 547	1 071 305	840 835	811 622	770 759
	2 500g未満（再掲） Under 2 500g (Listed again)	157 048	113 641	109 726	81 659	77 332	102 888	103 049	77 539	76 060	72 587
	1 500g未満（再掲） Under 1 500g (Listed again)	4 335	5 233	7 324	5 972	6 518	7 900	8 086	6 228	6 090	5 736
男 Male	総　数 Total	1 094 641	824 761	1 000 403	811 418	626 971	612 148	550 743	430 713	415 903	395 257
	～　　999g	53	207	721	678	1 151	1 452	1 673	1 313	1 258	1 238
	1 000～1 499g	1 908	2 211	2 839	2 269	2 200	2 593	2 525	1 803	1 916	1 682
	1 500～1 999g	11 498	9 474	9 504	6 338	5 463	6 698	6 384	4 871	4 925	4 564
	2 000～2 499g	56 691	41 665	39 328	29 438	27 181	36 994	36 414	27 256	26 467	25 169
	2 500～2 999g	273 757	217 187	228 666	184 080	172 242	202 033	194 231	148 626	144 930	138 124
	3 000～3 499g	524 671	387 494	462 500	380 149	293 246	272 538	239 005	190 370	182 802	173 400
	3 500～3 999g	185 219	140 205	217 891	178 570	110 920	81 352	64 615	51 882	49 342	47 033
	4 000～4 499g	31 729	20 938	34 925	27 348	13 451	7 863	5 466	4 327	4 012	3 801
	4 500g～	3 512	1 806	2 967	2 452	1 009	553	305	206	184	199
	不　　詳 Not stated	5 603	3 574	1 062	96	108	72	125	59	67	47
	2 500g未満（再掲） Under 2 500g (Listed again)	70 150	53 557	52 392	38 723	35 995	47 737	46 996	35 243	34 566	32 653
	1 500g未満（再掲） Under 1 500g (Listed again)	1 961	2 418	3 560	2 947	3 351	4 045	4 198	3 116	3 174	2 920
	平均体重（kg） Mean birthweight	3.14	3.14	3.22	3.23	3.16	3.07	3.04	3.05	3.05	3.05
女 Female	総　数 Total	1 043 048	781 280	933 836	765 471	594 614	578 399	520 562	410 122	395 719	375 502
	～　　999g	61	259	725	812	1 140	1 414	1 559	1 242	1 185	1 210
	1 000～1 499g	2 313	2 556	3 039	2 213	2 027	2 441	2 329	1 870	1 731	1 606
	1 500～1 999g	12 581	10 104	9 239	6 227	5 337	6 601	6 610	5 054	5 050	4 803
	2 000～2 499g	71 943	47 165	44 331	33 684	32 833	44 695	45 555	34 130	33 528	32 315
	2 500～2 999g	325 317	253 896	269 576	222 066	204 417	232 699	221 062	173 166	167 837	159 297
	3 000～3 499g	465 282	353 629	431 912	356 197	265 100	233 908	200 325	160 106	153 629	145 292
	3 500～3 999g	139 177	97 049	153 222	126 932	75 265	52 093	40 065	32 102	30 575	28 936
	4 000～4 499g	18 953	12 087	19 346	15 972	7 802	4 215	2 776	2 290	2 048	1 885
	4 500g～	1 961	977	1 490	1 278	605	246	166	107	104	109
	不　　詳 Not stated	5 460	3 558	956	90	88	87	115	55	32	49
	2 500g未満（再掲） Under 2 500g (Listed again)	86 898	60 084	57 334	42 936	41 337	55 151	56 053	42 296	41 494	39 934
	1 500g未満（再掲） Under 1 500g (Listed again)	2 374	2 815	3 764	3 025	3 167	3 855	3 888	3 112	2 916	2 816
	平均体重（kg） Mean birthweight	3.06	3.06	3.13	3.14	3.08	2.99	2.96	2.96	2.96	2.96

及び割合（昭和26年～令和 4 年）
and Sex, 1951-2022

百分率　Percentage

	年　次 Year	1951 昭和26	1960 昭和35	1970 昭和45	1980 昭和55	1990 平成 2	2000 平成12	2010 平成22	2020 令和 2	2021 令和 3	2022 令和 4
総 数 Total	総　数 Total	100.0	100.0	100.0	100.0	100.0	100.0	100.0	100.0	100.0	100.0
	2 500g未満（再掲） Under 2 500g (Listed again)	7.4	7.1	5.7	5.2	6.3	8.6	9.6	9.2	9.4	9.4
	1 500g未満（再掲） Under 1 500g (Listed again)	0.2	0.3	0.4	0.4	0.5	0.7	0.8	0.7	0.8	0.7
男 Male	総　数 Total	100.0	100.0	100.0	100.0	100.0	100.0	100.0	100.0	100.0	100.0
	～　999g	0.0	0.0	0.1	0.1	0.2	0.2	0.3	0.3	0.3	0.3
	1 000～1 499g	0.2	0.3	0.3	0.3	0.4	0.4	0.5	0.4	0.5	0.4
	1 500～1 999g	1.1	1.2	1.0	0.8	0.9	1.1	1.2	1.1	1.2	1.2
	2 000～2 499g	5.2	5.1	3.9	3.6	4.3	6.0	6.6	6.3	6.4	6.4
	2 500～2 999g	25.1	26.4	22.9	22.7	27.5	33.0	35.3	34.5	34.9	34.9
	3 000～3 499g	48.2	47.2	46.3	46.9	46.8	44.5	43.4	44.2	44.0	43.9
	3 500～3 999g	17.0	17.1	21.8	22.0	17.7	13.3	11.7	12.0	11.9	11.9
	4 000～4 499g	2.9	2.5	3.5	3.4	2.1	1.3	1.0	1.0	1.0	1.0
	4 500g～	0.3	0.2	0.3	0.3	0.2	0.1	0.1	0.0	0.0	0.1
	2 500g未満（再掲） Under 2 500g (Listed again)	6.4	6.5	5.2	4.8	5.7	7.8	8.5	8.2	8.3	8.3
	1 500g未満（再掲） Under 1 500g (Listed again)	0.2	0.3	0.4	0.4	0.5	0.7	0.8	0.7	0.8	0.7
女 Female	総　数 Total	100.0	100.0	100.0	100.0	100.0	100.0	100.0	100.0	100.0	100.0
	～　999g	0.0	0.0	0.1	0.1	0.2	0.2	0.3	0.3	0.3	0.3
	1 000～1 499g	0.2	0.3	0.3	0.3	0.3	0.4	0.4	0.5	0.4	0.4
	1 500～1 999g	1.2	1.3	1.0	0.8	0.9	1.1	1.3	1.2	1.3	1.3
	2 000～2 499g	6.9	6.1	4.8	4.4	5.5	7.7	8.8	8.3	8.5	8.6
	2 500～2 999g	31.4	32.6	28.9	29.0	34.4	40.2	42.5	42.2	42.4	42.4
	3 000～3 499g	44.8	45.5	46.3	46.5	44.6	40.4	38.5	39.0	38.8	38.7
	3 500～3 999g	13.4	12.5	16.4	16.6	12.7	9.0	7.7	7.8	7.7	7.7
	4 000～4 499g	1.8	1.6	2.1	2.1	1.3	0.7	0.5	0.6	0.5	0.5
	4 500g～	0.2	0.1	0.2	0.2	0.1	0.0	0.0	0.0	0.0	0.0
	2 500g未満（再掲） Under 2 500g (Listed again)	8.3	7.7	6.1	5.6	7 0	9.5	10.8	10.3	10.5	10.6
	1 500g未満（再掲） Under 1 500g (Listed again)	0.2	0.4	0.4	0.4	0.5	0.7	0.7	0.8	0.7	0.7

（注）出生時の体重不詳を除いた百分率である。
NOTE : Percentage excludes the number where birthweight was not stated.

46

第5図　出生数及び出生時体重2 500g未満（1 500g未満）の出生割合（昭和35年〜令和4年）
Live Births and Percentages by Birthweight of Under 2 500g（Under 1 500g）, 1960−2022

出　生　数
Number of live births（in ten thousands）

出　生　割　合
Percentage of live births

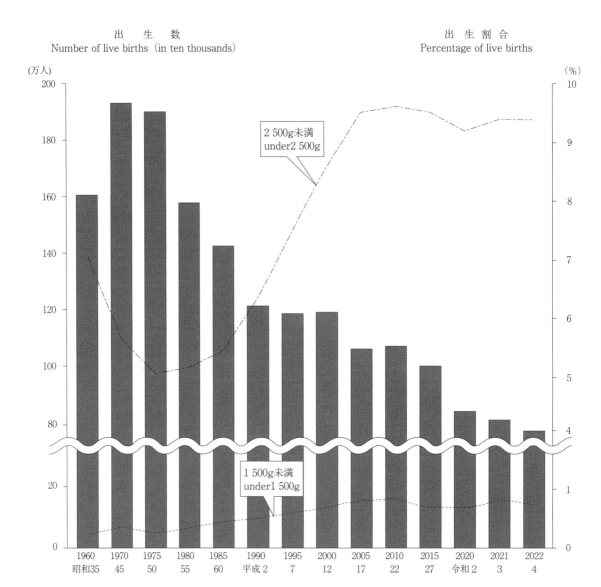

第11表　市郡別，出生の場所別，出生数及び割合（昭和25年～令和４年）
Live Births and Percentages by Place of Birth, Urban and Rural, 1950−2022

実　数　Number

年　次 Year			1950 昭和25	1960 昭和35	1970 昭和45	1980 昭和55	1990 平成２	2000 平成12	2010 平成22	2020 令和２	2021 令和３	2022 令和４
＊全国 Total	総　数　Total		2 337 507	1 606 041	1 934 239	1 576 889	1 221 585	1 190 547	1 071 305	840 835	811 622	770 759
	施設内　Hospitalized											
	計　Total		106 826	804 557	1 858 738	1 569 643	1 220 138	1 188 400	1 069 068	839 607	810 361	769 548
	病　院　Hospital		68 638	386 973	838 078	815 611	681 873	639 067	555 277	452 735	429 744	416 196
	診療所　Clinic		25 770	280 292	814 695	694 107	525 744	537 980	504 258	382 769	376 340	349 297
	助産所　Maternity home		12 418	137 292	205 965	59 925	12 521	11 353	9 533	4 103	4 277	4 055
	自宅・その他　Nonhosp.		2 230 681	801 484	75 501	7 246	1 447	2 147	2 237	1 228	1 261	1 211
市部 Urban area	総　数　Total		794 279	1 013 741	1 476 173	1 216 194	960 690	962 392	980 669	780 553	753 075	715 923
	施設内　Hospitalized											
	計　Total		89 490	644 524	1 440 835	1 212 117	959 678	960 613	978 666	779 485	751 952	714 841
	病　院　Hospital		59 865	313 050	666 122	640 957	541 787	522 451	508 736	419 776	398 136	385 945
	診療所　Clinic		19 055	222 491	641 585	533 397	408 024	428 322	460 927	355 949	349 909	325 183
	助産所　Maternity home		10 570	108 983	133 128	37 763	9 867	9 840	9 003	3 760	3 907	3 713
	自宅・その他　Nonhosp.		704 789	369 217	35 338	4 077	1 012	1 779	2 003	1 068	1 123	1 082
郡部 Rural area	総　数　Total		1 543 228	592 300	458 066	360 695	260 895	227 945	90 511	60 255	58 536	54 827
	施設内　Hospitalized											
	計　Total		17 336	160 033	417 903	357 526	260 460	227 581	90 291	60 096	58 400	54 698
	病　院　Hospital		8 773	73 923	171 956	174 654	140 086	116 476	46 463	32 944	31 604	30 245
	診療所　Clinic		6 715	57 801	173 110	160 710	117 720	109 597	43 298	26 810	26 427	24 111
	助産所　Maternity home		1 848	28 309	72 837	22 162	2 654	1 508	530	342	369	342
	自宅・その他　Nonhosp.		1 525 892	432 267	40 163	3 169	435	364	220	159	136	129

百分率　Percentage

年　次 Year			1950 昭和25	1960 昭和35	1970 昭和45	1980 昭和55	1990 平成２	2000 平成12	2010 平成22	2020 令和２	2021 令和３	2022 令和４
＊全国 Total	総　数　Total		100.0	100.0	100.0	100.0	100.0	100.0	100.0	100.0	100.0	100.0
	施設内　Hospitalized											
	計　Total		4.6	50.1	96.1	99.5	99.9	99.8	99.8	99.9	99.8	99.8
	病　院　Hospital		2.9	24.1	43.3	51.7	55.8	53.7	51.8	53.8	52.9	54.0
	診療所　Clinic		1.1	17.5	42.1	44.0	43.0	45.2	47.1	45.5	46.4	45.3
	助産所　Maternity home		0.5	8.5	10.6	3.8	1.0	1.0	0.9	0.5	0.5	0.5
	自宅・その他　Nonhosp.		95.4	49.9	3.9	0.5	0.1	0.2	0.2	0.1	0.2	0.2
市部 Urban area	総　数　Total		100.0	100.0	100.0	100.0	100.0	100.0	100.0	100.0	100.0	100.0
	施設内　Hospitalized											
	計　Total		11.3	63.6	97.6	99.7	99.9	99.8	99.8	99.9	99.9	99.8
	病　院　Hospital		7.5	30.9	45.1	56.4	54.3	52.7	51.9	53.8	52.9	53.9
	診療所　Clinic		2.4	21.9	43.5	43.9	42.5	44.5	47.0	45.6	46.5	45.4
	助産所　Maternity home		1.3	10.8	9.0	3.1	1.0	1.0	0.9	0.5	0.5	0.5
	自宅・その他　Nonhosp.		88.7	36.4	2.4	0.3	0.1	0.2	0.2	0.1	0.1	0.2
郡部 Rural area	総　数　Total		100.0	100.0	100.0	100.0	100.0	100.0	100.0	100.0	100.0	100.0
	施設内　Hospitalized											
	計　Total		1.1	27.0	91.2	99.1	99.8	99.8	99.8	99.7	99.8	99.8
	病　院　Hospital		0.6	12.5	37.5	48.4	53.7	51.1	51.3	54.7	54.0	55.2
	診療所　Clinic		0.4	9.8	37.8	44.6	45.1	48.1	47.8	44.5	45.1	44.0
	助産所　Maternity home		0.1	4.8	15.9	6.1	1.0	0.7	0.6	0.6	0.6	0.6
	自宅・その他　Nonhosp.		98.9	73.0	8.8	0.9	0.2	0.2	0.2	0.3	0.2	0.2

（注）＊平成12年から住所地外国を含む。市部・郡部は平成12年から住所地外国を含まない。
NOTE：＊From 2000, the data include cases in which Japanese women gave birth in foreign countries. The data for urban and rural areas do not reflect such cases after 2000.

第 6 図　出生の場所別，出生割合（昭和25年〜令和 4 年）
Live Births and Percentages by Place of Birth, 1950−2022

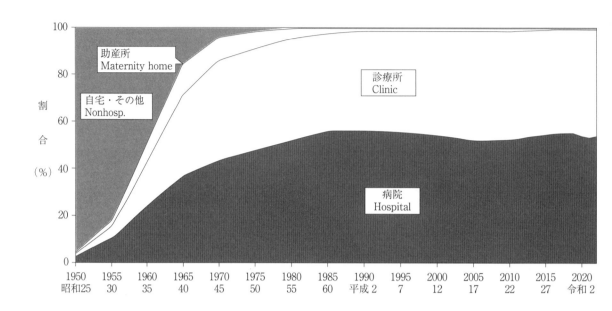

第12表　結婚期間別，第 1 子出生割合（昭和49年〜令和 4 年）
Percentage Distribution of First Live Births by Duration of Marriage, 1974−2022

年次　Year 期間　Duration	1974 昭和49	1975 昭和50	1980 昭和55	1985 昭和60	1990 平成 2	1995 平成 7	2000 平成12	2005 平成17	2010 平成22	2015 平成27	2020 令和 2	2021 令和 3	2022 令和 4
総　　数　Total	100.0	100.0	100.0	100.0	100.0	100.0	100.0	100.0	100.0	100.0	100.0	100.0	100.0
1 年未満　Under 1 year	40.5	39.4	41.1	41.5	41.2	38.5	39.0	37.0	34.1	28.9	25.2	23.4	21.7
1 年以上 2 年未満　1 year and over, under 2 years	40.0	39.9	36.8	35.5	33.8	32.0	28.3	26.5	27.0	27.4	27.0	25.8	24.2
2 ～ 3	10.7	11.2	10.8	11.6	12.2	14.0	13.9	14.1	14.9	16.8	19.1	20.1	20.9
3 ～ 4	4.1	4.5	4.7	5.0	5.4	6.7	7.5	8.1	8.3	9.4	11.1	11.9	13.2
4 ～ 5	1.9	2.1	2.5	2.4	2.8	3.5	4.4	5.0	5.0	5.9	6.7	7.1	7.6
5 ～ 6	1.0	1.1	1.5	1.4	1.6	2.0	2.6	3.2	3.4	3.7	3.9	4.3	4.5
6 ～ 7	0.6	0.6	0.9	0.8	1.0	1.2	1.6	2.0	2.2	2.4	2.4	2.6	2.7
7 ～ 8	0.4	0.4	0.6	0.5	0.6	0.7	1.0	1.3	1.5	1.7	1.5	1.6	1.7
8 ～ 9	0.3	0.3	0.4	0.4	0.4	0.5	0.6	0.9	1.1	1.1	1.0	1.0	1.1
9 ～ 10	0.2	0.2	0.3	0.3	0.3	0.3	0.4	0.6	0.8	0.8	0.7	0.7	0.8
10 ～ 15	0.4	0.4	0.4	0.6	0.6	0.6	0.7	1.1	1.5	1.6	1.3	1.3	1.4
15 ～ 20	0.0	0.0	0.1	0.1	0.1	0.1	0.1	0.1	0.2	0.2	0.2	0.2	0.2
20 年以上　20 years and over	0.0	0.0	0.0	0.0	0.0	0.0	0.0	0.0	0.0	0.0	0.0	0.0	0.0
平均期間（年）　Mean duration of marriage(year)	1.52	1.55	1.61	1.61	1.66	1.78	1.89	2.09	2.24	2.41	2.47	2.56	2.66

（注） 1 ．嫡出子のみ
　　 2 ．結婚期間不詳を除いた割合である。
NOTES : 1. Legitimate births only
　　　　 2. Percentage excludes figures where duration of marriage was not stated.

第13表　妊娠期間別，出生数及び割合（昭和55年～令和4年）
Live Births and Percentages by Period of Gestation, 1980−2022

実　数　Number

年　　次 Year		総　数 Total	早　　　　　期 Pre-term						正　期 Term	過　期 Post-term	不　詳
			総　数 Total	満22週未満 Under22weeks	満22～23週 22to23weeks	満24～27週 24to27weeks	満28～31週 28to31weeks	満32～36週 32to36weeks	満37～41週 37to41weeks	満42週以上 42weeks and over	Not stated
1980	昭和55	1 576 889	64 889	33	106	1 818	5 980	56 952	1 441 700	69 873	427
1990	平成2	1 221 585	55 231	26	194	2 092	4 710	48 209	1 145 520	20 475	359
2000	12	1 190 547	64 006	5	308	2 227	5 837	55 629	1 116 195	9 838	508
2010	22	1 071 305	61 315	4	442	2 336	5 025	53 508	1 006 034	3 582	374
2020	令和2	840 835	46 102	3	457	1 714	3 728	40 200	793 472	1 067	194
2021	3	811 622	46 347	3	417	1 645	3 655	40 627	764 212	906	157
2022	4	770 759	43 327	－	376	1 628	3 470	37 853	726 476	812	157

百分率　Percentage

年　　次 Year		総　数 Total	早　　　　　期 Pre-term						正　期 Term	過　期 Post-term
			総　数 Total	満22週未満 Under22weeks	満22～23週 22to23weeks	満24～27週 24to27weeks	満28～31週 28to31weeks	満32～36週 32to36weeks	満37～41週 37to41weeks	満42週以上 42weeks and over
1980	昭和55	100.0	4.1	0.0	0.0	0.1	0.4	3.6	91.5	4.4
1990	平成2	100.0	4.5	0.0	0.0	0.2	0.4	3.9	93.8	1.7
2000	12	100.0	5.4	0.0	0.0	0.2	0.5	4.7	93.8	0.8
2010	22	100.0	5.7	0.0	0.0	0.2	0.5	5.0	93.9	0.3
2020	令和2	100.0	5.5	0.0	0.1	0.2	0.4	4.8	94.4	0.1
2021	3	100.0	5.7	0.0	0.1	0.2	0.5	5.0	94.2	0.1
2022	4	100.0	5.6	－	0.0	0.2	0.5	4.9	94.3	0.1

（注）期間不詳を除いた百分率である。
NOTE：Percentage excludes figures where duration of marriage was not stated.

第14表　母の年齢別，出生数及び率（昭和25年～令和4年）
Live Births and Crude Birth Rates by Age of Mother, 1950−2022

実　数　Number

年　　次 Year		全年齢 Total	15歳未満 Under 15y.	15～19	20～24	25～29	30～34	35～39	40～44	45～49	50歳以上 50y. and over	不　詳 Not stated
1950	昭和25	2 337 507	49	56 316	624 797	794 241	496 240	278 781	81 953	4 213	311	606
1960	35	1 606 041	5	19 734	447 097	745 253	300 684	78 104	14 217	864	78	5
1970	45	1 934 239	12	20 165	513 172	951 246	358 375	80 581	9 860	523	25	280
1980	55	1 576 889	14	14 576	296 854	810 204	388 935	59 127	6 911	257	1	10
1990	平成2	1 221 585	18	17 478	191 859	550 994	356 026	92 377	12 587	224	－	22
2000	12	1 190 547	43	19 729	161 361	470 833	396 901	126 409	14 848	396	6	21
2010	22	1 071 305	51	13 495	110 956	306 910	384 386	220 101	34 609	773	19	5
2020	令和2	840 835	37	6 911	66 751	217 804	303 436	196 321	47 899	1 624	52	－
2021	3	811 622	32	5 510	59 896	210 433	292 439	193 177	48 517	1 597	20	1
2022	4	770 759	27	4 531	52 850	202 505	279 517	183 327	46 338	1 600	58	6

率（日本人女性人口　千対）　Rate（per 1 000 Japanese females）

年　　次 Year		全年齢 Total	15～19	20～24	25～29	30～34	35～39	40～44	45～49
1950	昭和25	110.4	13.3	161.4	237.7	175.6	104.9	36.1	2.1
1960	35	63.8	4.3	107.2	181.9	80.1	24.0	5.2	0.3
1970	45	65.8	4.5	96.5	209.2	86.0	19.8	2.7	0.2
1980	55	51.8	3.6	77.1	181.5	73.1	12.9	1.7	0.1
1990	平成2	39.2	3.6	44.8	139.8	93.2	20.8	2.4	0.0
2000	12	41.3	5.4	39.9	99.5	93.5	32.1	3.9	0.1
2010	22	40.4	4.6	36.1	87.4	95.3	46.2	8.1	0.2
2020	令和2	35.0	2.5	23.0	74.7	97.3	55.3	11.8	0.3
2021	3	34.4	2.1	20.8	72.2	96.2	55.5	12.4	0.3
2022	4	33.3	1.7	18.5	69.6	93.9	53.8	12.2	0.4

（注）全年齢出生率は15歳から49歳までの日本人女性人口千対の率であり，母子衛生研究会で算出した。
NOTE：Birth rate in the column labeled "Total" is calculated per 1 000 Japanese female population from 15 to 49 years of age. It was calculated by Mothers' & Children's Health and Welfare Association.

第 7 図　母の年齢別，出生割合（昭和25年〜令和 4 年）
Live Births and Percentages by Age of Mother, 1950−2022

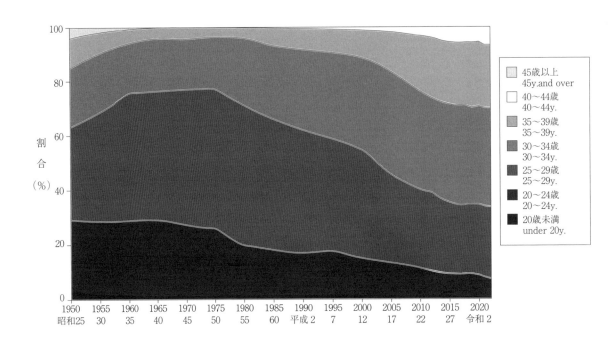

第15表　母の年齢別，出産順位別，出生数（令和 4 年）
Live Births by Age of Mother and Birth Order, 2022

出産順位 Birth order	母の年齢 Age of mother 全　年　齢 Total	15歳未満 Under 15y.	15〜19	20〜24	25〜29	30〜34	35〜39	40〜44	45〜49	50歳以上 50y. and over	不　詳 Not stated
総　数 Total	770 759	27	4 531	52 850	202 505	279 517	183 327	46 338	1 600	58	6
第 1 児　1st	354 614	27	4 023	35 565	121 601	118 498	58 616	15 578	656	44	6
第 2 児　2nd	281 018	−	466	14 180	60 743	112 663	74 494	17 944	515	13	−
第 3 児　3rd	101 813	−	40	2 698	16 066	37 811	36 705	8 260	232	1	−
第 4 児　4th	24 145	−	2	358	3 234	7 910	9 596	2 942	103	−	−
第 5 児　5th	6 203	−	−	39	673	1 909	2 563	962	57	−	−
第 6 児　6th	1 865	−	−	7	152	489	840	362	15	−	−
第 7 児　7th	669	−	−	2	30	155	315	153	14	−	−
第 8 児　8th	256	−	−	1	2	56	125	68	4	−	−
第 9 児　9th	84	−	−	−	3	19	35	24	3	−	−
第10児以上 10th and over	92	−	−	−	1	7	38	45	1	−	−

（注）出産順位の児数は同じ母の出産した児の数であって，妊娠満22週以後の死産児を含む。
NOTE : In counting birth order, the number of previous births experienced by a mother, including foetal deaths occurred after 22 weeks of gestation is counted.

第16表－1　母の年齢別，出産順位別，出生数の年次推移（昭和26年～平成12年）
Live Births by Age of Mother and Birth Order, 1951-2000

母の年齢 Age of mother	出産順位 Birth order	1951 昭和26年					1960 昭和35年				
		総　数 Total	第1児 1st	第2児 2nd	第3児 3rd	第4児以上 4th and over	総　数 Total	第1児 1st	第2児 2nd	第3児 3rd	第4児以上 4th and over
全 年 齢	Total	2 137 689	531 739	594 541	410 941	599 964	1 606 041	699 840	523 126	227 263	155 795
～19	～19y.	45 894	39 821	5 656	400	10	19 739	18 117	1 553	65	1
20～24		558 590	305 641	196 242	50 019	6 572	447 097	328 886	102 135	14 183	1 885
25～29		753 049	146 023	293 464	213 086	100 308	745 253	291 042	306 157	114 066	33 987
30～34		465 318	30 862	79 854	117 455	237 028	300 684	52 049	97 968	82 305	68 361
35～39		242 350	7 980	16 822	26 458	191 021	78 104	8 714	13 997	15 047	40 345
40～44		68 957	1 235	2 303	3 331	62 068	14 217	957	1 251	1 522	10 486
45～		3 209	97	114	128	2 867	942	74	63	75	730
不　詳	Not stated	322	80	86	64	90	5	1	2	－	－

母の年齢 Age of mother	出産順位 Birth order	1970 昭和45年					1980 昭和55年				
		総　数 Total	第1児 1st	第2児 2nd	第3児 3rd	第4児以上 4th and over	総　数 Total	第1児 1st	第2児 2nd	第3児 3rd	第4児以上 4th and over
全 年 齢	Total	1 934 239	866 014	751 665	253 369	63 191	1 576 889	660 681	639 491	232 710	44 007
～19	～19y.	20 177	18 499	1 596	79	3	14 590	13 485	1 062	42	1
20～24		513 172	397 582	104 510	10 039	1 041	296 854	224 255	65 370	6 599	630
25～29		951 246	373 922	453 286	109 256	14 782	810 204	333 315	373 432	93 309	10 148
30～34		358 375	58 857	162 065	108 483	28 970	388 935	75 579	177 116	114 470	21 770
35～39		80 581	14 705	27 457	23 541	14 878	59 127	12 385	20 634	16 787	9 321
40～44		9 860	2 182	2 546	1 881	3 251	6 911	1 594	1 820	1 451	2 046
45～		548	119	92	77	260	258	60	57	51	90
不　詳	Not stated	280	148	113	13	6	10	8	－	1	1

母の年齢 Age of mother	出産順位 Birth order	1990 平成2年					2000 平成12年				
		総　数 Total	第1児 1st	第2児 2nd	第3児 3rd	第4児以上 4th and over	総　数 Total	第1児 1st	第2児 2nd	第3児 3rd	第4児以上 4th and over
全 年 齢	Total	1 221 585	528 140	457 890	195 032	40 523	1 190 547	580 932	433 935	142 656	33 024
～19	～19y.	17 496	16 017	1 420	56	3	19 772	18 138	1 568	61	5
20～24		191 859	139 580	46 343	5 502	434	161 361	117 739	38 611	4 567	444
25～29		550 994	269 610	220 555	55 031	5 798	470 833	268 109	162 379	35 360	4 985
30～34		356 026	82 021	154 606	101 032	18 367	396 901	139 909	176 871	67 219	12 902
35～39		92 377	17 953	31 152	30 243	13 029	126 409	32 849	49 819	31 993	11 748
40～44		12 587	2 887	3 764	3 127	2 809	14 848	4 053	4 586	3 375	2 834
45～		224	52	48	41	83	402	115	100	81	106
不　詳	Not stated	22	20	2	－	－	21	20	1	－	－

（注）1．出産順位の児数については第15表の注参照。
　　　2．昭和26年，35年の総数には出産順位不詳が含まれている。
NOTES：1．For the definition of birth order, see the footnote of Table 15.
　　　　2．The total number of 1951 and 1960 include the cases which the birth order is unknown.

第16表－2　母の年齢別，出産順位別，出生数の年次推移（平成17年～令和3年）
Live Births by Age of Mother and Birth Order, 2005－2021

母の年齢 Age of mother	出産順位 Birth order	2005 平成17年					2010 平成22年				
		総　数 Total	第1児 1st	第2児 2nd	第3児 3rd	第4児以上 4th and over	総　数 Total	第1児 1st	第2児 2nd	第3児 3rd	第4児以上 4th and over
全年齢	Total	1 062 530	510 576	398 588	123 836	29 530	1 071 305	508 216	389 487	137 309	36 293
～19	～19y.	16 573	14 775	1 711	84	3	13 546	12 085	1 398	62	1
20～24		128 135	87 064	35 560	4 981	530	110 956	74 520	30 817	4 990	629
25～29		339 328	192 137	117 203	26 032	3 956	306 910	173 866	99 898	27 634	5 512
30～34		404 700	161 669	174 333	57 268	11 430	384 386	161 012	155 728	55 108	12 538
35～39		153 440	48 270	62 908	31 541	10 721	220 101	74 198	89 128	42 964	13 811
40～44		19 750	6 424	6 712	3 832	2 782	34 609	12 215	12 300	6 421	3 673
45～		598	231	161	98	108	792	316	217	130	129
不　詳	Not stated	6	6	－	－	－	5	4	1	－	－

母の年齢 Age of mother	出産順位 Birth order	2015 平成27年					2019 令和元年				
		総　数 Total	第1児 1st	第2児 2nd	第3児 3rd	第4児以上 4th and over	総　数 Total	第1児 1st	第2児 2nd	第3児 3rd	第4児以上 4th and over
全年齢	Total	1 005 721	476 781	362 688	130 536	35 716	865 239	399 890	315 217	115 386	34 746
～19	～19y.	11 930	10 536	1 324	65	5	7 782	6 889	835	54	4
20～24		84 465	56 902	22 827	4 190	546	72 092	48 434	19 223	3 878	557
25～29		262 266	152 724	81 218	23 272	5 052	220 933	131 146	67 005	18 458	4 324
30～34		364 887	154 770	144 362	52 663	13 092	312 582	129 199	126 272	45 155	11 956
35～39		228 302	80 878	93 029	41 629	12 766	201 010	65 957	82 203	39 319	13 531
40～44		52 561	20 350	19 578	8 537	4 096	49 191	17 546	19 165	8 288	4 192
45～		1 308	620	349	180	159	1 649	719	514	234	182
不　詳	Not stated	2	1	1	－	－	－	－	－	－	－

母の年齢 Age of mother	出産順位 Birth order	2020 令和2年					2021 令和3年				
		総　数 Total	第1児 1st	第2児 2nd	第3児 3rd	第4児以上 4th and over	総　数 Total	第1児 1st	第2児 2nd	第3児 3rd	第4児以上 4th and over
全年齢	Total	840 835	391 518	303 642	111 428	34 247	811 622	371 499	294 029	110 557	35 537
～19	～19y.	6 948	6 171	736	40	1	5 542	4 904	603	35	－
20～24		66 751	45 358	17 392	3 486	515	59 896	39 918	16 317	3 180	481
25～29		217 804	131 276	64 841	17 497	4 190	210 433	124 963	63 425	17 653	4 392
30～34		303 436	127 166	121 755	43 085	11 430	292 439	122 421	116 813	41 845	11 360
35～39		196 321	64 138	79 789	38 690	13 704	193 177	62 262	77 505	38 787	14 623
40～44		47 899	16 679	18 596	8 403	4 221	48 517	16 426	18 829	8 782	4 480
45～		1 676	730	533	227	186	1 617	604	537	275	201
不　詳	Not stated	－	－	－	－	－	1	1	－	－	－

（注）　出産順位の児数については第15表の注参照。
NOTE：For the definition of birth order, see the footnote of Table 15.

第17表　母の年齢・単産−複産・性別にみた2 500g未満の
出生数，割合＊及び平均体重（令和4年）

Live Births and Percent* Distribution under 2 500g by
Sex, Age of Mother and Plurality of Birth and Mean Birthweight, 2022

母 の 年齢階級 Age of mother	総 数 Total				男 Male				女 Female			
	出 生 数 Live births	2 500g未満 出生数 Birth weight under 2 500g	2 500g未満 出生数割合 Percentage of under 2 500g	平均体重 (kg) Mean weight	出 生 数 Live births	2 500g未満 出生数 Birth weight under 2 500g	2 500g未満 出生数割合 Percentage of under 2 500g	平均体重 (kg) Mean weight	出 生 数 Live births	2 500g未満 出生数 Birth weight under 2 500g	2 500g未満 出生数割合 Percentage of under 2 500g	平均体重 (kg) Mean weight
総　　数 Total 総　数 Total	770 759	72 587	9.4	3.00	395 257	32 653	8.3	3.05	375 502	39 934	10.6	2.96
歳Years ～14	27	6	22.2	2.90	13	3	23.1	2.88	14	3	21.4	2.91
15～19	4 531	435	9.6	2.99	2 295	203	8.8	3.02	2 236	232	10.4	2.96
20～24	52 850	4 521	8.6	3.01	27 217	2 007	7.4	3.06	25 633	2 514	9.8	2.97
25～29	202 505	17 576	8.7	3.01	103 830	7 868	7.6	3.05	98 675	9 708	9.8	2.96
30～34	279 517	25 431	9.1	3.01	143 584	11 375	7.9	3.05	135 933	14 056	10.3	2.96
35～39	183 327	18 885	10.3	3.00	93 767	8 594	9.2	3.04	89 560	10 291	11.5	2.95
40～44	46 338	5 468	11.8	2.98	23 702	2 481	10.5	3.02	22 636	2 987	13.2	2.93
45～49	1 600	252	15.8	2.91	820	114	13.9	2.96	780	138	17.7	2.86
50～	58	13	22.4	2.77	26	8	30.8	2.74	32	5	15.6	2.79
不詳 Not stated	6	－	・	3.03	3	－	・	－	3	－	・	3.03
単　　産　Single delivery												
総　　数 Total	754 023	60 779	8.1	3.02	386 864	27 116	7.0	3.06	367 159	33 663	9.2	2.98
歳Years ～14	27	6	22.2	2.90	13	3	23.1	2.88	14	3	21.4	2.91
15～19	4 491	401	8.9	3.00	2 282	194	8.5	3.02	2 209	207	9.4	2.97
20～24	52 148	3 997	7.7	3.02	26 862	1 761	6.6	3.07	25 286	2 236	8.8	2.98
25～29	198 696	14 774	7.4	3.02	101 898	6 543	6.4	3.07	96 798	8 231	8.5	2.98
30～34	273 208	20 965	7.7	3.02	140 437	9 301	6.6	3.07	132 771	11 664	8.8	2.98
35～39	178 700	15 756	8.8	3.02	91 449	7 126	7.8	3.06	87 251	8 630	9.9	2.97
40～44	45 141	4 655	10.3	3.00	23 108	2 094	9.1	3.04	22 033	2 561	11.6	2.95
45～49	1 556	218	14.0	2.93	792	91	11.5	3.00	764	127	16.6	2.87
50～	50	7	14.0	2.85	20	3	15.0	2.90	30	4	13.3	2.82
不　詳 Not stated	6	－	・	3.03	3	－	・	－	3	－	・	3.03
複　　産　Plural delivery												
総　　数 Total	16 736	11 808	70.6	2.24	8 393	5 537	66.0	2.27	8 343	6 271	75.2	2.20
歳Years ～14	－	－	・	－	－	－	・	－	－	－	・	－
15～19	40	34	85.0	2.17	13	9	69.2	1.96	27	25	92.6	2.26
20～24	702	524	74.6	2.15	355	246	69.3	2.19	347	278	80.1	2.12
25～29	3 809	2 802	73.6	2.20	1 932	1 325	68.6	2.24	1 877	1 477	78.7	2.16
30～34	6 309	4 466	70.8	2.23	3 147	2 074	65.9	2.26	3 162	2 392	75.6	2.20
35～39	4 627	3 129	67.6	2.28	2 318	1 468	63.3	2.32	2 309	1 661	71.9	2.24
40～44	1 197	813	67.9	2.25	594	387	65.2	2.27	603	426	70.6	2.23
45～49	44	34	77.3	2.20	28	23	82.1	2.09	16	11	68.8	2.40
50～	8	6	75.0	2.26	6	5	83.3	2.21	2	1	50.0	2.40
不　詳 Not stated	－	－	・	－	－	－	・	－	－	－	・	－

（注）　＊出生時の体重不詳を含んだ出生数に対する割合である。
NOTE：＊Percentage; The percentage of under 2 500g to the total number of live births includhing live birthweight not stated.

第18表　母の年齢・単産−複産別にみた2 500g未満の
Live Births and Percent* Distribution under 2 500g by

母 の 年齢階級 / Age of mother	1970 昭和45				1980 昭和55				1990 平成2			
	出 生 数 Live births	2 500g未満 出生数 Birth weight under 2 500g	2 500g未満 出生数割合 Percentage of under 2 500g	平均体重 (kg) Mean weight	出 生 数 Live births	2 500g未満 出生数 Birth weight under 2 500g	2 500g未満 出生数割合 Percentage of under 2 500g	平均体重 (kg) Mean weight	出 生 数 Live births	2 500g未満 出生数 Birth weight under 2 500g	2 500g未満 出生数割合 Percentage of under 2 500g	平均体重 (kg) Mean weight
総　数　Total												
総　数 Total	1 934 239	109 726	5.7	3.18	1 576 889	81 659	5.2	3.19	1 221 585	77 332	6.3	3.12
歳Years ～14 / 15～19	} 20 177	} 1 621	} 8.0	} 3.08	} 14 590	} 1 266	} 8.7	} 3.07	} 17 496	} 1 559	} 8.9	} 3.04
20～24	513 172	30 669	6.0	3.14	296 854	16 911	5.7	3.14	191 859	13 928	6.9	3.08
25～29	951 246	49 084	5.2	3.19	810 204	38 664	4.8	3.19	550 994	33 409	6.1	3.11
30～34	358 375	20 412	5.7	3.21	388 935	19 443	5.0	3.22	356 026	20 727	5.8	3.15
35～39	80 581	6 690	8.3	3.16	59 127	4 558	7.7	3.17	92 377	6 968	7.5	3.14
40～44	9 860	1 139	11.6	3.08	6 911	769	11.1	3.11	12 587	1 334	10.6	3.08
45～	548	79	14.4	3.08	258	44	17.1	3.00	224	33	14.7	3.01
不　詳 Not stated	280	32	・	2.93	10	4	・	2.68	22	4	・	2.96
単　産　Single delivery												
総　数 Total	1 913 990	98 709	5.2	3.19	1 557 694	71 830	4.6	3.20	1 204 855	67 654	5.6	3.13
歳Years ～14 / 15～19	} 20 000	} 1 494	} 7.5	} 3.09	} 14 455	} 1 177	} 8.1	} 3.08	} 17 335	} 1 452	} 8.4	} 3.04
20～24	508 391	27 826	5.5	3.15	293 649	15 044	5.1	3.15	189 681	11 984	6.3	3.09
25～29	941 211	43 764	4.6	3.20	800 277	33 669	4.2	3.20	543 583	29 004	5.3	3.12
30～34	354 181	18 286	5.2	3.22	383 910	17 057	4.4	3.23	350 684	17 783	5.1	3.16
35～39	79 629	6 163	7.7	3.17	58 303	4 109	7.0	3.18	90 912	6 157	6.8	3.15
40～44	9 755	1 067	10.9	3.09	6 832	726	10.6	3.12	12 414	1 237	10.0	3.09
45～	546	78	14.3	2.94	258	44	17.1	3.00	224	33	14.7	3.01
不　詳 Not stated	277	31	・	2.93	10	4	・	2.68	22	4	・	2.96
複　産　Plural delivery												
総　数 Total	20 249	11 017	54.4	2.41	19 195	9 829	51.2	2.45	16 730	9 678	57.8	2.34
歳Years ～14 / 15～19	} 177	} 127	} 71.8	} 2.20	} 135	} 89	} 65.9	} 2.29	} 161	} 107	} 66.5	} 2.25
20～24	4 781	2 843	59.5	2.36	3 205	1 867	58.3	2.37	2 178	1 314	60.3	2.31
25～29	10 035	5 320	53.0	2.43	9 927	4 995	50.3	2.45	7 411	4 405	59.4	2.33
30～34	4 194	2 126	50.7	2.46	5 025	2 386	47.5	2.49	5 342	2 944	55.1	2.37
35～39	952	527	55.4	2.39	824	449	54.5	2.40	1 465	811	55.4	2.36
40～44	105	72	68.6	2.27	79	43	54.4	2.31	173	97	56.1	2.43
45～	2	1	50.0	2.35	−	−	−	−	−	−	−	−
不　詳 Not stated	3	1	・	2.62	−	−	・	−	−	−	・	−

(注)　＊出生時の体重不詳を含んだ出生数に対する割合である。
　　　＊＊出生時の平均体重については，平成12年から母の年齢階級区分の "20歳未満" が "15歳未満" 及び "15歳～19歳" に分けられた。

NOTES：＊Percentage; The percentage of under 2 500g to the total number of live births including live birthweight not stated.
　　　＊＊Range of mothers' age in "under 20 years old" has been divided between "under 15 y." and "15-19 y." in the column labeled "Mean weight" since 2000.

出生数，割合*及び平均体重**の年次推移（昭和45年～令和2年）
Age of Mother and Plurality of Birth and Mean Birthweight**, 1970−2020

母の年齢階級 Age of mother	2000 平成12				2010 平成22				2020 令和2			
	出生数 Live births	2500g未満出生数 Birth weight under 2500g	2500g未満出生数割合 Percentage of under 2500g	平均体重(kg) Mean weight	出生数 Live births	2500g未満出生数 Birth weight under 2500g	2500g未満出生数割合 Percentage of under 2500g	平均体重(kg) Mean weight	出生数 Live births	2500g未満出生数 Birth weight under 2500g	2500g未満出生数割合 Percentage of under 2500g	平均体重(kg) Mean weight
総　数 Total **総　数 Total**	1 190 547	102 888	8.6	3.03	1 071 305	103 049	9.6	3.00	840 835	77 539	9.2	3.01
歳Years ～14	43	2	4.7	2.98	51	9	17.6	2.89	37	5	13.5	2.81
15～19	19 729	1 888	9.6	3.00	13 495	1 438	10.7	2.97	6 911	669	9.7	2.99
20～24	161 361	13 677	8.5	3.02	110 956	9 936	9.0	3.00	66 751	5 707	8.5	3.01
25～29	470 833	39 085	8.3	3.03	306 910	27 236	8.9	3.01	217 804	18 443	8.5	3.01
30～34	396 901	33 821	8.5	3.04	384 386	36 142	9.4	3.01	303 436	27 290	9.0	3.01
35～39	126 409	12 493	9.9	3.04	220 101	23 596	10.7	2.99	196 321	19 617	10.0	3.00
40～44	14 848	1 863	12.5	3.00	34 609	4 536	13.1	2.96	47 899	5 538	11.6	2.98
45～49	396	56	14.1	2.98	773	150	19.4	2.84	1 624	252	15.5	2.92
50～	6	3	50.0	2.48	19	5	26.3	2.52	52	18	34.6	2.64
不　詳 Not stated	21	−	・	3.19	5	−	・	2.68	−	−	・	−
総　数 Total **単　産 Single delivery**	1 166 926	86 522	7.4	3.05	1 051 104	88 151	8.4	3.02	823 687	65 341	7.9	3.02
歳Years ～14	43	2	4.7	2.98	51	9	17.6	2.89	35	3	8.6	2.91
15～19	19 505	1 715	8.8	3.01	13 372	1 334	10.0	2.98	6 853	620	9.0	3.00
20～24	159 290	12 148	7.6	3.03	109 548	8 840	8.1	3.01	65 882	5 043	7.7	3.02
25～29	462 488	33 270	7.2	3.04	302 029	23 518	7.8	3.02	213 917	15 597	7.3	3.03
30～34	387 733	27 603	7.1	3.06	376 840	30 639	8.1	3.02	297 061	22 720	7.6	3.03
35～39	122 955	10 093	8.2	3.06	214 837	19 818	9.2	3.01	191 567	16 378	8.5	3.02
40～44	14 495	1 638	11.3	3.02	33 685	3 877	11.5	2.98	46 762	4 766	10.2	3.00
45～49	390	50	12.8	3.01	724	113	15.6	2.89	1 564	201	12.9	2.95
50～	6	3	50.0	2.48	13	2	15.4	2.74	46	13	28.3	2.70
不　詳 Not stated	21	−	・	3.19	5	−	・	2.68	−	−	・	−
総　数 Total **複　産 Plural delivery**	23 621	16 366	69.3	2.23	20 201	14 898	73.7	2.20	17 148	12 198	71.1	2.22
歳Years ～14	−	−	−	−	−	−	・	−	2	2	100.0	1.17
15～19	224	173	77.2	2.16	123	104	84.6	2.06	58	49	84.5	1.95
20～24	2 071	1 529	73.8	2.19	1 408	1 096	77.8	2.14	869	664	76.4	2.14
25～29	8 345	5 815	69.7	2.24	4 881	3 718	76.2	2.18	3 887	2 846	73.2	2.20
30～34	9 168	6 218	67.8	2.24	7 546	5 503	72.9	2.21	6 375	4 570	71.7	2.22
35～39	3 454	2 400	69.5	2.22	5 264	3 778	71.8	2.22	4 754	3 239	68.1	2.26
40～44	353	225	63.7	2.29	924	659	71.3	2.22	1 137	772	67.9	2.28
45～49	6	6	100.0	1.60	49	37	75.5	2.13	60	51	85.0	2.11
50～	−	−	−	−	6	3	50.0	2.05	6	5	83.3	2.14
不　詳 Not stated	−	−	・	−	−	−	・	−	−	−	・	−

第19表　出産順位別，出生数及び割合の年次推移（昭和25年～令和4年）
Live Births and Percentages by Total Birth Order, 1950−2022

実　数　Number

出産順位 Birth order ＼ 年次 Year	1950 昭和25	1960 昭和35	1970 昭和45	1980 昭和55	1990 平成2	2000 平成12	2010 平成22	2020 令和2	2021 令和3	2022 令和4
総　数 Total	2 337 507	1 606 041	1 934 239	1 576 889	1 221 585	1 190 547	1 071 305	840 835	811 622	770 759
第 1 児　1st	634 324	699 840	866 014	660 681	528 140	580 932	508 216	391 518	371 499	354 614
第 2 児　2nd	654 572	523 126	751 665	639 491	457 890	433 935	389 487	303 642	294 029	281 018
第 3 児　3rd	384 455	227 263	253 369	232 710	195 032	142 656	137 309	111 428	110 557	101 813
第 4 児　4th	247 790	84 219	45 456	33 529	32 511	25 766	27 673	25 285	26 018	24 145
第 5 児　5th	158 108	37 161	10 855	6 640	5 579	5 177	6 165	6 129	6 483	6 203
第 6 児　6th	102 589	18 468	3 755	2 080	1 510	1 310	1 598	1 813	1 947	1 865
第 7 児　7th	67 108	8 723	1 588	828	512	462	548	629	669	669
第 8 児　8th	41 870	4 060	761	449	229	190	185	232	242	256
第 9 児　9th	24 059	1 761	387	232	97	57	71	89	103	84
第 10 児以上 10th and over	21 429	1 403	389	249	85	62	53	70	75	92
不　詳 Not stated	1 203	17	・	・	・	・	・	・	・	・

百分率　Percentage

出産順位 Birth order ＼ 年次 Year	1950 昭和25	1960 昭和35	1970 昭和45	1980 昭和55	1990 平成2	2000 平成12	2010 平成22	2020 令和2	2021 令和3	2022 令和4
総　数 Total	100.0	100.0	100.0	100.0	100.0	100.0	100.0	100.0	100.0	100.0
第 1 児　1st	27.2	43.6	44.8	41.9	43.2	48.8	47.4	46.6	45.8	46.0
第 2 児　2nd	28.0	32.6	38.9	40.6	37.5	36.4	36.4	36.1	36.2	36.5
第 3 児　3rd	16.5	14.2	13.1	14.8	16.0	12.0	12.8	13.3	13.6	13.2
第 4 児　4th	10.6	5.2	2.4	2.1	2.7	2.2	2.6	3.0	3.2	3.1
第 5 児　5th	6.8	2.3	0.6	0.4	0.5	0.4	0.6	0.7	0.8	0.8
第 6 児　6th	4.4	1.1	0.2	0.1	0.1	0.1	0.1	0.2	0.2	0.2
第 7 児　7th	2.9	0.3	0.1	0.1	0.0	0.0	0.1	0.1	0.1	0.1
第 8 児　8th	1.8	0.5	0.0	0.0	0.0	0.0	0.0	0.0	0.0	0.0
第 9 児　9th	1.0	0.1	0.0	0.0	0.0	0.0	0.0	0.0	0.0	0.0
第 10 児以上 10th and over	0.9	0.1	0.0	0.0	0.0	0.0	0.0	0.0	0.0	0.0

（注）　1．出産順位の児数については第15表の注参照。
　　　　2．昭和25年は出生順位であり，死産児は含まない。
　　　　3．順位不詳を除いた出生数に対する百分率である。
NOTES：1. For the definition of birth order, see the footnote of Table 15.
　　　　2. In counting the birth order for 1950, only the number of previous live births, excluding previous foetal deaths is counted.
　　　　3. Percentage excludes figures where birth order was not stated.

第20表　都道府県別，単産－複産（複産の種類）別，分娩件数及び率（令和４年）

Plurality of Deliveries with Breakdown and Percentages by Prefecture, 2022

都道府県 Prefecture	総　数 Total	単産の分娩件数 Single delivery	複産の種類別分娩件数 Breakdown of multiple deliveries					複産の種類別分娩件数百分率 Percentage by Type of Multiple Deliveries				
			総　数 Total	双　子 Twins	三つ児 Triplets	四つ児 Quadruplets	五つ児以上 Quintuplets~	総　数 Total	双　子 Twins	三つ児 Triplets	四つ児 Quadruplets	五つ児以上 Quintuplets~
全　国 Total	777 115	768 403	8 706	8 583	122	1	–	100.0	98.6	1.4	0.0	–
01 北海道	26 715	26 441	273	268	5	–	–	100.0	98.2	1.8	–	–
02 青　森	6 082	6 022	60	59	1	–	–	100.0	98.3	1.7	–	–
03 岩　手	5 850	5 800	50	50	–	–	–	100.0	100.0	–	–	–
04 宮　城	12 984	12 847	137	135	2	–	–	100.0	98.5	1.5	–	–
05 秋　田	4 030	3 987	42	42	–	–	–	100.0	100.0	–	–	–
06 山　形	5 742	5 696	46	46	–	–	–	100.0	100.0	–	–	–
07 福　島	9 830	9 755	75	73	2	–	–	100.0	97.3	2.7	–	–
08 茨　城	16 042	15 873	169	166	3	–	–	100.0	98.2	1.8	–	–
09 栃　木	10 580	10 430	150	150	–	–	–	100.0	100.0	–	–	–
10 群　馬	10 822	10 707	115	113	2	–	–	100.0	98.3	1.7	–	–
11 埼　玉	43 844	43 343	501	494	7	–	–	100.0	98.6	1.4	–	–
12 千　葉	37 301	36 885	415	412	3	–	–	100.0	99.3	0.7	–	–
13 東　京	91 792	90 727	1 065	1 050	15	–	–	100.0	98.6	1.4	–	–
14 神奈川	57 025	56 397	628	620	8	–	–	100.0	98.7	1.3	–	–
15 新　潟	11 789	11 612	176	175	1	–	–	100.0	99.4	0.6	–	–
16 富　山	6 062	5 998	64	62	2	–	–	100.0	96.9	3.1	–	–
17 石　川	7 121	7 032	88	88	–	–	–	100.0	100.0	–	–	–
18 福　井	4 905	4 859	46	46	–	–	–	100.0	100.0	–	–	–
19 山　梨	4 776	4 713	63	62	1	–	–	100.0	98.4	1.6	–	–
20 長　野	12 243	12 120	123	122	1	–	–	100.0	99.2	0.8	–	–
21 岐　阜	11 179	11 048	131	131	–	–	–	100.0	100.0	–	–	–
22 静　岡	20 755	20 557	198	194	4	–	–	100.0	98.0	2.0	–	–
23 愛　知	51 409	50 792	617	606	11	–	–	100.0	98.2	1.8	–	–
24 三　重	10 573	10 473	100	100	–	–	–	100.0	100.0	–	–	–
25 滋　賀	9 814	9 677	137	134	3	–	–	100.0	97.8	2.2	–	–
26 京　都	15 168	14 948	220	218	2	–	–	100.0	99.1	0.9	–	–
27 大　阪	57 724	57 042	682	669	13	–	–	100.0	98.1	1.9	–	–
28 兵　庫	33 806	33 429	377	370	7	–	–	100.0	98.1	1.9	–	–
29 奈　良	7 374	7 284	90	90	–	–	–	100.0	100.0	–	–	–
30 和歌山	5 298	5 245	52	52	–	–	–	100.0	100.0	–	–	–
31 鳥　取	3 733	3 657	76	73	2	1	–	100.0	96.1	2.6	1.3	–
32 島　根	4 176	4 121	55	54	1	–	–	100.0	98.2	1.8	–	–
33 岡　山	12 491	12 375	116	113	3	–	–	100.0	97.4	2.6	–	–
34 広　島	18 013	17 811	202	201	1	–	–	100.0	99.5	0.5	–	–
35 山　口	7 819	7 729	90	89	1	–	–	100.0	98.9	1.1	–	–
36 徳　島	4 193	4 160	33	32	1	–	–	100.0	97.0	3.0	–	–
37 香　川	5 832	5 773	59	56	3	–	–	100.0	94.9	5.1	–	–
38 愛　媛	7 675	7 604	71	70	1	–	–	100.0	98.6	1.4	–	–
39 高　知	3 760	3 727	33	32	1	–	–	100.0	97.0	3.0	–	–
40 福　岡	36 309	35 918	391	384	7	–	–	100.0	98.2	1.8	–	–
41 佐　賀	5 592	5 538	54	54	–	–	–	100.0	100.0	–	–	–
42 長　崎	8 407	8 317	90	90	–	–	–	100.0	100.0	–	–	–
43 熊　本	11 976	11 850	126	125	1	–	–	100.0	99.2	0.8	–	–
44 大　分	6 877	6 815	62	61	1	–	–	100.0	98.4	1.6	–	–
45 宮　崎	7 230	7 150	80	79	1	–	–	100.0	98.8	1.3	–	–
46 鹿児島	10 656	10 543	113	111	2	–	–	100.0	98.2	1.8	–	–
47 沖　縄	13 726	13 561	165	162	3	–	–	100.0	98.2	1.8	–	–
外　国 Foreign countries	14	14	–	–	–	–	–	–	–	–	–	–
不　詳 Not stated	1	1	–	–	–	–	–	–	–	–	–	–

(注) 総数には死産の単産，複産の不詳を含む。

NOTE：Total includes figures where it was not possible to determine if they were single or multiple deliveries.

第21表　単産－複産（複産の種類）別にみた年次別分娩件数及び割合（平成7年～令和4年）
Number and Ratio of Deliveries by Plurality of Deliveries, 1995−2022

実　数　Number

	1995 平成7	2000 平成12	2005 平成17	2010 平成22	2015 平成27	2016 平成28	2017 平成29	2018 平成30	2019 令和元	2020 令和2	2021 令和3	2022 令和4
分娩件数　Deliveries	1 215 174	1 216 168	1 081 393	1 087 149	1 018 018	987 916	956 450	956 369	875 470	849 041	818 724	777 115
単産　Single delivery	1 204 082	1 203 627	1 068 633	1 076 563	1 007 788	977 773	946 526	946 445	866 378	840 105	809 697	768 403
複産　Multiple delivery	10 900	12 443	12 707	10 558	10 195	10 131	9 914	9 745	9 083	8 932	9 023	8 706
双子　Twins	10 529	12 107	12 455	10 394	10 067	10 000	9 769	9 620	8 937	8 790	8 858	8 583
三つ児　Triplets	337	328	246	162	122	129	142	122	143	137	163	122
四つ児　Quadruplets	30	8	5	2	5	2	3	3	3	5	2	1
五つ児　Quintuplets	3	–	1	–	1	–	–	–	–	–	–	–
六つ児　Sixtuplets	–	–	–	–	–	–	–	–	–	–	–	–
七つ児　Septuplets	1	–	–	–	–	–	–	–	–	–	–	–

注1．分娩件数とは出産（出生及び死産）をした母の数である。
　2．分娩件数には死産の単産・複産の不詳を含む。
NOTE：1．Number of deliveries shows number of mothers giving birth including live births and foetal deaths.
　　　2．Number of deliveries includes foetal deaths with no information on plurality.

百分率　Percentage

	1995 平成7	2000 平成12	2005 平成17	2010 平成22	2015 平成27	2016 平成28	2017 平成29	2018 平成30	2019 令和元	2020 令和2	2021 令和3	2022 令和4
分娩件数　Deliveries	100.0	100.0	100.0	100.0	100.0	100.0	100.0	100.0	100.0	100.0	100.0	100.0
単産　Single delivery	99.1	99.0	98.8	99.0	99.0	99.0	99.0	99.0	99.0	98.9	98.9	98.9
複産　Multiple delivery	0.9	1.0	1.2	1.0	1.0	1.0	1.0	1.0	1.0	1.1	1.1	1.1
複産の種類別分娩件数 Percentage by type of multiple deliveries　百分率												
双子　Twins	96.6	97.3	98.0	98.4	98.7	98.7	98.5	98.7	98.4	98.4	98.2	98.6
三つ児　Triplets	3.1	2.6	1.9	1.5	1.2	1.3	1.4	1.3	1.6	1.5	1.8	1.4
四つ児　Quadruplets	0.3	0.1	0.0	0.0	0.0	0.0	0.0	0.0	0.0	0.1	0.0	0.0
五つ児　Quintuplets	0.0	–	0.0	–	0.0	–	–	–	–	–	–	–
六つ児　Sixtuplets	–	–	–	–	–	–	–	–	–	–	–	–
七つ児　Septuplets	0.0	–	–	–	–	–	–	–	–	–	–	–

（注）単産・複産の不詳を除いた百分率である。
NOTE：Percentage excludes figures where single or multiple deliveries was not stated.

第22表　複産（複産の種類・出生－死産の組み合わせ）分娩件数（令和4年）
Number of Deliveries by Plurality of Deliveries（Including Live Births and Foetal Death）, 2022

双　子　Twins		8 583	三つ児　Triplets				122	四つ児　Quadruplets	1
2出生　2 live births		8 096	3出生　3 live births		103	3死産　3 foetal deaths	9	4出生　4 live births	1
1出生1死産 1 live birth 1 foetal death		213	2出生1死産 2 live births 1 foetal death	7		2死産1不詳 2 foetal deaths 1 not stated	1		
1出生1不詳 1 live birth 1 not stated		3	2出生1不詳 2 live births 1 not stated	–		1死産2不詳 1 foetal death 2 not stated	1		
2死産　2 foetal deaths		270	1出生2死産 1 live birth 2 foetal deaths	1				五つ児　Quintuplets	–
1死産1不詳 1 foetal death 1 not stated		1	1出生1死産1不詳 1 live births 1 foetal deaths 1 not stated	–				六つ児　Sixtuplets	–

Ⅲ 乳 児 死 亡 INFANT DEATHS

第23表　都道府県別，乳児死亡数及び率（昭和25年～令和４年）

Infant Deaths and Infant Mortality Rates by Prefecture, 1950−2022

都道府県 Prefecture	乳児死亡数 Number of infant deaths								乳児死亡率(出生千対) Infant mortality rate (per 1 000 live births)							
	1950 昭和25	1970 昭和45	1980 昭和55	1990 平成2	2000 平成12	2010 平成22	2020 令和2	2022 令和4	1950 昭和25	1970 昭和45	1980 昭和55	1990 平成2	2000 平成12	2010 平成22	2020 令和2	2022 令和4
全国 Total	140 515	25 412	11 841	5 616	3 830	2 450	1 512	1 356	60.1	13.1	7.5	4.6	3.2	2.3	1.8	1.8
01 北海道	8 178	1 201	632	237	115	84	59	57	55.6	13.1	8.4	4.4	2.5	2.1	2.0	2.2
02 青森	4 404	468	180	86	64	21	18	9	95.5	17.7	8.3	5.9	5.0	2.2	2.6	1.5
03 岩手	4 105	406	178	52	29	26	8	15	89.9	18.4	9.1	3.6	2.3	2.7	1.2	2.6
04 宮城	3 170	412	261	107	58	47	27	19	59.6	13.5	8.4	4.6	2.6	2.5	1.9	1.5
05 秋田	3 403	282	129	56	23	15	9	5	79.8	15.9	7.9	5.1	2.6	2.2	2.0	1.3
06 山形	2 773	264	122	46	47	25	14	16	68.1	15.3	7.2	3.7	4.3	2.9	2.3	2.8
07 福島	4 263	445	260	102	88	49	28	24	63.1	14.9	8.8	4.5	4.3	3.0	2.5	2.5
08 茨城	4 147	608	335	137	87	60	45	43	69.4	15.8	9.2	4.8	3.1	2.5	2.6	2.7
09 栃木	2 631	430	227	112	74	34	25	14	56.2	15.6	8.8	5.6	3.9	2.1	2.1	1.3
10 群馬	2 445	418	199	93	61	35	18	17	54.6	14.2	7.9	4.8	3.1	2.2	1.5	1.6
11 埼玉	4 119	1 232	558	280	210	133	75	67	65.8	13.5	7.4	4.4	3.2	2.2	1.6	1.5
12 千葉	3 860	945	472	225	177	117	84	69	67.2	13.0	7.2	4.2	3.2	2.3	2.1	1.9
13 東京	6 363	2 630	934	438	354	212	135	148	42.9	11.5	6.7	4.2	3.5	2.0	1.4	1.6
14 神奈川	2 689	1 362	678	354	279	203	96	108	40.9	11.0	7.2	4.5	3.4	2.6	1.6	1.9
15 新潟	4 237	501	252	83	62	31	20	24	58.8	13.4	7.7	3.4	2.8	1.7	1.5	2.0
16 富山	2 333	274	105	63	42	25	11	9	83.7	15.7	7.7	6.3	4.1	3.1	1.8	1.5
17 石川	2 190	237	125	52	32	30	13	13	83.6	13.1	8.3	4.5	2.8	3.1	1.7	1.8
18 福井	1 640	169	57	42	30	15	24	9	77.3	13.9	5.3	4.8	3.7	2.2	4.5	1.9
19 山梨	1 125	166	78	42	33	7	11	11	52.7	13.5	7.8	4.9	3.9	1.1	2.1	2.3
20 長野	2 464	386	223	95	54	25	26	19	49.3	12.3	8.2	4.4	2.5	1.5	2.0	1.6
21 岐阜	2 684	527	196	79	53	41	22	28	64.7	16.3	7.6	3.9	2.6	2.4	1.8	2.5
22 静岡	4 043	672	305	157	96	68	46	44	57.5	11.6	6.5	4.2	2.7	2.1	2.0	2.1
23 愛知	5 207	1 417	614	304	241	153	95	95	59.3	12.2	7.0	4.3	3.2	2.2	1.7	1.9
24 三重	2 514	347	165	92	57	37	27	9	67.5	13.3	7.7	5.1	3.2	2.4	2.4	0.9
25 滋賀	1 411	231	103	56	51	39	19	18	65.9	14.8	6.5	4.1	3.6	2.9	1.8	1.8
26 京都	2 079	481	209	118	78	52	21	31	50.4	11.7	6.5	4.9	3.3	2.4	1.3	2.1
27 大阪	5 118	1 932	771	417	257	161	112	100	54.5	11.4	6.9	4.8	2.9	2.1	1.8	1.7
28 兵庫	4 534	1 069	481	233	189	105	62	41	55.4	11.7	7.0	4.3	3.5	2.2	1.7	1.2
29 奈良	1 252	214	127	61	30	24	13	16	67.3	12.2	8.0	4.6	2.3	2.2	1.7	2.2
30 和歌山	1 387	280	113	51	26	16	8	9	58.4	15.6	8.4	5.0	2.7	2.1	1.4	1.7
31 鳥取	991	115	62	31	13	24	5	5	61.5	14.4	7.6	4.8	2.3	5.0	1.3	1.3
32 島根	1 651	149	95	50	16	13	12	4	63.9	14.1	9.5	6.7	2.5	2.3	2.7	1.0
33 岡山	2 505	311	136	103	58	29	20	16	62.1	10.8	5.6	5.4	3.0	1.7	1.5	1.3
34 広島	2 781	606	286	148	76	64	30	17	52.7	13.6	7.7	5.1	2.8	2.5	1.5	0.9
35 山口	2 189	353	158	70	44	31	12	8	51.2	14.4	8.0	5.1	3.4	2.7	1.5	1.0
36 徳島	1 949	168	86	38	26	16	16	5	76.5	14.2	8.2	4.8	3.6	2.7	3.5	1.2
37 香川	1 677	229	88	46	31	22	9	7	68.1	15.8	6.8	4.8	3.2	2.6	1.5	1.2
38 愛媛	2 612	332	154	73	38	19	7	13	57.3	14.5	7.8	5.0	2.9	1.7	0.9	1.7
39 高知	1 437	174	75	52	31	15	11	9	62.4	14.7	8.0	7.2	4.6	2.7	2.7	2.4
40 福岡	5 715	869	442	223	162	105	71	66	52.4	12.5	6.9	4.6	3.4	2.2	1.8	1.8
41 佐賀	1 944	200	86	44	25	18	11	6	64.8	15.2	6.9	4.6	2.9	2.4	1.8	1.1
42 長崎	3 274	407	153	57	45	38	22	10	60.0	15.2	6.9	3.5	3.2	3.2	2.4	1.2
43 熊本	3 017	407	224	84	54	42	22	31	54.5	16.2	9.2	4.4	3.1	2.6	1.7	2.6
44 大分	2 467	297	144	52	37	27	13	10	67.2	16.9	8.8	4.5	3.4	2.7	1.7	1.5
45 宮崎	2 156	297	145	65	41	14	17	13	61.0	17.5	8.5	5.4	3.7	1.4	2.2	1.8
46 鹿児島	3 325	446	233	81	53	34	24	26	60.4	18.4	9.5	4.3	3.3	2.2	2.1	2.5
47 沖縄	…	…	159	123	75	46	39	23	…	…	7.8	7.2	4.5	2.7	2.6	1.7
外国 Foreign countries	…	…	…	…	1	1	−	−	…	…	…	…	…	…	…	…
不詳 Not stated	57	46	26	6	7	2	−	−	…	…	…	…	…	…	…	…

第24表　都道府県別，新生児死亡数及び率（昭和26年～令和4年）
Neonatal Deaths and Neonatal Mortality Rates by Prefecture, 1951−2022

都　道府　県 Prefecture	新 生 児 死 亡 数 Number of neonatal deaths								新 生 児 死 亡 率（出生千対）Neonatal mortality rate (per 1 000 live births)							
	1951 昭和26	1970 昭和45	1980 昭和55	1990 平成2	2000 平成12	2010 平成22	2020 令和2	2022 令和4	1951 昭和26	1970 昭和45	1980 昭和55	1990 平成2	2000 平成12	2010 平成22	2020 令和2	2022 令和4
全国 Total	58 686	16 742	7 796	3 179	2 106	1 167	704	609	27.5	8.7	4.9	2.6	1.8	1.1	0.8	0.8
01 北海道	2 844	750	422	140	65	41	25	33	20.9	8.2	5.6	2.6	1.4	1.0	0.8	1.2
02 青森	1 449	293	124	48	47	12	15	4	34.7	11.1	5.7	3.3	3.6	1.2	2.2	0.7
03 岩手	1 657	251	127	30	19	16	3	6	39.8	11.4	6.5	2.1	1.5	1.6	0.4	1.0
04 宮城	1 327	286	193	63	31	18	15	8	27.6	9.4	6.2	2.7	1.4	0.9	1.0	0.6
05 秋田	1 424	187	84	37	10	6	4	3	38.0	10.5	5.1	3.4	1.1	0.9	0.9	0.8
06 山形	1 188	190	75	28	28	12	9	9	33.8	11.0	4.4	2.2	2.6	1.4	1.4	1.6
07 福島	1 680	281	166	54	48	19	11	14	27.7	9.4	5.6	2.4	2.4	1.2	1.0	1.4
08 茨城	1 986	399	239	70	40	37	14	17	35.9	10.3	6.6	2.4	1.4	1.5	0.8	1.1
09 栃木	1 112	269	150	64	39	15	13	6	26.5	9.8	5.8	3.2	2.1	0.9	1.1	0.6
10 群馬	1 031	257	141	60	35	18	10	9	26.1	8.7	5.6	3.1	1.8	1.1	0.9	0.8
11 埼玉	1 785	869	369	168	105	62	32	27	31.7	9.5	4.9	2.7	1.6	1.0	0.7	0.6
12 千葉	1 907	629	292	128	101	58	40	29	35.8	8.7	4.5	2.4	1.8	1.1	1.0	0.8
13 東京	2 681	1 768	608	245	200	95	61	74	19.5	7.7	4.3	2.4	2.0	0.9	0.6	0.9
14 神奈川	1 087	909	462	207	177	104	51	54	18.1	7.3	4.9	2.6	2.1	1.3	0.8	1.0
15 新潟	1 639	319	177	45	36	13	11	13	25.1	8.5	5.4	1.9	1.6	0.7	0.8	1.1
16 富山	976	198	68	38	25	11	5	6	41.3	11.3	5.0	3.8	2.5	1.3	0.8	1.0
17 石川	899	166	81	26	17	17	6	4	40.7	9.2	5.4	2.3	1.5	1.8	0.8	0.6
18 福井	719	108	36	30	21	8	14	6	37.8	8.9	3.4	3.5	2.6	1.2	2.6	1.2
19 山梨	452	96	44	21	16	2	7	4	22.8	7.8	4.4	2.4	1.9	0.3	1.4	0.8
20 長野	1 096	257	153	52	32	14	15	5	24.9	8.2	5.6	2.4	1.5	0.8	1.2	0.4
21 岐阜	1 164	351	129	47	31	21	10	9	31.3	10.9	5.0	2.3	1.5	1.2	0.8	0.9
22 静岡	1 605	440	184	86	52	34	22	19	24.2	7.6	3.9	2.3	1.5	1.1	1.0	0.9
23 愛知	2 151	915	378	150	141	79	48	44	27.2	7.9	4.3	2.1	1.9	1.1	0.9	0.9
24 三重	1 022	240	107	61	28	14	14	4	31.0	9.2	5.0	3.4	1.6	0.9	1.3	0.4
25 滋賀	656	167	72	34	23	22	11	6	33.9	10.7	4.5	2.5	1.6	1.6	1.1	0.6
26 京都	930	339	141	81	46	28	6	14	25.5	8.2	4.4	3.3	1.9	1.3	0.4	0.9
27 大阪	2 313	1 197	497	230	134	77	46	44	26.5	7.0	4.4	2.6	1.5	1.0	0.7	0.8
28 兵庫	1 873	660	324	140	112	39	25	16	24.3	7.2	4.7	2.6	2.1	0.8	0.7	0.5
29 奈良	575	145	83	35	19	8	6	6	32.8	8.3	5.2	2.6	1.4	0.7	0.8	0.8
30 和歌山	661	211	93	27	17	10	2	3	29.8	11.7	6.9	2.7	1.8	1.3	0.3	0.6
31 鳥取	449	76	38	14	2	12	2	3	30.0	9.5	4.6	2.2	0.4	2.5	0.5	0.8
32 島根	675	97	71	25	7	7	8	1	29.4	9.2	7.1	3.3	1.1	1.2	1.8	0.2
33 岡山	1 290	172	79	56	21	14	8	8	34.2	6.0	3.2	2.9	1.1	0.8	0.6	0.6
34 広島	1 231	387	174	69	37	28	13	6	25.7	8.7	4.7	2.4	1.4	1.1	0.7	0.3
35 山口	913	263	110	42	23	17	4	2	23.7	10.7	5.6	3.1	1.8	1.5	0.5	0.3
36 徳島	852	103	49	15	14	7	9	1	36.6	8.7	4.6	1.9	1.9	1.2	2.0	0.2
37 香川	898	168	62	28	15	10	5	5	40.2	11.6	4.8	2.9	1.5	1.2	0.8	0.9
38 愛媛	1 233	211	104	42	20	9	3	6	29.8	9.2	5.3	2.9	1.5	0.8	0.4	0.8
39 高知	646	126	51	26	12	6	4	7	32.3	10.6	5.4	3.6	1.8	1.1	1.0	1.9
40 福岡	2 185	604	274	132	82	55	32	33	21.5	8.7	4.3	2.7	1.7	1.2	0.8	0.9
41 佐賀	812	120	48	27	13	8	6	3	29.3	9.1	3.9	2.8	1.5	1.0	1.0	0.5
42 長崎	1 214	261	97	32	30	17	11	6	23.2	9.8	4.4	1.9	2.1	1.4	1.2	0.7
43 熊本	1 253	276	149	42	32	19	8	11	24.1	11.0	6.1	2.2	1.9	1.2	0.6	0.9
44 大分	1 110	209	106	30	20	13	7	3	32.9	11.9	6.5	2.6	1.8	1.3	0.9	0.4
45 宮崎	888	216	98	29	18	4	7	4	26.4	12.7	5.8	2.4	1.6	0.4	0.9	0.6
46 鹿児島	1 135	267	144	45	18	15	7	7	21.3	11.0	5.9	2.4	1.1	1.0	0.6	0.7
47 沖縄	…	…	105	74	41	13	19	7	…	…	5.2	4.3	2.4	0.8	1.3	0.5
外国 Foreign countries	…	…	…	…	1	1	–	–	…	…	…	…	…	…	…	…
不詳 Not stated	13	39	18	6	5	2	–	–	…	…	…	…	…	…	…	…

第8図　生存期間別にみた乳児死亡率の年次推移（昭和25年～令和4年）
Trends in Infant Mortality Rate by Age, 1950−2022

乳児死亡率（出生千対）
Infant mortality rate （per 1 000 live births）

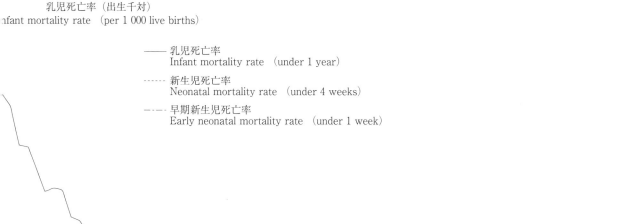

―――　乳児死亡率
　　　Infant mortality rate　（under 1 year）

------　新生児死亡率
　　　Neonatal mortality rate　（under 4 weeks）

―・―　早期新生児死亡率
　　　Early neonatal mortality rate　（under 1 week）

1.8
0.8
0.6

1950　1955　1960　1965　1970　1975　1980　1985　1990　1995　2000　2005　2010　2015　2020
25　30　35　40　45　50　55　60　平成2　7　12　17　22　27　令和2

第25表　０歳の死因順位別，死因及び死亡率，割合
Leading Causes and Rates of Death for

率（出生10万対）
百分率

年次 Year	順位 Order	第 1 位 死因 Cause of death	率 Rate 百分率 (Percentage)	第 2 位 死因 Cause of death	率 Rate 百分率 (Percentage)	第 3 位 死因 Cause of death	率 Rate 百分率 (Percentage)	第 4 位 死因 Cause of death	率 Rate 百分率 (Percentage)	第 5 位 死因 Cause of death	率 Rate 百分率 (Percentage)
1960	昭和35	その他の新生児固有の疾患及び性質不明の未熟児 Other diseases of newborn and Premature babies of unknown causes	1075.9 (35.1)	肺炎および気管支炎 Pneumonia and bronchitis	856.8 (27.9)	胃炎，十二指腸炎，腸炎および大腸炎 Gastritis, duodenitis enteritis and colitis	234.9 (7.7)	先天奇形 Congenital anomalies	190.3 (6.2)	出生時の損傷，分娩後窒息および肺不全拡張 Birth injury, birth asphyxia and atelectasis	155.3 (5.1)
1970	45	先天異常 Congenital anomalies	202.4 (15.4)	出生時損傷，難産およびその他の無酸素症，低酸素症 Birth injury, difficult labour and other anoxic and hypoxic conditions	194.2 (14.8)	肺炎および気管支炎 Pneumonia and bronchitis	170.4 (13.0)	詳細不明の未熟児 Immaturity, unqualified	131.7 (10.0)	その他の新生児の異常 Other conditions of newborn	109.0 (8.3)
1980	55	出産時外傷，低酸素症，分娩死及びその他の呼吸器病態 Birth trauma, hypoxia, birth asphyxia and other respiratory condition	246.4 (32.8)	先天異常 Congenital anomalies	198.6 (26.4)	不慮の事故及び有害作用 Accidents and adverse effects	41.8 (5.6)	詳細不明の未熟児 Premature babies of unknown causes	41.7 (5.6)	肺炎及び気管支炎 Pneumonia and bronchitis	37.3 (5.0)
1990	平成2	先天異常 Congenital anomalies	166.0 (36.1)	出産時外傷，低酸素症，分娩仮死及びその他の呼吸器病態 Birth trauma, hypoxia, birth asphyxia and other respiratory condition	97.0 (21.1)	不慮の事故及び有害作用 Accidents and adverse effects	28.3 (6.2)	心　疾　患 Heart diseases	14.7 (3.2)	敗血症（新生児敗血症を含む） Septicaemia (including newborn)	13.8 (3.0)
2000	12	先天奇形，変形及び染色体異常 Congenital malformations, deformations and chromosomal abnormalities	116.3 (36.2)	周産期に特異的な呼吸障害及び心血管障害 Respiratory and cardiovascular disorders specific to the perinatal period	50.6 (15.7)	乳幼児突然死症候群 Sudden infant death syndrome	26.6 (8.3)	不慮の事故 Accidents	18.2 (5.7)	胎児及び新生児の出血性障害等 Haemorrhagic and haematological disorders of fetus and newborn	17.4 (5.4)
2010	22	先天奇形，変形及び染色体異常 Congenital malformations, deformations and chromosomal abnormalities	85.5 (37.4)	周産期に特異的な呼吸障害及び心血管障害 Respiratory and cardiovascular disorders specific to the perinatal period	31.8 (13.9)	乳幼児突然死症候群 Sudden infant death syndrome	13.1 (5.7)	不慮の事故 Accidents	10.5 (4.6)	胎児及び新生児の出血性障害及び血液障害 Haemorrhagic and haematological disorders of fetus and newborn	7.9 (3.5)
2020	令和2	先天奇形，変形及び染色体異常 Congenital malformations, deformations and chromosomal abnormalities	64.7 (36.0)	周産期に特異的な呼吸障害及び心血管障害 Respiratory and cardiovascular disorders specific to the perinatal period	27.6 (15.3)	乳幼児突然死症候群 Sudden infant death syndrome	10.9 (6.1)	胎児及び新生児の出血性障害及び血液障害 Haemorrhagic and haematological disorders of fetus and newborn	7.4 (4.1)	不慮の事故 Accidents	6.9 (3.8)
2022	4	先天奇形，変形及び染色体異常 Congenital malformations, deformations and chromosomal abnormalities	62.7 (35.6)	周産期に特異的な呼吸障害及び心血管障害 Respiratory and cardiovascular disorders specific to the perinatal period	26.2 (14.9)	不慮の事故 Accidents	7.8 (4.4)	乳幼児突然死症候群 Sudden infant death syndrome	5.7 (3.2)	妊娠期間及び胎児発育に関連する障害 Disorders related to length of gestation and foetal growth	5.4 (3.1)

（注）15頁死因分類修正適用期間参照。
NOTE：See "Application Periods of ICD codes" on page 15.

(昭和35年～令和 4 年)
Children under 1 Year Old, 1960−2022

Rate (per 100 000 live births)
Percentage

年次 Year	順位 Order	第 6 位 死因 Cause of death	率 Rate (百分率 Percentage)	第 7 位 死因 Cause of death	率 Rate (百分率 Percentage)	第 8 位 死因 Cause of death	率 Rate (百分率 Percentage)	第 9 位 死因 Cause of death	率 Rate (百分率 Percentage)	第 10 位 死因 Cause of death	率 Rate (百分率 Percentage)
1960	昭和35	不 慮 の 事 故 Accidents	81.9 (2.7)	腸閉塞およびヘルニア Ileus and hernia	48.9 (1.6)	麻 疹 Measles	34.6 (1.1)	インフルエンザ Influenza	18.6 (0.6)	髄 膜 炎 Meningitis	17.8 (0.6)
1970	45	不 慮 の 事 故 Accidents	59.0 (4.5)	母体の妊娠時の疾患による新生児の障害 Maternal conditions during pregnancy	55.9 (4.3)	新生児の出血性疾患 Haemorrhagic disease of newborn	50.3 (3.8)	胃 腸 炎 Gastro-enteritis	47.6 (3.6)	腸閉塞およびヘルニア Ileus and hernia	21.9 (1.7)
1980	55	心 疾 患 Heart diseases	16.9 (2.2)	敗血症（新生児敗血症を含む）Septicaemia (including newborn)	14.6 (2.0)	その他の外因 Other external causes	10.2 (1.4)	髄 膜 炎 Meningitis 新生児の出血及び新生児出血性疾患 Haemorrhage of newborns and haemorrhagic diseases of newborns	8.4 (1.1)		
1990	平成 2	肺炎及び気管支炎 Pneumonia and bronchitis	12.1 (2.6)	その他の外因 Other external causes	7.3 (1.6)	詳細不明の未熟児 Premature babies of unknown causes	5.4 (1.2)	悪 性 新 生 物 Malignant neoplasms	4.1 (0.9)	新生児の出血及び新生児出血性疾患 Haemorrhage of newborns and haemorrhagic diseases of newborns	2.3 (0.5)
2000	12	心 疾 患（高血圧性を除く）Heart diseases (excluding Hypertensive heart diseases)	9.8 (3.1)	敗 血 症 Sepsis	7.1 (2.2)	周産期に特異的な感染症 Infections specific to the perinatal period	7.1 (2.2)	肺 炎 Pneumonia 妊娠期間及び胎児発育に関連する障害 Disorders related to length of gestation and fetal growth	6.1 (1.9)		
2010	22	心 疾 患（高血圧性を除く）Heart diseases (excluding Hypertensive heart diseases)	6.3 (2.8)	妊娠期間及び胎児発育に関連する障害 Disorders related to length of gestation and foetal growth	6.1 (2.7)	周産期に特異的な感染症 Infections specific to the perinatal period	5.3 (2.3)	敗 血 症 Sepsis	4.3 (1.9)	肺 炎 Pneumonia	3.9 (1.7)
2020	令和 2	妊娠期間及び胎児発育に関連する障害 Disorders related to length of gestation and foetal growth	5.9 (3.3)	心 疾 患（高血圧性を除く）Heart diseases (excluding Hypertensive heart diseases)	4.5 (2.5)	敗 血 症 Sepsis 周産期に特異的な感染症 Infections specific to the perinatal period	2.6 (1.5)			肺 炎 Pneumonia	1.4 (0.8)
2022	4	心 疾 患（高血圧性を除く）Heart diseases (excluding Hypertensive heart diseases)	4.5 (2.6)	胎児及び新生児の出血性障害及び血液障害 Haemorrhagic and haematological disorders of fetus and newborn	4.3 (2.4)	敗 血 症 Sepsis	2.6 (1.5)	周産期に特異的な感染症 Infections specific to the perinatal period	2.2 (1.3)	代 謝 障 害 Metabolic disease	1.6 (0.9)

第26表　日齢月齢別，乳児死亡数及び割合（昭和25年～令和4年）
Infant Deaths and Percentages Distribution by Age（Month and Day），1950−2022

日　齢　月　齢 Age of infant		乳 児 死 亡 数 Number of infant deaths									
		1950 昭和25	1960 昭和35	1970 昭和45	1980 昭和55	1990 平成2	2000 平成12	2010 平成22	2020 令和2	2021 令和3	2022 令和4
1年未満	under 1 year	140 515	49 293	25 412	11 841	5 616	3 830	2 450	1 512	1 399	1 356
（再掲　月不詳）	Regrouped month unknown	(28)									
1 週未満	under 1 week	35 184	17 040	12 810	6 154	2 337	1 519	878	552	506	466
1日未満	under 1 day	8 422	4 355	4 237	2 808	1 266	900	592	377	337	326
1　日	1 day	6 790	3 643	3 097	1 239	406	235	94	66	63	54
2　日	2 days	6 247	2 913	2 118	846	234	133	72	41	41	21
3　日	3 days	4 554	1 917	1 225	459	157	79	31	21	21	19
4　日	4 days	3 348	1 491	847	338	110	75	32	16	20	21
5　日	5 days	3 097	1 369	718	266	90	59	29	18	12	12
6　日	6 days	2 726	1 352	568	198	74	38	28	13	12	13
2 週未満	under 2 weeks	48 405	22 522	15 041	7 055	2 715	1 796	998	607	573	524
3 週未満	3 weeks	57 782	25 417	16 069	7 500	2 988	1 974	1 092	662	622	561
4 週未満	4 weeks	64 142	27 362	16 742	7 796	3 179	2 106	1 167	704	658	609
2 か月未満	2 months	82 695	32 936	18 580	8 682	3 737	2 535	1 440	859	803	760
3 か月未満	3 months	93 724	36 448	19 722	9 207	4 083	2 753	1 615	964	915	874
4 か月未満	4 months	101 596	39 066	20 671	9 653	4 369	2 916	1 756	1 049	1 009	963
5 か月未満	5 months	107 732	41 039	21 548	10 097	4 657	3 100	1 905	1 146	1 078	1 042
6 か月未満	6 months	113 017	42 719	22 300	10 444	4 851	3 264	2 019	1 213	1 145	1 104
7 か月未満	7 months	117 926	44 207	22 969	10 715	5 025	3 393	2 113	1 286	1 223	1 173
8 か月未満	8 months	122 788	45 520	23 557	10 981	5 163	3 533	2 200	1 343	1 270	1 224
9 か月未満	9 months	127 236	46 598	24 115	11 226	5 306	3 627	2 261	1 404	1 318	1 266
10か月未満	10 months	131 711	47 621	24 608	11 438	5 418	3 704	2 335	1 442	1 335	1 300
11か月未満	11 months	136 182	48 535	25 042	11 654	5 519	3 773	2 396	1 479	1 370	1 329

日　齢　月　齢 Age of infant		百 分 率 Percentage									
		1950 昭和25	1960 昭和35	1970 昭和45	1980 昭和55	1990 平成2	2000 平成12	2010 平成22	2020 令和2	2021 令和3	2022 令和4
1年未満	under 1 year	100.0	100.0	100.0	100.0	100.0	100.0	100.0	100.0	100.0	100.0
1 週未満	under 1 week	25.0	34.6	50.4	52.0	41.6	39.7	35.8	36.5	36.2	34.4
1日未満	under 1 day	6.0	8.8	16.7	23.7	22.5	23.5	24.2	24.9	24.1	24.0
1　日	1 day	4.8	7.4	12.2	10.5	7.2	6.1	3.8	4.4	4.5	4.0
2　日	2 days	4.4	5.9	8.3	7.1	4.2	3.5	2.9	2.7	2.9	1.5
3　日	3 days	3.2	3.9	4.8	3.9	2.8	2.1	1.3	1.4	1.5	1.4
4　日	4 days	2.4	3.0	3.3	2.9	2.0	2.0	1.3	1.1	1.4	1.5
5　日	5 days	2.2	2.8	2.8	2.2	1.6	1.5	1.2	1.2	0.9	0.9
6　日	6 days	1.9	2.7	2.2	1.7	1.3	1.0	1.1	0.9	0.9	1.0
2 週未満	under 2 weeks	34.4	45.7	59.2	59.6	48.3	46.9	40.7	40.1	41.0	38.6
3 週未満	3 weeks	41.1	51.6	63.2	63.3	53.2	51.5	44.6	43.8	44.5	41.4
4 週未満	4 weeks	45.6	55.5	65.9	65.8	56.6	55.0	47.6	46.6	47.0	44.9
2 か月未満	2 months	58.9	66.8	73.1	73.3	66.5	66.2	58.8	56.8	57.4	56.0
3 か月未満	3 months	66.7	73.9	77.6	77.8	72.7	71.9	65.9	63.8	65.4	64.5
4 か月未満	4 months	72.3	79.3	81.3	81.5	77.8	76.1	71.7	69.4	72.1	71.0
5 か月未満	5 months	76.7	83.3	84.8	85.3	82.9	80.9	77.8	75.8	77.1	76.8
6 か月未満	6 months	80.4	86.7	87.8	88.2	86.4	85.2	82.4	80.2	81.8	81.4
7 か月未満	7 months	83.9	89.7	90.4	90.5	89.5	88.6	86.2	85.1	87.4	86.5
8 か月未満	8 months	87.4	92.3	92.7	92.7	91.9	92.2	89.8	88.8	90.8	90.3
9 か月未満	9 months	90.5	94.5	94.9	94.8	94.5	94.7	92.3	92.9	94.2	93.4
10か月未満	10 months	93.7	96.6	96.8	96.6	96.5	96.7	95.3	95.4	95.4	95.9
11か月未満	11 months	96.9	98.5	98.5	98.4	98.3	98.5	97.8	97.8	97.9	98.0

（注）　1週以後における死亡数は累計である。
NOTE：The figures for 1 week and after in this table are accumulated.

第27表　主な死因別，日齢月齢別，乳児死亡数（令和４年）
Infant Deaths by Age（Month and Day）and Cause of Death, 2022

死　因 Causes of death for tabulation of infant mortality 日齢　月齢 Age of infant	総　数 Total	先天奇形，変形及び染色体異常 Ba35 Congenital malformations, deformations and chromosomal abnormalities	周産期に特異的な呼吸及び心血管障害 Ba26〜Ba30 Respiratory and cardiovascular disorders specific to the perinatal period	乳幼児突然死症候群 Ba44 Sudden infant death syndrome	不慮の事故 Ba46 Accidents	胎児及び新生児の出血性障害及び血液障害 Ba33 Haemorrhagic and Haematological disorders of fetus and newborn	心疾患（高血圧性を除く） Ba15 Heart diseases (excludes: Hypertension)
1 年未満　　under 1 year	1 356	483	202	44	60	33	35
1 週未満　　under 1 week	466	201	163	1	–	15	1
1 日未満　　under 1 day	326	126	135	1	–	7	–
1　日　　1 day	54	34	11	–	–	1	–
2　日　　2 days	21	10	6	–	–	2	–
3　日　　3 days	19	8	4	–	–	4	–
4　日　　4 days	21	13	2	–	–	–	–
5　日　　5 days	12	6	–	–	–	1	–
6　日　　6 days	13	4	5	–	–	–	1
1〜2 週未満　1 week & over, under 2 weeks	58	14	10	–	1	6	–
2〜3 週未満　2 weeks & over, under 3 weeks	37	11	5	1	1	5	1
3〜4 週未満　3 weeks & over, under 4 weeks	48	18	3	–	1	2	4
4 週〜11か月　4 weeks & over, under 1 year	747	239	21	42	57	5	29
4 週〜2 か月未満　4weeks & over, under 2 months	151	49	6	8	7	2	4
2 か月　　2 months	114	43	6	7	6	1	7
3 か月　　3 months	89	33	2	4	8	2	4
4 か月　　4 months	79	21	1	9	8	–	2
5 か月　　5 months	62	13	2	6	8	–	5
6 か月　　6 months	69	25	–	4	4	–	3
7 か月　　7 months	51	13	1	1	4	–	–
8 か月　　8 months	42	17	1	1	6	–	2
9 か月　　9 months	34	11	–	1	2	–	1
10か月　　10 months	29	6	2	1	2	–	–
11か月　　11 months	27	8	–	–	2	–	1

第28表　乳児死亡に占める不慮の事故の割合（昭和25年〜令和４年）
Infant Deaths and Percentages for 0 Years Old Caused by Accidents, 1950−2022

0 歳（0 years old）

年次　Year	1950 昭和25	1960 昭和35	1970 昭和45	1980 昭和55	1990 平成 2	2000 平成12	2010 平成22	2018 平成30	2019 令和元	2020 令和 2	2021 令和 3	2022 令和 4
乳児死亡数 Number of infant deaths	140 515	49 293	25 412	11 841	5 616	3 830	2 450	1 748	1 654	1 512	1 399	1 356
不慮の事故 Accidents												
実　数 Number	2 189	1 315	1 142	659	346	217	113	64	78	58	61	60
割　合 Percentage	1.6	2.7	4.5	5.6	6.2	5.7	4.6	3.7	4.7	3.8	4.4	4.4

第29表　出生時体重別，早期新生児死亡数及び率（昭和43年～令和4年）

Early Neonatal Deaths (under 1 week) and Early Neonatal Mortality Rates by Birthweight, 1968-2022

実　数　Number　　　　　　　　　　　　　　　　　　　　　率（出生千対）　Rate (per 1 000 live births)

年　　次 Year		1968 昭和43	1980 昭和55	1990 平成2	2000 平成12	2010 平成22	2020 令和2	2022 令和4	1968 昭和43	1980 昭和55	1990 平成2	2000 平成12	2010 平成22	2020 令和2	2022 令和4
1週未満	合計 Total	13 693	6 154	2 337	1 519	878	552	466	7.3	3.9	1.9	1.3	0.8	0.7	0.6
Under 1 week	男　Male	8 175	3 609	1 323	839	508	288	255	8.4	4.4	2.1	1.4	0.9	0.7	0.6
	女 Female	5 518	2 545	1 014	680	370	264	211	6.1	3.3	1.7	1.2	0.7	0.6	0.6
500g未満	合計 Total	・	47	63	81	80	72	52	・	959.2	768.3	470.9	274.9	236.8	192.6
	男　Male	・	20	29	38	47	29	25	・	1 000.0	805.6	527.8	331.0	239.7	190.8
Under 500g	女 Female	・	27	34	43	33	43	27	・	931.0	739.1	430.0	221.5	235.0	194.2
500～999g	合計 Total	*777	834	488	317	167	118	96	*856.7	578.8	220.9	117.7	56.8	52.4	44.1
	男　Male	*357	427	270	178	102	67	53	*901.5	648.9	242.2	129.0	66.6	56.2	47.9
	女 Female	*420	407	218	139	65	51	43	*821.9	519.8	199.3	105.8	46.1	48.2	40.1
1 000～1 499g	合計 Total	2 633	1 143	302	176	119	63	49	448.3	255.0	71.4	35.0	24.5	17.2	14.9
	男　Male	1 454	695	170	96	67	28	31	518.7	306.3	77.3	37.0	26.5	15.5	18.4
	女 Female	1 179	448	132	80	52	35	18	384.0	202.4	65.1	32.8	22.3	18.7	11.2
1 500～1 999g	合計 Total	2 846	973	264	224	139	77	65	147.3	77.4	24.4	16.8	10.7	7.8	6.9
	男　Male	1 810	595	147	113	80	37	39	187.8	93.9	26.9	16.9	12.5	7.6	8.5
	女 Female	1 036	378	117	111	59	40	26	107.0	60.7	21.9	16.8	8.9	7.9	5.4
2 000～2 499g	合計 Total	2 049	825	318	209	130	68	72	23.9	13.1	5.3	2.6	1.6	1.1	1.3
	男　Male	1 287	502	175	113	67	38	32	31.7	17.1	6.4	3.1	1.8	1.4	1.3
	女 Female	762	323	143	96	63	30	40	16.9	9.6	4.4	2.1	1.4	0.9	1.2
2 500～2 999g	合計 Total	2 166	929	379	226	124	88	72	4.4	2.3	1.0	0.6	0.3	0.3	0.2
	男　Male	1 229	516	204	147	69	57	41	5.4	2.8	1.2	0.7	0.4	0.4	0.3
	女 Female	937	413	175	119	55	31	31	3.5	1.9	0.9	0.5	0.2	0.2	0.2
3 000～3 499g	合計 Total	1 975	850	320	159	85	45	38	2.3	1.2	0.6	0.3	0.2	0.1	0.1
	男　Male	1 241	514	202	99	52	22	21	2.8	1.4	0.7	0.4	0.2	0.1	0.1
	女 Female	734	336	118	60	33	23	17	1.8	0.9	0.4	0.3	0.2	0.1	0.1
3 500～3 999g	合計 Total	795	338	120	50	16	8	10	2.3	1.1	0.6	0.4	0.1	0.1	0.1
	男　Male	534	223	81	32	14	4	7	2.6	1.2	0.7	0.4	0.2	0.1	0.1
	女 Female	261	115	39	18	2	4	3	1.8	0.9	0.5	0.3	0.0	0.1	0.1
4 000g～	合計 Total	194	103	20	11	2	4	5	3.6	2.2	0.9	0.9	0.2	0.3	0.4
	男　Male	127	62	13	9	1	1	3	3.7	2.1	0.9	1.1	0.2	0.1	0.5
	女 Female	67	41	7	2	1	3	2	3.5	2.4	0.8	0.4	0.3	1.0	0.8
不　　詳	合計 Total	258	112	63	26	16	9	7	156.0	602.2	321.4	163.5	66.7	78.9	72.9
	男　Male	136	55	32	14	9	5	3	165.7	572.9	296.3	194.4	72.0	84.7	63.8
Not stated	女 Female	122	57	31	12	7	4	4	146.5	633.3	352.3	137.9	60.9	72.7	81.6

（注）　＊1 000g未満の児をすべて含む。
NOTE：＊Data of neonates under 1 000g.

IV 児 童* 死 亡 CHILD* DEATHS

第30表 年齢別，児童死亡数及び率（昭和25年～令和4年）
Child Deaths and Death Rates by Age, 1950−2022

実 数 Number

年次 Year／年齢 Age	1950 昭和25	1960 昭和35	1970 昭和45	1980 昭和55	1990 平成2	2000 平成12	2010 平成22	2020 令和2	2021 令和3	2022 令和4	2022 男 Male	2022 女 Female
1 歳	35 747	5 730	3 115	1 716	987	599	406	192	206	210	107	103
2	24 165	3 961	1 885	1 076	551	349	216	112	110	123	70	53
3	15 320	3 064	1 345	897	461	265	175	89	98	86	44	42
4	7 156	2 644	1 118	768	368	226	135	74	70	76	39	37
1 ～ 4	82 388	15 399	7 467	4 457	2 367	1 439	932	467	484	495	260	235
5 ～ 9	19 774	8 209	3 809	2 773	1 377	738	480	306	330	311	167	144
10 ～ 14	10 212	5 545	2 625	1 627	1 242	744	553	426	441	422	233	189
15 ～ 19	21 222	9 829	6 926	4 043	4 353	2 397	1 422	1 262	1 204	1 265	777	488

率（各年齢別人口10万対）Rate (per 100 000 population of each age group)

年次 Year／年齢 Age	1950 昭和25	1960 昭和35	1970 昭和45	1980 昭和55	1990 平成2	2000 平成12	2010 平成22	2020 令和2	2021 令和3	2022 令和4	2022 男 Male	2022 女 Female
1 歳	1 417.0	359.3	168.4	105.6	78.6	51.8	39.2	22.5	25.1	25.9	25.8	26.0
2	974.4	255.7	104.4	63.5	42.5	29.5	20.3	12.5	12.9	15.0	16.7	13.2
3	652.8	202.5	74.5	51.6	34.4	22.4	16.5	9.6	10.9	10.1	10.1	10.1
4	464.7	164.2	79.0	42.1	26.9	19.2	12.8	7.7	7.6	8.5	8.5	8.4
1 ～ 4	926.8	245.7	108.5	64.8	45.0	30.6	22.1	12.8	13.8	14.6	15.0	14.2
5 ～ 9	207.7	89.2	47.0	27.8	18.5	12.3	8.6	6.1	6.7	6.4	6.7	6.1
10 ～ 14	117.4	50.3	33.7	18.3	14.6	11.4	9.4	8.0	8.3	8.1	8.7	7.4
15 ～ 19	247.7	105.6	77.0	49.2	43.7	32.2	23.6	22.5	21.9	23.3	27.9	18.5

(注) ＊11頁の6. 参照。
NOTE：＊See note 6 on page 13.

第31表　1～4歳の死因順位別，
Leading Causes and Rates of Death for

率（1～4歳の人口10万対）
百分率

年次 Year	順位 Order	第1位 死因 Cause of death	率 Rate 百分率 Percentage	第2位 死因 Cause of death	率 Rate 百分率 Percentage	第3位 死因 Cause of death	率 Rate 百分率 Percentage	第4位 死因 Cause of death	率 Rate 百分率 Percentage	第5位 死因 Cause of death	率 Rate 百分率 Percentage
1960	昭和35	不慮の事故 Accidents	69.3 (28.1)	肺炎および気管支炎 Pneumonia and bronchitis	39.4 (16.0)	胃炎，十二指腸炎，腸炎および大腸炎 Gastritis, duodenitis enteritis and colitis	26.8 (10.9)	赤痢 Dysentery	15.8 (6.4)	麻疹 Measles	9.5 (3.9)
1970	45	不慮の事故 Accidents	45.7 (42.1)	先天異常 Congenital anomalies	11.5 (10.6)	肺炎および気管支炎 Pneumonia and bronchitis	11.5 (10.6)	悪性新生物 Malignant neoplasms	7.8 (7.2)	胃腸炎 Gastro-enteritis	3.9 (3.6)
1980	55	不慮の事故及び有害作用 Accidents and adverse effects	24.3 (37.8)	先天異常 Congenital anomalies	10.1 (15.8)	悪性新生物 Malignant neoplasms	5.9 (9.2)	肺炎及び気管支炎 Pneumonia and bronchitis	4.4 (6.8)	心疾患 Heart diseases	2.7 (4.2)
1990	平成2	不慮の事故及び有害作用 Accidents and adverse effects	13.8 (30.6)	先天異常 Congenital anomalies	8.6 (19.1)	悪性新生物 Malignant neoplasms	3.3 (7.4)	心疾患 Heart diseases	3.0 (6.6)	中枢神経系の非炎症性疾患 Non-inflammatory diseases of the central nervous system	2.8 (6.3)
2000	12	不慮の事故 Accidents	6.6 (21.4)	先天奇形，変形及び染色体異常 Congenital malformations, deformations and chromosomal abnormalities	5.3 (17.2)	悪性新生物 Malignant neoplasms	2.5 (8.1)	肺炎 Pneumonia	1.9 (6.2)	心疾患（高血圧性を除く） Heart diseases (excluding Hypertensive heart diseases)	1.7 (5.5)
2010	22	先天奇形，変形及び染色体異常 Congenital malformations, deformations and chromosomal abnormalities	3.8 (17.4)	不慮の事故 Accidents	3.6 (16.2)	悪性新生物 Malignant neoplasms	2.0 (9.2)	肺炎 Pneumonia	1.7 (7.6)	心疾患（高血圧性を除く） Heart diseases (excluding Hypertensive heart diseases)	1.4 (6.1)
2020	令和2	先天奇形，変形及び染色体異常 Congenital malformations, deformations and chromosomal abnormalities	2.4 (18.4)	悪性新生物（腫瘍） Malignant neoplasms	1.7 (13.1)	不慮の事故 Accidents	1.6 (12.2)	心疾患（高血圧性を除く） Heart diseases (excluding Hypertensive heart diseases)	0.6 (4.7)	インフルエンザ Influenza	0.5 (4.1)
2021	3	先天奇形，変形及び染色体異常 Congenital malformations, deformations and chromosomal abnormalities	2.8 (20.5)	悪性新生物（腫瘍） Malignant neoplasms	1.5 (11.0)	不慮の事故 Accidents	1.4 (10.3)	心疾患（高血圧性を除く） Heart diseases (excluding Hypertensive heart diseases)	0.8 (5.8)	周産期に発生した病態 Certain conditions originating in the perinatal period	0.5 (3.3)
2022	4	先天奇形，変形及び染色体異常 Congenital malformations, deformations and chromosomal abnormalities	3.4 (23.0)	不慮の事故 Accidents	1.7 (11.9)	悪性新生物（腫瘍） Malignant neoplasms	1.4 (9.3)	心疾患（高血圧性を除く） Heart diseases (excluding Hypertensive heart diseases)	0.8 (5.3)	肺炎 Pneumonia	0.5 (3.4)

(注) 15頁死因分類修正適用期間参照。
NOTE : See "Application Periods of ICD codes" on page 15.

死因及び死亡率，割合（昭和35年～令和 4 年）
1-4 Years of Age, 1960-2022

Rate（per 100 000 population of 1-4 years of age）
Percentage

年次 Year	順位 Order	第 6 位 死因 Cause of death	率 Rate（百分率 Percentage）	第 7 位 死因 Cause of death	率 Rate（百分率 Percentage）	第 8 位 死因 Cause of death	率 Rate（百分率 Percentage）	第 9 位 死因 Cause of death	率 Rate（百分率 Percentage）	第 10 位 死因 Cause of death	率 Rate（百分率 Percentage）
1960	昭和35	悪性新生物 Malignant neoplasms	7.9 (3.2)	先天奇形 Congenital anomalies	7.4 (3.0)	全結核 Tuberculosis	4.7 (1.9)	腎炎およびネフローゼ Nephritis and nephrosis	4.4 (1.8)	腸閉塞およびヘルニア Ileus and hernia	3.5 (1.4)
1970	45	麻疹 Measles	3.5 (3.2)	中枢神経系の非炎症性疾患 Non-inflammatory diseases of the central nervous system	3.1 (2.9)	他殺 Homicide	2.3 (2.1)	良性および性質不詳の新生物 Benign neoplasms and neoplasms of unspecified nature	1.4 (1.3)	喘息 Asthma 心疾患 Heart diseases	1.2 (1.1)
1980	55	中枢神経系の非炎症性疾患 Non-inflammatory diseases of the central nervous system	2.5 (3.8)	他殺 Homicide	2.0 (3.1)	喘息 Asthma	1.0 (1.5)	良性及び性質不詳の新生物 Benign neoplasms and neoplasms of unspecified nature	1.0 (1.5)	胃腸炎 Gastro-enteritis	0.9 (1.4)
1990	平成 2	肺炎及び気管支炎 Pneumonia and bronchitis	2.7 (6.0)	他殺 Homicide	0.7 (1.5)	出産時外傷，低酸素症，分娩仮死及びその他の呼吸器病態 Birth trauma, hypoxia, birth asphyxia and other respiratory condition	0.6 (1.4)	良性及び性質不詳の新生物 Benign neoplasms and neoplasms of unspecified nature	0.6 (1.3)	麻疹 Measles	0.5 (1.1)
2000	12	乳幼児突然死症候群 Sudden infant death syndrome	1.0 (3.2)	他殺 Homicide	0.8 (2.7)	その他の新生物 Benign neoplasms	0.7 (2.4)	インフルエンザ Influenza	0.6 (1.9)	喘息 Asthma	0.4 (1.5)
2010	22	腸管感染症 Intestinal infectious diseases	0.8 (3.5)	敗血症 Sepsis	0.6 (2.8)	他殺 Homicide	0.5 (2.4)	その他の新生物 Benign neoplasms	0.3 (1.4)	周産期に発生した病態 Certain conditions originating in the perinatal period	0.2 (0.9)
2020	令和 2	敗血症 Sepsis	0.3 (2.6)	肺炎 Pneumonia	0.3 (2.1)	周産期に発生した病態 Certain conditions originating in the perinatal period	0.2 (1.7)	他殺 Homicide	0.2 (1.5)	腸管感染症 Intestinal infectious diseases その他の新生物〈腫瘍〉 Benign neoplasms 脳血管疾患 Cerebrovascular ヘルニア及び腸閉塞 Hernia and intestinal obstruction	0.1 (1.1)
2021	3	他殺 Homicide	0.4 (2.7)	敗血症 Sepsis	0.3 (2.5)	その他の新生物〈腫瘍〉 Benign neoplasms 肺炎 Pneumonia	0.3 (2.1)			腸管感染症 Intestinal infectious diseases	0.3 (1.9)
2022	4	敗血症 Sepsis	0.4 (2.6)	腸管感染症 Intestinal infectious diseases	0.3 (1.8)	その他の新生物〈腫瘍〉 Benign neoplasms ヘルニア及び腸閉塞 Hernia and intestinal obstruction	0.2 (1.6)			周産期に発生した病態 Certain conditions originating in the perinatal period	0.2 (1.4)

第32表　5〜9歳の死因順位別,
Leading Causes and Rates of Death for

率（5〜9歳の人口10万対）
百分率

年次 Year	順位 Order	第1位 死因 Cause of death	率 百分率 Rate Percentage	第2位 死因 Cause of death	率 百分率 Rate Percentage	第3位 死因 Cause of death	率 百分率 Rate Percentage	第4位 死因 Cause of death	率 百分率 Rate Percentage	第5位 死因 Cause of death	率 百分率 Rate Percentage
1960	昭和35	不慮の事故 Accidents	29.2 (32.8)	肺炎および気管支炎 Pneumonia and bronchitis	6.5 (7.3)	赤痢 Dysentery	6.4 (6.1)	胃炎，十二指腸炎，腸炎および大腸炎 Gastritis, duodenitis enteritis and colitis	5.4 (6.1)	悪性新生物 Malignant neoplasms	4.2 (4.7)
1970	45	不慮の事故 Accidents	21.5 (45.6)	悪性新生物 Malignant neoplasms	4.9 (10.4)	肺炎および気管支炎 Pneumonia and bronchitis	3.0 (6.4)	先天異常 Congenital anomalies	2.8 (6.0)	中枢神経系の非炎症性疾患 Non-inflammatory diseases of the central nervous system	2.1 (4.6)
1980	55	不慮の事故及び有害作用 Accidents and adverse effects	11.4 (41.0)	悪性新生物 Malignant neoplasms	4.7 (17.1)	先天異常 Congenital anomalies	1.8 (6.5)	心疾患 Heart diseases	1.3 (4.6)	中枢神経系の非炎症性疾患 Non-inflammatory diseases of the central nervous system	1.2 (4.4)
1990	平成2	不慮の事故及び有害作用 Accidents and adverse effects	7.0 (38.0)	悪性新生物 Malignant neoplasms	3.0 (16.3)	先天異常 Congenital anomalies	1.4 (7.5)	中枢神経系の非炎症性疾患 Non-inflammatory diseases of the central nervous system	1.1 (5.7)	心疾患 Heart diseases	0.9 (5.0)
2000	12	不慮の事故 Accidents	4.0 (32.8)	悪性新生物 Malignant neoplasms	2.3 (18.6)	先天奇形，変形及び染色体異常 Congenital malformations, deformations and chromosomal abnormalities	1.0 (8.1)	その他の新生物 Benign neoplasms	0.6 (5.1)	心疾患（高血圧性を除く） Heart diseases (excluding Hypertensive heart diseases)	0.5 (4.2)
2010	22	不慮の事故 Accidents	2.3 (26.0)	悪性新生物 Malignant neoplasms	1.9 (22.3)	心疾患（高血圧性を除く） Heart diseases (excluding Hypertensive heart diseases) 先天奇形，変形及び染色体異常 Congenital malformations, deformations and chromosomal abnormalities	0.5 (5.4)			その他の新生物 Benign neoplasms	0.4 (5.0)
2020	令和2	悪性新生物〈腫瘍〉 Malignant neoplasms	1.5 (25.2)	不慮の事故 Accidents	1.0 (16.0)	先天奇形，変形及び染色体異常 Congenital malformations, deformations and chromosomal abnormalities	0.6 (10.1)	心疾患（高血圧性を除く） Heart diseases (excluding Hypertensive heart diseases)	0.4 (6.2)	インフルエンザ Influenza	0.2 (3.6)
2021	3	悪性新生物〈腫瘍〉 Malignant neoplasms	1.8 (26.7)	不慮の事故 Accidents	0.9 (13.6)	先天奇形，変形及び染色体異常 Congenital malformations, deformations and chromosomal abnormalities	0.9 (13.3)	その他の新生物〈腫瘍〉 Benign neoplasms 心疾患（高血圧性を除く） Heart diseases (excluding Hypertensive heart diseases)	0.3 (5.2)		
2022	4	悪性新生物〈腫瘍〉 Malignant neoplasms	1.8 (28.6)	先天奇形，変形及び染色体異常 Congenital malformations, deformations and chromosomal abnormalities	0.6 (9.3)	不慮の事故 Accidents	0.6 (9.0)	その他の新生物〈腫瘍〉 Benign neoplasms	0.3 (4.5)	心疾患（高血圧性を除く） Heart diseases (excluding Hypertensive heart diseases)	0.3 (4.2)

（注）15頁死因分類修正適用期間参照。
NOTE：See "Application Periods of ICD codes" on page 15.

死因及び死亡率，割合（昭和35年〜令和４年）

5-9 Years of Age, 1960-2022

Rate（per 100 000 population of 5-9 years of age）
Percentage

年次 Year	順位 Order	第 6 位 死因 Cause of death	率 Rate （百分率） Percentage	第 7 位 死因 Cause of death	率 Rate （百分率） Percentage	第 8 位 死因 Cause of death	率 Rate （百分率） Percentage	第 9 位 死因 Cause of death	率 Rate （百分率） Percentage	第 10 位 死因 Cause of death	率 Rate （百分率） Percentage
1960	昭和35	腎炎およびネフローゼ Nephritis and nephrosis	3.8 (4.2)	心臓の疾患 Heart diseases	2.4 (2.7)	ジフテリア Diphtheria	2.4 (2.7)	麻疹 Measles	1.8 (2.1)	先天奇形 Congenital anomalies	1.8 (2.0)
1970	45	良性および性質不詳の新生物 Benign neoplasms and neoplasms of unspecified nature	1.3 (2.8)	他殺 Homicide	1.2 (2.6)	腎炎およびネフローゼ Nephritis and nephrosis	1.1 (2.2)	喘息 Asthma	1.0 (2.0)	心疾患 Heart diseases	0.7 (1.5)
1980	55	肺炎及び気管支炎 Pneumonia and bronchitis	1.2 (4.3)	他殺 Homicide	1.1 (4.0)	良性及び性質不詳の新生物 Benign neoplasms and neoplasms of unspecified nature	0.8 (2.9)	喘息 Asthma	0.5 (1.8)	脳血管疾患 Cerebrovascular diseases	0.3 (1.2)
1990	平成2	良性及び性質不詳の新生物 Benign neoplasms and neoplasms of unspecified nature	0.9 (4.8)	肺炎及び気管支炎 Pneumonia and bronchitis	0.8 (4.3)	他殺 Homicide	0.6 (3.1)	喘息 Asthma	0.2 (1.3)	貧血 Anaemias	0.2 (1.2)
2000	12	他殺 Homicide	0.4 (3.1)	肺炎 Pneumonia	0.4 (2.8)	インフルエンザ Influenza	0.2 (1.9)	脳血管疾患 Cerebrovascular diseases	0.2 (1.8)	喘息 Asthma	0.2 (1.5)
2010	22	肺炎 Pneumonia	0.4 (4.6)	他殺 Homicide	0.2 (2.7)	敗血症 Sepsis	0.2 (1.9)	脳血管疾患 Cerebrovascular diseases	0.1 (1.7)	腸管感染症 Intestinal infectious diseases	0.1 (1.3)
2020	令和2	その他の新生物〈腫瘍〉 Benign neoplasms	0.2 (3.3)	肺炎 Pneumonia	0.2 (2.6)	敗血症 Sepsis	0.1 (2.3)	周産期に発生した病態 Certain conditions originating in the perinatal period 他殺 Homicide	0.1 (1.6)		
2021	3	他殺 Homicide	0.2 (3.0)	脳血管疾患 Cerebrovascular diseases	0.2 (2.7)	敗血症 Sepsis 肺炎 Pneumonia	0.1 (1.2)			糸球体疾患及び腎尿細管間質性疾患 Glomerular diseases and renal tubulo-interstitial diseases	0.1 (0.9)
2022	4	他殺 Homicide	0.2 (2.6)	脳血管疾患 Cerebrovascular diseases	0.1 (1.9)	周産期に発生した病態 Certain conditions originating in the perinatal period	0.1 (1.6)	敗血症 Sepsis	0.1 (1.3)	肺炎 Pneumonia ヘルニア及び腸閉塞 Hernia and intestinal obstruction	0.1 (1.0)

第33表　10～14歳の死因順位別，
Leading Causes and Rates of Death for

率（10～14歳の人口10万対）
百分率

年次 Year	順位 Order	第 1 位 死因 Cause of death	率 Rate 百分率 Percentage	第 2 位 死因 Cause of death	率 Rate 百分率 Percentage	第 3 位 死因 Cause of death	率 Rate 百分率 Percentage	第 4 位 死因 Cause of death	率 Rate 百分率 Percentage	第 5 位 死因 Cause of death	率 Rate 百分率 Percentage
1960	昭和35	不慮の事故 Accidents	13.0 (25.8)	悪性新生物 Malignant neoplasms	4.4 (8.8)	心臓の疾患 Heart diseases	4.1 (8.0)	腎炎およびネフローゼ Nephritis and nephrosis	3.0 (6.0)	肺炎および気管支炎 Pneumonia and bronchitis	2.7 (5.3)
1970	45	不慮の事故 Accidents	10.0 (29.6)	悪性新生物 Malignant neoplasms	4.4 (12.9)	中枢神経系の非炎症性疾患 Non-inflammatory diseases of the central nervous system	2.1 (6.1)	肺炎および気管支炎 Pneumonia and bronchitis	2.0 (5.9)	先天異常 Congenital anomalies	1.5 (4.5)
1980	55	悪性新生物 Malignant neoplasms	4.4 (24.0)	不慮の事故及び有害作用 Accidents and adverse effects	4.2 (22.7)	心疾患 Heart diseases	1.5 (8.0)	中枢神経系の非炎症性疾患 Non-inflammatory diseases of the central nervous system	1.1 (6.0)	先天異常 Congenital anomalies	1.0 (5.7)
1990	平成2	不慮の事故及び有害作用 Accidents and adverse effects	3.8 (25.8)	悪性新生物 Malignant neoplasms	3.3 (22.5)	心疾患 Heart diseases	1.3 (9.1)	先天異常 Congenital anomalies	0.9 (6.2)	良性及び性質不詳の新生物 Benign neoplasms and neoplasms of unspecified nature	0.6 (3.9)
2000	12	不慮の事故 Accidents	2.6 (22.3)	悪性新生物 Malignant neoplasms	2.0 (17.6)	自殺 Suicide	1.1 (9.9)	心疾患（高血圧性を除く） Heart diseases (excluding Hypertensive heart diseases)	0.9 (7.7)	先天奇形，変形及び染色体異常 Congenital malformations, deformations and chromosomal abnormalities	0.6 (5.4)
2010	22	不慮の事故 Accidents	2.1 (21.9)	悪性新生物 Malignant neoplasms	2.0 (21.0)	自殺 Suicide	1.1 (11.4)	心疾患（高血圧性を除く） Heart diseases (excluding Hypertensive heart diseases)	0.7 (7.6)	先天奇形，変形及び染色体異常 Congenital malformations, deformations and chromosomal abnormalities	0.4 (4.2)
2020	令和2	自殺 Suicide	2.3 (28.6)	悪性新生物〈腫瘍〉 Malignant neoplasms	1.5 (19.2)	不慮の事故 Accidents	1.0 (12.4)	心疾患（高血圧性を除く） Heart diseases (excluding Hypertensive heart diseases)	0.5 (6.3)	先天奇形，変形及び染色体異常 Congenital malformations, deformations and chromosomal abnormalities	0.4 (5.2)
2021	3	自殺 Suicide	2.4 (29.0)	悪性新生物〈腫瘍〉 Malignant neoplasms	1.5 (18.6)	不慮の事故 Accidents	1.0 (11.8)	先天奇形，変形及び染色体異常 Congenital malformations, deformations and chromosomal abnormalities	0.6 (7.3)	心疾患（高血圧性を除く） Heart diseases (excluding Hypertensive heart diseases)	0.4 (4.8)
2022	4	自殺 Suicide	2.3 (28.2)	悪性新生物〈腫瘍〉 Malignant neoplasms	1.6 (19.9)	不慮の事故 Accidents	0.6 (8.1)	先天奇形，変形及び染色体異常 Congenital malformations, deformations and chromosomal abnormalities	0.5 (5.9)	心疾患（高血圧性を除く） Heart diseases (excluding Hypertensive heart diseases)	0.4 (4.5)

(注) 15頁死因分類修正適用期間参照。
NOTE：See "Application Periods of ICD codes" on page 15.

死因及び死亡率，割合（昭和35年〜令和4年）
10−14 Years of Age, 1960−2022

Rate（per 100 000 population of 10−14 years of age）
Percentage

年次 Year	順位 Order	第 6 位 死因 Cause of death	率 Rate 百分率 Percentage	第 7 位 死因 Cause of death	率 Rate 百分率 Percentage	第 8 位 死因 Cause of death	率 Rate 百分率 Percentage	第 9 位 死因 Cause of death	率 Rate 百分率 Percentage	第 10 位 死因 Cause of death	率 Rate 百分率 Percentage
1960	昭和35	全結核 Tuberculosis	1.8 (3.5)	良性および性質不詳の新生物 Benign neoplasms and neoplasms of unspecified nature	1.7 (3.3)	リューマチ熱 先天奇形 Rheumatic fever Congenital anomalies	1.2 (2.5)			胃炎，十二指腸炎，腸炎および大腸炎 Gastritis, duodenitis enteritis and colitis	1.1 (2.2)
1970	45	良性および性質不詳の新生物 Benign neoplasms and neoplasms of unspecified nature	1.5 (4.4)	心疾患 Heart diseases	1.5 (4.4)	腎炎およびネフローゼ Nephritis and nephrosis	1.4 (4.0)	喘息 Asthma	1.3 (3.7)	自殺 Suicide	0.7 (2.1)
1980	55	肺炎及び気管支炎 Pneumonia and bronchitis	0.9 (5.0)	良性及び性質不詳の新生物 Benign neoplasms and neoplasms of unspecified nature	0.7 (3.8)	自殺 Suicide	0.6 (3.3)	他殺 Homicide	0.4 (2.3)	脳血管疾患 Cerebrovascular diseases	0.4 (2.2)
1990	平成2	肺炎及び気管支炎 Pneumonia and bronchitis	0.6 (3.9)	自殺 Suicide	0.6 (3.8)	中枢神経系の非炎症性疾患 Non-inflammatory diseases of the central nervous system	0.5 (3.5)	喘息 Asthma	0.4 (3.1)	他殺 Homicide	0.2 (1.6)
2000	12	その他の新生物 Benign neoplasms 肺炎 Pneumonia	0.5 (4.3)			脳血管疾患 Cerebrovascular diseases	0.3 (2.6)	他殺 Homicide	0.2 (1.5)	喘息 Asthma	0.2 (1.3)
2010	22	その他の新生物 Benign neoplasms	0.3 (3.3)	脳血管疾患 Cerebrovascular diseases	0.3 (2.7)	肺炎 Pneumonia	0.2 (2.5)	他殺 Homicide	0.1 (1.4)	敗血症 Sepsis	0.1 (1.3)
2020	令和2	脳血管疾患 Cerebrovascular diseases	0.2 (2.6)	その他の新生物〈腫瘍〉 Benign neoplasms インフルエンザ Influenza	0.1 (1.6)			肺炎 Pneumonia	0.1 (1.4)	ヘルニア及び腸閉塞 Hernia and intestinal obstruction	0.1 (0.7)
2021	3	脳血管疾患 Cerebrovascular diseases	0.2 (2.9)	その他の新生物〈腫瘍〉 Benign neoplasms	0.2 (1.8)	他殺 Homicide	0.1 (1.4)	肺炎 Pneumonia	0.1 (0.9)	糖尿病 Diabetes 周産期に発生した病態 Certain conditions originating in the perinatal period	0.0 (0.5)
2022	4	脳血管疾患 Cerebrovascular diseases	0.3 (3.3)	その他の新生物〈腫瘍〉 Benign neoplasms	0.1 (1.7)	敗血症 Sepsis	0.1 (0.9)	肺炎 Pneumonia 周産期に発生した病態 Certain conditions originating in the perinatal period	0.1 (0.7)		

第34表　15〜19歳の死因順位別,
Leading Causes and Rates of Death for

率（15〜19歳の人口10万対）
百分率

年次 Year	順位 Order	第1位 死因 Cause of death	率 Rate 百分率 Percentage	第2位 死因 Cause of death	率 Rate 百分率 Percentage	第3位 死因 Cause of death	率 Rate 百分率 Percentage	第4位 死因 Cause of death	率 Rate 百分率 Percentage	第5位 死因 Cause of death	率 Rate 百分率 Percentage
1960	昭和35	不慮の事故 Accidents	28.4 (26.7)	自殺および自傷 Suicide	23.9 (22.6)	心臓の疾患 Heart diseases	7.3 (6.9)	悪性新生物 Malignant neoplasms	5.6 (5.3)	全結核 Tuberculosis	4.7 (4.4)
1970	45	不慮の事故 Accidents	35.6 (45.8)	自殺 Suicide	7.9 (10.1)	悪性新生物 Malignant neoplasms	6.5 (8.3)	腎炎およびネフローゼ Nephritis and nephrosis	3.4 (4.4)	心疾患 Heart diseases	3.2 (4.1)
1980	55	不慮の事故及び有害作用 Accidents and adverse effects	23.1 (46.6)	自殺 Suicide	7.3 (14.8)	悪性新生物 Malignant neoplasms	5.6 (11.4)	心疾患 Heart diseases	3.0 (6.0)	中枢神経系の非炎症性疾患 Non-inflammatory diseases of the central nervous system	1.3 (2.5)
1990	平成2	不慮の事故及び有害作用 Accidents and adverse effects	25.0 (57.3)	悪性新生物 Malignant neoplasms	4.2 (9.6)	自殺 Suicide	3.8 (8.8)	心疾患 Heart diseases	2.5 (5.7)	先天異常 Congenital anomalies	1.0 (2.2)
2000	12	不慮の事故 Accidents	14.2 (43.9)	自殺 Suicide	6.4 (19.7)	悪性新生物 Malignant neoplasms	3.2 (9.9)	心疾患（高血圧性を除く） Heart diseases (excluding Hypertensive heart diseases)	1.7 (5.2)	先天奇形，変形及び染色体異常 Congenital malformations, deformations and chromosomal abnormalities	0.7 (2.2)
2010	22	自殺 Suicide	7.5 (31.7)	不慮の事故 Accidents	7.0 (29.8)	悪性新生物 Malignant neoplasms	2.5 (10.5)	心疾患（高血圧性を除く） Heart diseases (excluding Hypertensive heart diseases)	1.0 (4.4)	先天奇形，変形及び染色体異常 Congenital malformations, deformations and chromosomal abnormalities	0.5 (2.1)
2020	令和2	自殺 Suicide	11.4 (50.8)	不慮の事故 Accidents	4.1 (18.2)	悪性新生物〈腫瘍〉 Malignant neoplasms	2.0 (8.7)	心疾患（高血圧性を除く） Heart diseases (excluding Hypertensive heart diseases)	0.8 (3.6)	先天奇形，変形及び染色体異常 Congenital malformations, deformations and chromosomal abnormalities	0.4 (1.8)
2021	3	自殺 Suicide	11.5 (52.5)	不慮の事故 Accidents	2.9 (13.5)	悪性新生物〈腫瘍〉 Malignant neoplasms	2.3 (10.5)	心疾患（高血圧性を除く） Heart diseases (excluding Hypertensive heart diseases)	0.7 (3.2)	先天奇形，変形及び染色体異常 Congenital malformations, deformations and chromosomal abnormalities	0.4 (1.7)
2022	4	自殺 Suicide	12.2 (52.4)	不慮の事故 Accidents	3.6 (15.5)	悪性新生物〈腫瘍〉 Malignant neoplasms	2.3 (9.8)	心疾患（高血圧性を除く） Heart diseases (excluding Hypertensive heart diseases)	0.8 (3.4)	先天奇形，変形及び染色体異常 Congenital malformations, deformations and chromosomal abnormalities	0.5 (2.1)

（注）15頁死因分類修正適用期間参照。NOTE：See "Application Periods of ICD codes" on page 15.

死因及び死亡率，割合（昭和35年～令和4年）
15-19 Years of Age, 1960-2022

Rate (per 100 000 population of 15-19 years of age)
Percentage

年次 Year	順位 Order	第6位 死因 Cause of death	率 Rate (百分率 Percentage)	第7位 死因 Cause of death	率 Rate (百分率 Percentage)	第8位 死因 Cause of death	率 Rate (百分率 Percentage)	第9位 死因 Cause of death	率 Rate (百分率 Percentage)	第10位 死因 Cause of death	率 Rate (百分率 Percentage)
1960	昭和35	腎炎およびネフローゼ Nephritis and nephrosis	4.4 (4.1)	肺炎および気管支炎 Pneumonia and bronchitis	3.8 (3.6)	良性および性質不詳の新生物 Benign neoplasms and neoplasms of unspecified nature	1.5 (1.5)	他殺および戦争行為 Homicide and war victim	1.3 (1.2)	中枢神経系の血管損傷 Cerebrovascular diseases	1.3 (0.8)
1970	45	中枢神経系の非炎症性疾患 Non-inflammatory diseases of the central nervous system	2.7 (3.5)	肺炎および気管支炎 Pneumonia and bronchitis	2.4 (3.0)	先天異常 Congenital anomalies	1.6 (2.1)	脳血管疾患 Cerebrovascular diseases	1.2 (1.6)	良性および性質不詳の新生物 Benign neoplasms and neoplasms of unspecified nature	1.1 (1.4)
1980	55	肺炎及び気管支炎 Pneumonia and bronchitis	1.2 (2.3)	先天異常 Congenital anomalies	1.0 (2.1)	良性及び性質不詳の新生物 Benign neoplasms and neoplasms of unspecified nature	0.7 (1.4)	脳血管疾患 Cerebrovascular diseases	.0.6 (1.1)	他殺 Homicide	0.3 (0.7)
1990	平成2	喘息 Asthma	0.8 (1.9)	良性及び性質不詳の新生物 Benign neoplasms and neoplasms of unspecified nature	0.7 (1.6)	肺炎及び気管支炎 Pneumonia and bronchitis	0.7 (1.6)	中枢神経系の非炎症性疾患 Non-inflammatory diseases of the central nervous system	0.6 (1.4)	脳血管疾患 Cerebrovascular diseases	0.3 (0.8)
2000	12	その他の新生物 Benign neoplasms 肺炎 Pneumonia	0.5 (1.5)			他殺 Homicide	0.4 (1.3)	脳血管疾患 Cerebrovascular diseases	0.4 (1.2)	喘息 Asthma	0.2 (0.6)
2010	22	脳血管疾患 Cerebrovascular diseases	0.3 (1.3)	肺炎 Pneumonia	0.3 (1.3)	その他の新生物 Benign neoplasms	0.2 (0.9)	他殺 Homicide	0.2 (0.8)	敗血症 Sepsis	0.2 (0.7)
2020	令和2	その他の新生物〈腫瘍〉 Benign neoplasms 脳血管疾患 Cerebrovascular diseases	0.1 (0.6)			敗血症 Sepsis 他殺 Homicide	0.1 (0.6)			ヘルニア及び腸閉塞 Hernia and intestinal obstruction 筋骨格系及び結合組織の疾患 Diseases of the musculoskeletal system and connective tissue	0.1 (0.3)
2021	3	その他の新生物〈腫瘍〉 Benign neoplasms	0.3 (1.2)	脳血管疾患 Cerebrovascular diseases	0.2 (1.0)	筋骨格系及び結合組織の疾患 Diseases of the musculoskeletal system and connective tissue ヘルニア及び腸閉塞 Hernia and intestinal obstruction	0.1 (0.4)	敗血症 Sepsis	0.1 (0.3)		
2022	4	脳血管疾患 Cerebrovascular diseases	0.2 (0.7)	その他の新生物〈腫瘍〉 Benign neoplasms	0.1 (0.6)	敗血症 Sepsis	0.1 (0.4)	筋骨格系及び結合組織の疾患 Diseases of the musculoskeletal system and connective tissue	0.1 (0.3)	貧血 Anemia 肺炎 Pneumonia ヘルニア及び腸閉塞 Hernia and intestinal obstruction	0.1 (0.2)

率（1～6歳の人口10万対）
百分率

年次 Year	順位 Order	第 1 位 死 因 Cause of death	率 Rate 百分率 Percentage	第 2 位 死 因 Cause of death	率 Rate 百分率 Percentage	第 3 位 死 因 Cause of death	率 Rate 百分率 Percentage	第 4 位 死 因 Cause of death	率 Rate 百分率 Percentage	第 5 位 死 因 Cause of death	率 Rate 百分率 Percentage
1995 平成7		不慮の事故 Accidents	11.9 (34.1)	先天奇形，変形及び染色体異常 Congenital malformations, deformations and chromosomal abnormalities	5.3 (15.1)	悪性新生物 Malignant neoplasms	3.0 (8.6)	肺炎 Pneumonia	1.7 (4.7)	心疾患（高血圧性を除く） Heart diseases (excluding Hypertensive heart diseases)	1.5 (4.2)
2000	12	不慮の事故 Accidents	6.0 (23.9)	先天奇形，変形及び染色体異常 Congenital malformations, deformations and chromosomal abnormalities	3.9 (15.5)	悪性新生物 Malignant neoplasms	2.5 (9.9)	肺炎 Pneumonia	1.4 (5.4)	心疾患（高血圧性を除く） Heart diseases (excluding Hypertensive heart diseases)	1.3 (5.2)
2010	22	不慮の事故 Accidents	3.3 (18.1)	先天奇形，変形及び染色体異常 Congenital malformations, deformations and chromosomal abnormalities	2.8 (15.7)	悪性新生物 Malignant neoplasms	2.1 (11.5)	肺炎 Pneumonia	1.2 (6.9)	心疾患（高血圧性を除く） Heart diseases (excluding Hypertensive heart diseases)	1.0 (5.5)
2020 令和2		先天奇形，変形及び染色体異常 Congenital malformations, deformations and chromosomal abnormalities	1.8 (17.4)	悪性新生物〈腫瘍〉 Malignant neoplasms	1.6 (15.6)	不慮の事故 Accidents	1.3 (12.0)	心疾患（高血圧性を除く） Heart diseases (excluding Hypertensive heart diseases)	0.5 (5.1)	インフルエンザ Influenza	0.4 (3.9)
2022	4	先天奇形，変形及び染色体異常 Congenital malformations, deformations and chromosomal abnormalities	2.4 (20.3)	悪性新生物〈腫瘍〉 Malignant neoplasms	1.7 (14.1)	不慮の事故 Accidents	1.3 (11.3)	心疾患（高血圧性を除く） Heart diseases (excluding Hypertensive heart diseases)	0.6 (4.8)	肺炎 Pneumonia	0.3 (2.9)

第36表　年齢階級別，悪性新生物〈腫瘍〉の死因別，死亡数及び割合（令和4年）
Child Deaths and Percentages Caused by Malignant Neoplasms by Age, 2022

実　数　Number 　　　　　　　　　　　　　　　　　　　　　　　　　　百分率　Percentage

死因 Cause of death (ICD-10)	年齢 Age	0歳	1～4	5～9	10～14	15～19	0歳	1～4	5～9	10～14	15～19
C00-C96	総数 Total	11	46	89	84	124	100.0	100.0	100.0	100.0	100.0
C15-C26	消化器 Digestive organs	1	3	1	3	6	9.1	6.5	1.1	3.6	4.8
C40-C41	骨及び関節軟骨 Bone and articular cartilage	–	–	2	9	17	–	–	2.2	10.7	13.7
C51-C58	女性生殖器 Female genital organs	–	–	–	–	2	–	–	–	–	1.6
C60-C63	男性生殖器 Male genital organs	–	–	–	–	2	–	–	–	–	1.6
C64-C68	腎尿路 Urinary tract	1	2	–	1	–	9.1	4.3	–	1.2	–
C69-C72	眼，脳及びその他の中枢神経系の部位 Eye, brains and parts of other central nervous system	–	13	48	27	31	–	28.3	53.9	32.1	25.0
C73-C75	甲状腺及びその他の内分泌腺 Thyroid and other endocrine glands	1	8	17	8	2	9.1	17.4	19.1	9.5	1.6
C81-C96	リンパ組織，造血組織及び関連組織，原発と記載された又は推定されたもの Lymphoid, haematopoietic and related tissue	3	19	16	29	37	27.3	41.3	18.0	34.5	29.8
	その他 Others	5	1	5	7	27	45.5	2.2	5.6	8.3	21.8

及び死亡率，割合（平成 7 年～令和 4 年）
for 1–6 Years of Age, 1995–2022

Rate（per 100 000 population of 1–6 years of age）
Percentage

年次 Year	順位 Order	第 6 位 死因 Cause of death	率 Rate 百分率 Percentage	第 7 位 死因 Cause of death	率 Rate 百分率 Percentage	第 8 位 死因 Cause of death	率 Rate 百分率 Percentage	第 9 位 死因 Cause of death	率 Rate 百分率 Percentage	第 10 位 死因 Cause of death	率 Rate 百分率 Percentage
1995 平成7		乳幼児突然死症候群 Sudden infant death syndrome / 他殺 Homicide	0.7 (2.1) / 0.7 (2.1)			その他の新生物 Benign neoplasms	0.6 (1.7)	周産期に発生した病態 Certain conditions originating in the perinatal period	0.6 (1.6)	敗血症 Sepsis	0.5 (1.3)
2000	12	他殺 Homicide	0.8 (3.1)	その他の新生物 Benign neoplasms	0.7 (3.0)	乳幼児突然死症候群 Sudden infant death syndrome	0.6 (2.6)	インフルエンザ Influenza	0.5 (2.0)	喘息 Asthma	0.4 (1.5)
2010	22	腸管感染症 Intestinal infectious diseases	0.6 (3.2)	敗血症 Sepsis	0.5 (2.9)	他殺 Homicide	0.5 (2.5)	その他の新生物 Benign neoplasms	0.4 (2.0)	脳血管疾患 Cerebrovascular diseases	0.2 (0.9)
2020 令和2		敗血症 Sepsis	0.2 (2.4)	周産期に発生した病態 Certain conditions originating in the perinatal period	0.2 (2.2)	肺炎 Pneumonia	0.2 (1.9)	その他の新生物〈腫瘍〉 Benign neoplasms	0.2 (1.7)	他殺 Homicide	0.2 (1.5)
2022	4	敗血症 Sepsis	0.3 (2.5)	その他の新生物〈腫瘍〉 Benign neoplasms	0.2 (2.1)	腸管感染症 Intestinal infectious diseases	0.2 (1.6)	ヘルニア及び腸閉塞 Hernia and intestinal obstruction / 周産期に発生した病態 Certain conditions originating in the perinatal period / 他殺 Homicide	0.2 (1.4)		

第37表　年齢階級別，不慮の事故の死因別，死亡数及び割合（令和 4 年）
Child Deaths and Percentages Caused by Accidents by Age, 2022

実　数　Number　　　　　　　　　　　　　　　　　　百分率　Percentage

死因 Cause of death (ICD-10)	年齢 Age	0歳	1～4	5～9	10～14	15～19	0歳	1～4	5～9	10～14	15～19
V01-X59	総数 Total	60	59	28	34	196	100.0	100.0	100.0	100.0	100.0
V01-V98	交通事故 Transport accident	3	18	10	9	104	5.0	30.5	35.7	26.5	53.1
W00-W17	転倒・転落・墜落 Falls	1	7	–	4	23	1.7	11.9	–	11.8	11.7
W65-W74	不慮の溺死及び溺水 Accidental drowning and submersion	1	7	14	15	34	1.7	11.9	50.0	44.1	17.3
W75-W84	不慮の窒息 Accidental threats to breathing	53	19	3	2	10	88.3	32.2	10.7	5.9	5.1
X00-X09	煙，火及び火炎への曝露 Exposure to smoke, fire and flames	–	–	–	2	2	–	–	–	5.9	1.0
	その他 Others	2	8	1	2	23	3.3	13.6	3.6	5.9	11.7

V 妊産婦死亡 MATERNAL DEATHS

第38表 都道府県別，妊産婦死亡数（昭和25年～令和4年）

Maternal Deaths by Prefecture, 1950−2022

都道府県 Prefecture	1950 昭和25	1960 昭和35	1970 昭和45	1980 昭和55	1990 平成2	2000 平成12	2010 平成22	2019 令和元	2020 令和2	2021 令和3	2022 令和4
全国* Total	4 117	2 097	1 008	323	105	78	45	29	23	21	33
01 北海道	240	116	43	13	4	-	2	-	1	4	-
02 青森	85	49	22	7	2	-	2	-	-	-	-
03 岩手	115	39	13	6	1	2	1	-	-	1	-
04 宮城	84	35	12	4	5	-	-	2	1	1	-
05 秋田	103	24	7	2	2	-	-	1	-	-	-
06 山形	76	28	5	-	1	2	1	-	-	-	-
07 福島	119	54	17	4	1	2	2	2	2	-	-
08 茨城	109	49	22	8	1	3	-	1	-	2	-
09 栃木	82	28	10	6	4	-	-	-	1	-	-
10 群馬	86	30	12	4	1	1	-	-	-	-	-
11 埼玉	119	65	51	16	14	10	5	2	2	1	-
12 千葉	89	60	31	14	3	4	3	4	4	-	4
13 東京	236	145	96	40	11	4	8	2	-	1	6
14 神奈川	118	73	57	15	8	4	2	1	3	2	4
15 新潟	111	54	16	3	2	4	-	1	-	-	-
16 富山	44	14	8	2	-	-	-	-	-	-	-
17 石川	38	12	5	-	1	-	-	-	-	-	1
18 福井	45	21	4	-	-	2	-	-	-	-	-
19 山梨	37	23	9	3	-	-	-	-	-	-	1
20 長野	86	36	24	10	2	2	-	-	1	1	1
21 岐阜	81	33	13	4	1	1	-	1	-	-	-
22 静岡	107	58	37	7	4	3	-	1	-	-	2
23 愛知	132	81	55	12	3	7	2	2	-	1	3
24 三重	61	31	8	3	1	2	-	-	-	1	1
25 滋賀	34	24	8	2	2	-	-	-	-	-	1
26 京都	73	43	27	7	2	3	-	-	-	-	1
27 大阪	169	143	90	32	9	3	3	2	2	-	2
28 兵庫	165	92	50	17	1	3	3	-	1	1	1
29 奈良	46	20	12	2	2	1	-	-	-	-	1
30 和歌山	47	18	8	2	-	-	-	-	-	-	-
31 鳥取	36	16	3	2	-	-	-	-	-	1	-
32 島根	41	26	8	5	-	-	-	-	1	-	-
33 岡山	80	38	10	2	1	1	1	-	2	-	-
34 広島	78	46	20	8	2	1	-	-	1	-	1
35 山口	79	32	12	7	2	1	2	-	-	1	-
36 徳島	55	22	10	3	-	1	1	-	1	-	-
37 香川	38	23	12	-	-	-	1	-	-	-	-
38 愛媛	60	30	17	4	1	-	-	-	1	-	-
39 高知	38	14	9	2	-	2	-	-	-	-	-
40 福岡	182	98	44	12	4	2	-	-	-	1	2
41 佐賀	57	29	7	2	-	2	1	-	-	-	-
42 長崎	99	51	18	4	4	1	-	-	1	-	-
43 熊本	101	51	17	1	2	2	-	-	-	2	-
44 大分	68	34	7	7	-	-	-	-	-	-	-
45 宮崎	72	22	12	4	1	2	2	1	-	-	-
46 鹿児島	96	64	30	12	-	1	1	-	-	-	-
47 沖縄	…	…	…	2	-	-	1	2	2	-	-

（注）11頁の8.参照。

　　＊住所地外国・不詳を含む。

NOTE : See note 8 on page 13.

　　＊Include foreign countries and not stated.

第39表　死因別，妊産婦死亡数及び割合（昭和25年〜平成6年）
Maternal Deaths and Percentages by Main Causes, 1950−1994

実　数　Number　　　　　　　　　　　　　　　　　　　　　　　　　　　　　　百分率　Percentage

死因 Causes of death (ICD-8)	年次 Year	1950 昭和25	1960 昭和35	1970 昭和45	1950 昭和25	1960 昭和35	1970 昭和45
630-678	総　数 Total	4 117	2 097	1 008	100.0	100.0	100.0
631	子 宮 外 妊 娠 Ectopic pregnancy	374	232	75	9.1	11.1	7.4
636-639 640-645.1	妊 娠 中 毒 症 Toxaemia of pregnancy	1 396	809	378	33.9	38.6	37.5
632.0, 632.1 651-653	出 血 Haemorrhage	1 147	507	241	27.9	24.2	23.9
630, 635 640-644 645.0, 645.2 670, 671, 673	敗 血 症 Septicaemia	351	108	56	8.5	5.2	5.6
	そ の 他 Others	849	441	258	20.6	21.0	25.6

実　数　Number　　　　　　　　　　　　　　　　　　　　　　　　　　　　　　百分率　Percentage

死因 Causes of death (ICD-9)	年次 Year	1980 昭和55	1990 平成2	1994 平成6	1980 昭和55	1990 平成2	1994 平成6
630-676	総　数 Total	323	105	76	100.0	100.0	100.0
630-646 650-676	直 接 産 科 的 死 亡 Direct obstetric causes	292	91	69	90.4	86.7	90.8
633	子 宮 外 妊 娠 Ectopic pregnancy	22	10	3	6.8	9.5	3.9
641	分 娩 前 出 血 Prepartum haemorrhage	38	10	12	11.8	9.5	15.8
642	高 血 圧 Hypertension	73	14	9	22.6	13.3	11.8
630-632 634-640 643-646	妊娠のその他の合併症 Others during pregnancy	28	3	3	8.7	2.9	3.9
666	分 娩 後 異 常 出 血 Postpartum haemorrhage	61	13	13	18.9	12.4	17.1
650-665 667-669	分娩のその他の合併症 Others during delivery	25	9	8	7.7	8.6	10.5
673	産 科 的 肺 塞 栓 Pulmonary embolism	19	15	18	5.9	14.3	23.7
670-672 674-676	産じょくのその他の合併症 Others during puerperium	26	17	3	8.0	16.2	3.9
647-648	間 接 産 科 的 死 亡 Indirect obstetric causes	31	14	7	9.6	13.3	9.2

（注）　15頁死因分類修正適用期間参照。
NOTE：See "Application Periods of ICD codes" on page 15.

第40表　死因別，妊産婦死亡数及び割合（平成7年～令和4年）
Maternal Deaths and Percentages by Main Causes, 1995-2022

実　数　Number　　　　　　　　　　　　　　　　　　　　　　　　　　　　　　　　百分率　Percentage

死因 Causes of death(ICD-10)	年次 Year 1995 平成7	2000 平成12	2010 平成22	2020 令和2	2021 令和3	2022 令和4	1995 平成7	2000 平成12	2010 平成22	2020 令和2	2021 令和3	2022 令和4
総数　Total	85	78	45	23	21	33	100.0	100.0	100.0	100.0	100.0	100.0
O00～O92　直接産科的死亡　Direct obstetric causes	67	62	34	15	14	23	78.8	79.5	75.6	65.2	66.7	69.7
O00　子宮外妊娠　Ectopic pregnancy	2	5	3	–	–	2	2.4	6.4	6.7	–	–	6.1
O10～O16　妊娠，分娩，産じょくにおける浮腫，たんぱく尿及び高血圧性障害　Oedema, proteinuria and hypertensive disorders in pregnancy, childbirth and the puerperium	19	8	2	3	1	3	22.4	10.3	4.4	13.0	4.8	9.1
O44～O45　前置胎盤及び(常位)胎盤早期剥離　Placenta praevia and premature separation of placenta [abruptio placentae]	3	12	4	2	–	–	3.5	15.4	8.9	8.7	–	–
O46　分娩前出血，他に分類されないもの　Prepartum haemorrhage, not elsewhere classified	–	–	–	–	–	–	–	–	–	–	–	–
O72　分娩後出血　Postpartum haemorrhage	4	11	3	1	3	4	4.7	14.1	6.7	4.3	14.3	12.1
O88　産科的塞栓症　Obstetric embolism	20	14	11	4	8	8	23.5	17.9	24.4	17.4	38.1	24.2
O01～O07 O20～O43 O47～O71 O73～O87 O89～O92　その他の直接産科的死亡　Other direct obstetric causes	19	12	11	5	2	6	22.4	15.4	24.4	21.7	9.5	18.2
O98～O99　間接産科的死亡　Indirect obstetric causes	18	15	11	7	5	5	21.2	19.2	24.4	30.4	23.8	15.2
O95　原因不明の産科的死亡　Obstetric death of unspecified cause	–	1	–	–	2	–	–	1.3	–	–	9.5	–
A34　産科破傷風　Obstetrical tetanus	–	–	–	–	–	–	–	–	–	–	–	–
E230　下垂体の分娩後え〈壊〉死　Postpartum necrosis of pituitary gland	…	…	…	–	–	–	…	…	…	–	–	–
F53　産じょくに関連する精神及び行動の障害　Mental and behavioural disorders associated with the puerperium	…	…	…	–	–	–	…	…	…	–	–	–
M830　産じょく期骨軟化症　puerperal osteomalacia	…	…	…	–	–	–	…	…	…	–	–	–
V01-Y89　傷病及び死亡の外因　External causes of morbidity and mortality	…	…	…	1	–	5	…	…	…	4.3	–	15.2

Ⅵ 死　　　　　　　　産　FOETAL DEATHS

第41表　都道府県別，死産数及び率（昭和25年～令和4年）

Foetal Deaths and Foetal Death Rates by Prefecture, 1950−2022

都　道 府　県 Prefecture	死　産　数 Number of foetal deaths								死　産　率*（出産千対） Foetal death rate (per 1 000 total births)							
	1950 昭和25	1970 昭和45	1980 昭和55	1990 平成2	2000 平成12	2010 平成22	2020 令和2	2022 令和4	1950 昭和25	1970 昭和45	1980 昭和55	1990 平成2	2000 平成12	2010 平成22	2020 令和2	2022 令和4
全　　国 Total	216 974	135 095	77 446	53 892	38 393	26 560	17 278	15 179	84.9	65.3	46.8	42.3	31.2	24.2	20.1	19.3
01 北海道	11 449	9 914	5 790	3 498	2 069	1 260	728	586	72.2	97.4	71.2	60.4	42.4	30.4	24.1	21.7
02 青　森	3 885	2 090	1 122	645	471	283	145	158	77.7	73.4	49.0	42.2	35.2	28.3	20.8	25.7
03 岩　手	4 278	1 891	1 101	694	480	291	150	112	85.7	78.9	53.1	46.4	37.2	29.0	21.8	19.0
04 宮　城	4 940	2 621	1 789	1 260	829	495	311	271	84.9	79.3	54.3	51.3	36.1	25.2	21.0	20.7
05 秋　田	3 632	1 495	764	508	304	181	98	80	78.5	77.7	44.7	44.2	32.6	26.4	21.3	19.6
06 山　形	3 938	1 365	906	607	419	231	119	114	88.2	73.4	51.0	46.1	37.0	26.0	18.8	19.7
07 福　島	5 923	2 348	1 547	1 043	782	487	261	198	80.6	72.7	49.8	43.9	37.0	29.3	22.7	20.0
08 茨　城	5 236	2 355	1 340	1 147	933	600	340	309	80.6	57.5	35.5	38.3	32.0	24.4	19.2	19.1
09 栃　木	3 697	1 705	1 120	895	626	398	262	212	73.2	58.3	41.4	42.8	31.9	23.6	21.7	19.8
10 群　馬	4 649	1 818	1 007	725	599	399	276	251	94.1	58.2	38.5	35.9	29.9	24.3	23.1	22.9
11 埼　玉	5 040	4 277	2 792	2 324	1 907	1 375	1 012	900	74.6	44.8	35.8	35.4	27.9	22.6	20.9	20.3
12 千　葉	4 360	3 894	2 617	1 993	1 648	1 238	833	753	70.5	51.0	38.4	36.0	28.9	23.4	20.3	20.0
13 東　京	12 263	14 081	6 877	4 543	2 995	2 587	2 076	1 773	76.3	57.8	46.8	41.9	29.0	23.4	20.4	19.1
14 神奈川	5 290	5 810	3 628	2 888	2 206	1 666	1 357	1 163	74.5	44.9	37.0	35.1	25.9	20.9	21.8	20.2
15 新　潟	6 820	2 212	1 340	850	599	474	239	234	86.5	55.9	39.2	34.1	26.6	25.5	18.1	19.6
16 富　山	2 274	1 137	575	392	288	188	116	106	75.4	61.0	40.7	37.5	27.5	22.4	18.2	17.3
17 石　川	2 012	1 078	702	507	313	213	131	134	71.3	56.1	44.3	42.1	26.6	21.7	16.7	18.6
18 福　井	1 826	829	432	313	226	159	93	90	79.3	63.7	38.7	34.9	27.4	22.6	17.2	18.2
19 山　梨	2 238	808	465	339	266	161	103	81	94.8	61.8	44.4	38.0	30.8	23.6	19.5	16.7
20 長　野	5 887	1 919	1 145	752	531	395	258	224	105.4	57.6	40.4	34.0	24.4	22.4	19.7	18.1
21 岐　阜	3 972	2 030	1 008	770	611	382	206	186	87.4	59.2	37.6	36.6	29.3	22.1	16.8	16.4
22 静　岡	6 280	3 495	2 039	1 464	1 088	716	393	382	82.0	56.7	41.4	38.0	29.5	22.0	17.2	18.2
23 愛　知	9 123	7 739	3 996	2 860	2 107	1 402	1 012	885	94.1	62.4	43.6	38.8	27.4	19.7	17.9	17.0
24 三　重	3 427	1 912	1 007	717	496	335	211	184	84.3	68.1	44.8	38.5	27.2	21.5	18.6	17.2
25 滋　賀	2 030	921	672	480	392	286	184	188	86.6	55.8	40.4	34.1	27.1	21.0	17.3	18.9
26 京　都	4 587	2 704	1 622	1 039	694	482	297	322	100.1	61.5	48.0	41.2	28.1	22.2	17.7	20.9
27 大　阪	11 491	13 185	6 579	4 368	2 760	1 907	1 247	1 103	109.0	72.0	55.5	47.9	30.4	24.8	19.8	18.9
28 兵　庫	9 056	6 292	3 200	2 064	1 578	1 070	706	624	99.6	64.6	44.5	36.9	28.2	21.9	18.7	18.3
29 奈　良	1 593	960	709	532	379	275	158	149	78.9	52.0	42.6	38.4	27.8	25.1	19.8	20.0
30 和歌山	2 194	1 234	590	423	299	176	111	112	84.6	64.2	42.0	40.1	30.3	22.7	19.0	20.9
31 鳥　取	2 335	789	419	300	192	138	88	61	126.6	89.8	48.6	44.7	32.9	28.0	22.7	16.0
32 島　根	2 593	907	470	291	201	143	91	71	91.1	79.2	45.1	37.3	29.9	24.2	19.9	16.8
33 岡　山	4 615	1 934	1 073	796	600	418	267	239	102.6	63.1	42.0	40.0	30.5	24.3	19.4	19.0
34 広　島	4 180	3 112	1 668	1 177	784	555	388	313	73.4	65.3	42.7	39.2	27.8	21.3	19.4	17.2
35 山　口	4 285	2 194	1 086	650	463	265	148	148	91.1	81.9	52.0	45.2	34.1	22.4	17.7	18.7
36 徳　島	2 359	971	552	327	199	152	93	79	84.8	75.7	49.7	39.5	26.8	25.1	20.2	18.7
37 香　川	2 524	810	497	353	297	206	124	92	92.9	52.8	36.8	35.6	29.4	23.9	19.7	15.6
38 愛　媛	3 899	1 592	1 036	703	430	341	193	175	78.9	65.1	49.9	45.9	31.5	29.0	23.3	22.6
39 高　知	1 849	790	515	363	284	166	76	73	74.3	62.5	52.1	48.1	40.0	29.2	18.3	19.2
40 福　岡	10 752	6 199	3 753	2 689	1 858	1 366	820	736	89.7	81.7	55.1	52.9	37.8	28.3	20.6	20.1
41 佐　賀	2 501	1 083	670	494	371	233	116	94	77.0	75.9	51.0	49.2	40.7	29.6	19.0	16.6
42 長　崎	4 837	2 693	1 544	879	656	362	192	133	81.4	91.6	64.9	50.5	44.5	29.3	20.5	15.7
43 熊　本	4 807	2 062	1 409	1 101	808	430	282	228	79.9	75.9	54.5	54.8	44.7	25.8	21.2	18.8
44 大　分	3 534	1 636	1 013	708	404	312	159	142	87.8	85.1	58.5	57.4	35.7	30.0	20.5	20.5
45 宮　崎	4 035	1 863	1 074	751	536	317	195	175	102.5	98.8	59.5	58.4	46.3	30.1	24.6	23.9
46 鹿児島	4 352	2 167	1 596	1 072	739	467	278	231	73.3	81.9	61.1	53.7	43.4	30.0	23.3	21.4
47 沖　縄	…	…	540	576	647	560	323	299	…	…	25.9	32.6	37.1	31.7	21.2	21.5
外　　国 Foreign countries	…	…	…	…	17	12	5	5	…	…	…	…	…	…	…	…
不　　詳 Not stated	127	174	50	22	12	5	7	1	…	…	…	…	…	…	…	…

（注）　＊11頁の8.参照。

NOTE：＊See note 8 on page 13.

第42表　都道府県別，自然死産率及び人工死産率（昭和25年～令和４年）

Rates of Spontaneous Foetal Death and Artificial Foetal Death by Prefecture, 1950−2022

都　道府　県 Prefecture	自然死産率（出産千対）Spontaneous foetal death rates (per 1 000 total births)								人工死産率（出産千対）Artificial foetal death rates (per 1 000 total births)							
	1950 昭和25	1970 昭和45	1980 昭和55	1990 平成２	2000 平成12	2010 平成22	2020 令和２	2022 令和４	1950 昭和25	1970 昭和45	1980 昭和55	1990 平成２	2000 平成12	2010 平成22	2020 令和２	2022 令和４
全　国 Total	41.7	40.6	28.8	18.3	13.2	11.2	9.5	9.4	43.2	24.7	18.0	23.9	18.1	13.0	10.6	9.9
01 北海道	33.1	43.1	34.4	20.9	15.4	12.4	10.0	8.7	39.2	54.4	36.8	39.5	27.0	18.1	14.0	13.0
02 青　森	36.9	41.7	32.1	20.4	14.9	14.2	12.5	10.7	40.8	31.7	16.9	21.9	20.2	14.1	8.3	15.0
03 岩　手	41.4	38.1	23.0	15.8	12.3	13.3	13.1	12.2	44.3	40.8	30.1	30.6	24.9	15.7	8.7	6.8
04 宮　城	40.5	36.1	26.2	18.1	13.7	10.7	9.5	9.8	44.5	43.2	28.1	33.2	22.3	14.5	11.5	10.8
05 秋　田	42.5	33.9	20.4	15.5	12.0	14.8	13.7	11.8	36.0	43.7	24.3	28.7	20.6	11.5	7.6	7.9
06 山　形	36.7	31.6	21.7	15.4	14.0	13.1	10.4	11.2	51.5	41.9	29.3	30.7	22.9	12.9	8.4	8.5
07 福　島	38.9	40.3	28.5	18.7	15.8	13.1	9.2	9.7	41.7	32.4	21.3	25.2	21.3	16.3	13.5	10.3
08 茨　城	49.1	39.6	24.7	17.6	12.9	10.6	8.9	9.6	31.5	17.9	10.8	20.7	19.1	13.8	10.3	9.5
09 栃　木	40.8	38.9	29.1	20.6	14.3	10.0	10.3	8.9	32.4	19.5	12.3	22.3	17.7	13.6	11.4	10.8
10 群　馬	46.7	37.7	26.4	17.9	11.9	11.8	11.1	10.1	47.3	20.5	12.1	18.0	18.0	12.5	12.1	12.9
11 埼　玉	47.3	34.7	25.9	18.7	13.8	11.3	9.2	8.9	27.2	10.2	9.9	16.7	14.1	11.3	11.7	11.4
12 千　葉	45.0	38.5	29.9	20.1	16.4	11.9	10.0	10.8	25.5	12.5	8.4	15.9	12.5	11.5	10.3	9.2
13 東　京	44.8	42.7	32.6	20.7	13.2	10.3	9.4	8.7	31.6	15.1	14.2	21.1	15.8	13.0	11.0	10.3
14 神奈川	45.5	33.5	27.1	17.8	13.1	10.9	9.2	9.2	29.0	11.3	9.9	17.3	12.8	10.0	12.6	11.0
15 新　潟	38.7	32.8	25.1	16.2	13.6	12.5	8.6	10.9	47.9	23.1	14.1	17.9	13.1	13.0	9.5	8.6
16 富　山	34.1	41.1	28.2	21.5	13.6	12.7	8.3	10.8	41.4	19.9	12.5	16.0	14.0	9.8	9.9	6.5
17 石　川	38.6	44.4	30.4	22.5	14.6	12.4	8.3	10.3	32.7	11.8	13.9	19.6	12.0	9.3	8.4	8.3
18 福　井	44.6	49.2	26.5	14.7	13.0	10.2	9.2	7.7	34.6	14.5	12.2	20.2	14.4	12.4	8.0	10.5
19 山　梨	56.0	45.4	33.1	22.5	17.1	10.0	12.5	9.9	38.8	16.4	11.3	15.5	13.7	13.7	7.0	6.8
20 長　野	42.5	35.1	27.9	16.0	11.3	10.3	10.1	8.4	62.9	22.5	12.5	17.9	13.1	12.1	9.5	9.7
21 岐　阜	37.0	38.8	25.0	16.5	11.9	9.9	8.2	8.8	50.4	20.4	12.6	20.1	17.3	12.2	8.5	7.6
22 静　岡	41.3	37.1	24.5	16.3	12.6	11.6	8.5	8.8	40.7	19.6	17.0	21.7	16.9	10.3	8.7	9.4
23 愛　知	37.7	38.6	24.9	14.7	11.8	9.3	9.4	8.7	56.4	23.8	18.7	24.0	15.7	10.3	8.5	8.3
24 三　重	38.8	41.4	25.3	16.9	12.1	11.7	8.1	8.9	45.5	26.8	19.6	21.6	15.1	9.8	10.5	8.3
25 滋　賀	38.3	36.4	28.6	16.5	12.8	11.9	8.8	9.8	48.2	19.4	11.9	17.6	14.3	9.1	8.6	9.0
26 京　都	42.2	39.6	31.2	18.5	12.0	9.6	8.8	9.9	57.9	21.9	16.9	22.7	16.1	12.6	8.9	11.0
27 大　阪	50.1	45.7	34.0	19.7	12.0	10.7	8.1	8.4	59.0	26.3	21.5	28.2	18.3	14.1	11.6	10.4
28 兵　庫	50.1	43.8	29.6	16.8	12.4	10.5	9.6	9.8	49.5	20.8	14.9	20.1	15.8	11.4	9.1	8.5
29 奈　良	53.3	37.5	31.8	18.6	14.4	12.6	9.1	9.8	25.7	14.5	10.7	19.9	13.3	12.5	10.6	10.2
30 和歌山	43.9	43.2	29.4	18.2	11.9	10.0	7.7	11.0	40.7	21.1	12.7	21.9	18.4	12.6	11.3	9.9
31 鳥　取	42.1	43.4	24.7	17.6	11.3	13.6	13.4	7.9	84.5	46.4	23.9	27.1	21.6	14.4	9.3	8.1
32 島　根	40.1	38.8	25.2	16.8	10.9	11.4	13.1	10.6	51.0	40.5	19.8	20.5	19.0	12.9	6.8	6.1
33 岡　山	45.1	37.4	21.9	13.7	10.1	9.5	8.8	9.8	57.5	25.7	20.1	26.3	20.4	14.8	10.6	9.1
34 広　島	39.9	45.4	28.2	15.9	11.1	9.7	10.0	9.2	33.5	19.9	14.5	23.3	16.7	11.5	9.4	8.0
35 山　口	40.1	45.3	30.9	17.9	14.5	10.7	9.6	12.0	51.0	36.6	21.1	27.3	19.6	11.7	8.1	6.7
36 徳　島	48.2	45.0	29.7	14.4	11.5	12.1	10.4	8.5	36.6	30.7	20.1	25.2	15.4	13.0	9.8	10.2
37 香　川	38.7	35.4	23.6	14.6	12.9	14.5	8.7	8.0	54.2	17.4	13.3	21.0	16.5	9.4	10.9	7.6
38 愛　媛	38.0	38.2	31.3	19.2	12.3	9.5	12.2	9.8	40.9	26.9	18.6	26.7	19.2	19.5	11.1	12.8
39 高　知	37.1	38.7	31.5	14.3	13.2	11.4	7.9	5.5	37.2	23.8	20.5	33.8	26.8	17.8	10.3	13.7
40 福　岡	41.9	47.5	30.0	20.7	12.1	12.1	9.4	9.2	47.7	34.2	25.1	32.2	25.7	16.3	11.2	10.9
41 佐　賀	35.0	46.0	27.6	17.0	15.5	13.1	11.8	9.7	42.0	29.9	23.4	32.1	25.2	16.5	7.2	6.9
42 長　崎	35.5	44.2	29.0	16.6	16.0	14.0	10.2	9.3	45.8	47.3	35.9	33.9	28.5	15.3	10.2	6.4
43 熊　本	39.8	41.8	26.6	17.2	11.6	10.3	9.9	9.6	40.1	34.0	27.8	37.6	33.1	15.5	11.3	9.3
44 大　分	43.2	40.5	30.0	16.0	13.6	12.3	11.8	10.7	44.6	44.7	28.5	41.3	22.1	17.7	8.8	9.8
45 宮　崎	39.2	40.2	27.8	16.8	11.7	9.8	12.5	13.4	63.3	58.7	31.6	41.6	34.6	20.3	12.1	10.5
46 鹿児島	41.4	49.6	38.1	27.7	13.2	11.6	10.3	10.4	31.9	32.3	23.0	26.0	30.3	18.3	13.0	11.0
47 沖　縄	…	…	23.0	21.3	19.5	14.4	10.0	11.3	…	…	2.9	11.3	17.6	17.3	11.1	10.2

第9図　自然死産率及び人工死産率（昭和25年～令和4年）
Rates of Spontaneous Foetal Death and Artificial Foetal Death, 1950−2022

死 産 率（出産千対）
Foetal death rate（per 1 000 total births）

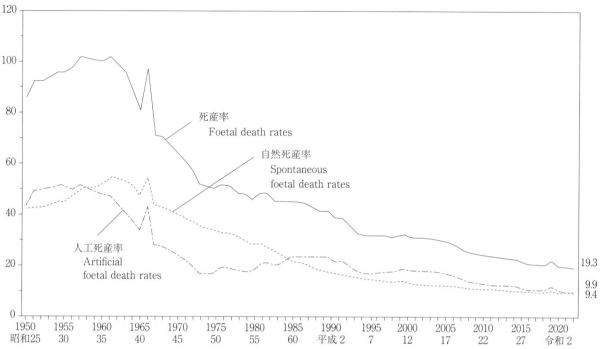

Ⅶ 人 工 妊 娠 中 絶

第43表　都道府県別，年齢別，

Induced Abortions by Age of

実　数　Number

都　　道府　　県Prefecture	総　　数Total	20歳未満Under 20y.	20〜24	25〜29	30〜34	35〜39	40〜44	45〜49	50歳以上50y. andover	不　　詳Notstated
全　　　国 Total	122 725	9 569	30 544	26 153	22 287	21 947	11 079	1 127	8	11
01 北海道	5 195	474	1 353	1 033	933	904	447	51	–	–
02 青　森	1 113	90	242	228	210	225	104	14	–	–
03 岩　手	998	52	199	207	174	219	134	12	–	1
04 宮　城	2 479	204	630	484	452	464	226	19	–	–
05 秋　田	640	35	133	132	126	150	61	3	–	–
06 山　形	662	39	148	104	113	156	92	10	–	–
07 福　島	1 491	96	307	309	296	320	149	14	–	–
08 茨　城	1 581	123	286	281	323	327	198	42	–	1
09 栃　木	1 577	116	343	326	311	313	154	14	–	–
10 群　馬	1 604	128	344	295	301	332	190	13	–	1
11 埼　玉	4 513	299	857	870	905	993	536	50	–	3
12 千　葉	3 813	250	759	739	742	840	438	45	–	–
13 東　京	24 475	1 631	7 571	6 036	4 007	3 412	1 643	175	–	–
14 神奈川	8 318	1 135	1 846	1 652	1 484	1 388	720	89	1	3
15 新　潟	1 542	104	333	299	311	325	152	18	–	–
16 富　山	749	53	155	151	147	158	76	9	–	–
17 石　川	900	53	216	185	179	178	83	6	–	–
18 福　井	603	48	106	139	116	120	71	3	–	–
19 山　梨	684	52	143	126	148	139	69	7	–	–
20 長　野	1 637	111	365	315	311	342	177	15	1	–
21 岐　阜	1 253	106	261	240	239	267	126	12	–	2
22 静　岡	2 710	227	545	506	522	582	299	29	–	–
23 愛　知	7 963	599	1 910	1 656	1 519	1 475	728	75	1	–
24 三　重	1 262	108	265	265	245	251	119	9	–	–
25 滋　賀	910	106	182	153	183	170	98	18	–	–
26 京　都	1 887	145	495	364	306	376	186	15	–	–
27 大　阪	11 721	947	3 308	2 734	1 980	1 802	871	76	3	–
28 兵　庫	3 672	242	824	749	687	761	367	42	–	–
29 奈　良	663	44	115	119	140	148	93	4	–	–
30 和歌山	677	47	152	142	129	146	54	7	–	–
31 鳥　取	617	35	155	125	111	120	65	6	–	–
32 島　根	437	21	92	100	84	94	40	6	–	–
33 岡　山	1 824	128	492	381	335	321	155	12	–	–
34 広　島	2 225	182	604	445	393	384	199	17	1	–
35 山　口	1 081	92	279	225	190	206	80	9	–	–
36 徳　島	650	45	134	132	119	138	71	11	–	–
37 香　川	745	44	169	149	145	138	91	9	–	–
38 愛　媛	1 139	86	263	231	214	215	121	9	–	–
39 高　知	616	65	153	128	108	97	63	2	–	–
40 福　岡	6 366	497	1 628	1 371	1 163	1 073	572	61	1	–
41 佐　賀	798	51	169	147	150	178	85	18	–	–
42 長　崎	1 256	77	246	262	263	264	131	13	–	–
43 熊　本	2 030	157	456	437	399	396	176	9	–	–
44 大　分	1 143	73	276	227	220	228	108	11	–	–
45 宮　崎	1 232	101	277	254	227	223	137	13	–	–
46 鹿児島	1 652	120	356	339	347	301	169	20	–	–
47 沖　縄	1 622	131	402	361	280	288	155	5	–	–

(注)「衛生行政報告例」(令和4年度)

SOURCE：Report on Public Health Administration and Services (Fiscal Year 2022)

INDUCED ABORTIONS

人工妊娠中絶（令和 4 年度）

Woman and Prefecture, FY2022

実施率（女性総人口千対）　Rate（per 1 000 females）

都　道 府　県 Prefecture	総　数* Total	20歳未満** Under 20y.	20～24	25～29	30～34	35～39	40～44	45～49
全　国 Total	5.1	3.6	10.0	8.4	7.1	6.2	2.8	0.2
01　北海道	5.6	4.6	12.4	9.3	7.8	6.5	2.8	0.3
02　青　森	5.6	3.8	11.5	10.9	8.8	7.3	3.0	0.3
03　岩　手	5.1	2.2	9.5	9.9	7.0	7.3	3.9	0.3
04　宮　城	5.5	4.1	10.7	8.6	7.8	6.8	3.0	0.2
05　秋　田	4.5	2.1	10.2	8.8	7.4	6.8	2.3	0.1
06　山　形	3.8	1.8	7.8	5.5	5.1	5.8	3.0	0.3
07　福　島	4.9	2.5	9.6	8.8	7.4	6.8	2.9	0.2
08　茨　城	3.1	2.0	4.6	4.6	5.0	4.3	2.3	0.4
09　栃　木	4.5	2.8	8.6	8.2	6.9	5.9	2.6	0.2
10　群　馬	4.6	3.0	8.2	7.2	7.0	6.8	3.3	0.2
11　埼　玉	3.1	1.9	4.5	4.5	4.8	4.8	2.3	0.2
12　千　葉	3.1	1.9	4.8	4.6	4.6	4.7	2.2	0.2
13　東　京	7.7	6.2	17.8	12.0	8.7	7.2	3.3	0.3
14　神奈川	4.5	5.9	7.4	6.5	6.1	5.2	2.4	0.2
15　新　潟	4.2	2.3	8.1	7.3	6.6	5.8	2.4	0.2
16　富　山	4.3	2.4	7.8	7.2	7.0	6.3	2.6	0.2
17　石　川	4.3	2.0	8.0	7.4	6.9	6.1	2.5	0.1
18　福　井	4.6	2.8	7.6	8.7	6.8	6.0	3.2	0.1
19　山　梨	4.8	2.9	7.5	7.4	8.7	7.0	3.0	0.3
20　長　野	4.7	2.5	9.9	7.9	7.1	6.7	3.0	0.2
21　岐　阜	3.5	2.3	5.8	5.9	5.6	5.3	2.2	0.2
22　静　岡	4.2	2.9	7.6	6.7	6.4	6.1	2.8	0.2
23　愛　知	5.3	3.5	9.6	8.2	7.7	6.8	3.1	0.3
24　三　重	4.0	2.8	7.0	7.0	6.1	5.6	2.3	0.1
25　滋　賀	3.3	3.1	5.1	4.6	5.2	4.1	2.2	0.3
26　京　都	3.7	2.6	6.3	5.4	4.9	5.4	2.4	0.2
27　大　阪	6.5	5.0	13.3	10.8	8.3	7.1	3.2	0.2
28　兵　庫	3.6	2.0	6.2	5.9	5.3	5.1	2.2	0.2
29　奈　良	2.8	1.5	3.6	4.4	4.8	4.4	2.4	0.1
30　和歌山	4.4	2.5	8.9	8.4	6.8	6.3	2.1	0.2
31　鳥　取	6.4	2.9	14.1	11.4	9.3	8.0	4.1	0.3
32　島　根	4.0	1.5	7.7	8.3	6.0	5.5	2.1	0.3
33　岡　山	5.2	3.0	10.3	8.7	7.4	6.3	2.8	0.2
34　広　島	4.3	2.9	9.6	7.1	6.0	5.1	2.4	0.2
35　山　口	4.9	3.3	10.7	9.0	7.3	6.2	2.2	0.2
36　徳　島	5.5	3.2	9.6	10.2	7.9	7.7	3.6	0.4
37　香　川	4.5	2.1	9.4	7.8	6.9	5.5	3.3	0.3
38　愛　媛	5.1	3.1	10.5	9.2	7.6	6.3	3.2	0.2
39　高　知	5.5	4.6	12.8	10.7	8.3	5.7	3.3	0.1
40　福　岡	6.1	4.4	11.7	10.2	8.6	6.9	3.4	0.3
41　佐　賀	5.5	2.7	9.4	8.6	8.3	8.1	3.4	0.7
42　長　崎	5.8	2.8	10.3	10.9	9.4	8.0	3.5	0.3
43　熊　本	6.6	4.0	12.7	12.1	10.0	8.3	3.4	0.2
44　大　分	6.0	3.0	12.5	10.3	9.2	7.9	3.3	0.3
45　宮　崎	6.7	4.4	13.9	12.7	9.9	7.7	4.3	0.4
46　鹿児島	6.0	3.5	11.9	10.9	9.6	6.8	3.5	0.4
47　沖　縄	5.4	3.4	11.5	9.8	6.8	6.1	3.2	0.1

（注）　*15歳以上50歳未満の女性総人口千対の率である。
　　　**15歳以上20歳未満の女性総人口千対の率である（15歳未満の人口妊娠中絶件数を含む）。
NOTES：*Calculated per 1 000 female population from 15 to 49 years of age.
　　　**Calculated per 1 000 female population from 15 to 19 years of age（including induced abortions by women under the age of 14）.

第44表　年齢別，人工妊娠中絶（昭和30年～令和4年度）
Induced Abortions by Age of Woman, 1955-FY2022

実　数　Number

年　　次 Year		総　数 Total	20歳未満 Under 20y.	20～24	25～29	30～34	35～39	40～44	45～49	50歳以上 50y. and over	不　詳 Not stated
1955	昭和30	1 170 143	14 475	181 522	309 195	315 788	225 152	109 652	13 027	268	1 064
1960	35	1 063 256	14 697	168 626	304 100	278 978	205 361	80 716	9 650	253	875
1965	40	843 248	13 303	142 038	235 458	230 352	145 583	68 515	6 611	237	1 151
1970	45	732 033	14 314	141 355	192 866	187 142	134 464	54 101	6 656	162	973
1975	50	671 597	12 123	111 468	184 281	177 452	123 060	56 634	5 596	208	775
1980	55	598 084	19 048	90 337	131 826	177 506	123 277	50 280	5 215	132	463
1985	60	550 127	28 038	88 733	95 195	142 474	139 594	51 302	4 434	94	263
1990	平成2	456 797	32 431	86 367	79 205	98 232	101 705	54 924	3 753	58	122
1995	7	343 024	26 117	79 712	65 727	68 592	65 470	33 586	3 734	69	17
2000	12	341 146	44 477	82 598	72 626	61 836	53 078	24 117	2 287	42	85
2005	17	289 127	30 119	72 217	59 911	59 748	46 038	19 319	1 663	28	84
2010***	22	212 694	20 357	47 089	45 724	42 206	39 964	15 983	1 334	25	12
2011	23	202 106	20 903	44 087	42 708	39 917	37 648	15 697	1 108	21	17
2012	24	196 639	20 659	43 269	40 900	38 362	36 112	16 133	1 163	14	27
2013	25	186 253	19 359	40 268	37 999	36 757	34 115	16 477	1 237	22	19
2014	26	181 905	17 854	39 851	36 594	36 621	33 111	16 558	1 281	17	18
2015	27	176 388	16 113	39 430	35 429	35 884	31 765	16 368	1 340	18	41
2016	28	168 015	14 666	38 561	33 050	34 256	30 307	15 782	1 352	14	27
2017	29	164 621	14 128	39 270	32 222	33 082	29 641	14 876	1 363	11	28
2018	30	161 741	13 588	40 408	31 437	31 481	28 887	14 508	1 388	13	31
2019	令和元	156 430	12 678	39 805	31 392	29 402	28 131	13 589	1 399	11	23
2020	2	141 433	10 309	35 434	28 622	26 555	25 993	13 187	1 319	10	4
2021	3	126 174	9 093	30 882	26 087	23 386	23 435	12 018	1 252	19	2
2022	4	122 725	9 569	30 544	26 153	22 287	21 947	11 079	1 127	8	11

実施率（女子総人口千対）　Rate（per 1 000 females）

年　　次 Year		総　数* Total	20歳未満** Under 20y.	20～24	25～29	30～34	35～39	40～44	45～49
1955	昭和30	50.2	3.4	43.1	80.8	95.1	80.5	41.8	5.8
1960	35	42.0	3.2	40.2	73.9	74.0	62.7	29.4	3.8
1965	40	30.2	2.5	31.1	56.0	56.0	38.8	21.2	2.5
1970	45	24.8	3.2	26.4	42.2	44.7	32.9	14.7	2.1
1975	50	22.1	3.1	24.7	34.3	38.4	29.2	13.8	1.5
1980	55	19.5	4.7	23.3	29.3	33.2	26.8	12.0	1.3
1985	60	17.8	6.4	22.0	24.6	31.5	26.2	11.2	1.1
1990	平成2	14.5	6.6	19.8	19.7	25.4	22.7	10.3	0.8
1995	7	11.1	6.2	16.6	15.4	17.2	16.9	7.5	0.7
2000	12	11.7	12.1	20.5	15.4	14.5	13.2	6.2	0.5
2005	17	10.3	9.4	20.0	14.6	12.4	10.6	4.8	0.4
2010***	22	7.9	6.9	14.9	12.7	10.3	8.3	3.7	0.3
2011	23	7.5	7.1	14.1	12.0	10.0	7.9	3.4	0.3
2012	24	7.4	7.0	14.1	11.8	9.9	7.8	3.4	0.3
2013	25	7.0	6.6	13.3	11.3	9.8	7.6	3.4	0.3
2014	26	6.9	6.1	13.2	11.2	10.0	7.7	3.4	0.3
2015	27	6.8	5.5	13.5	11.2	10.0	7.7	3.4	0.3
2016	28	6.5	5.0	12.9	10.6	9.6	7.6	3.3	0.3
2017	29	6.4	4.8	13.0	10.5	9.5	7.6	3.2	0.3
2018	30	6.4	4.7	13.2	10.4	9.2	7.6	3.2	0.3
2019	令和元	6.2	4.5	12.9	10.4	8.9	7.6	3.2	0.3
2020	2	5.8	3.8	12.2	9.7	8.3	7.2	3.2	0.3
2021	3	5.1	3.6	10.1	8.4	7.3	6.5	3.0	0.3
2022	4	5.1	3.6	10.0	8.4	7.1	6.2	2.8	0.2

（注）2000年までは「母体保護統計報告」（暦年）による。2005年度からは「衛生行政報告例」（年度）による。
　　＊15歳以上50歳未満の女性総人口千対の率である。
　　＊＊15歳以上20歳未満の女性総人口千対の率である（15歳未満の人工妊娠中絶件数を含む）。
　　＊＊＊東日本大震災の影響により，福島県の相双保健福祉事務所管轄内の市町村が含まれていない。
SOURCE：（～2000）Report of Artificial Abortions and Sterilization Operations Staistics（Calendar year）
　　　　（2005～）Report on Public Health Administration and Services（Fiscal year）
NOTES：＊Calculated per 1 000 female population from 15 to 49 years of age.
　　　　＊＊Calculated per 1 000 women of 15 to 19 years of age（including induced abortions by women under the age of 14）.
　　　　＊＊＊Because of the Great East Japan Earthquake, cities, towns and villages within the jurisdiction of Soso Public Health and Welfare Office of Fukushima are not included.

第10図　人工妊娠中絶実施率（昭和30年～令和4年度）
Rate of Induced Abortion, 1955−FY2022

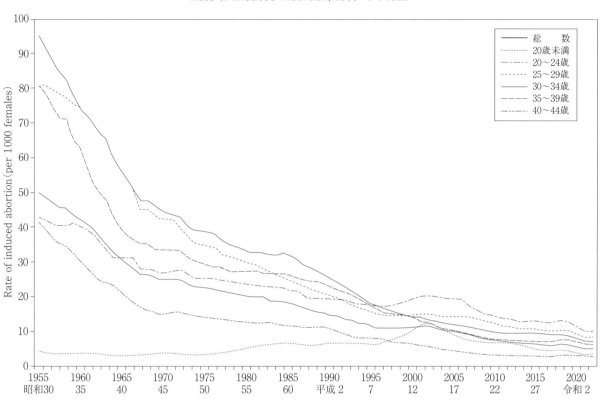

第45表　20歳未満の人工妊娠中絶（平成15年度～令和4年度）
Induced Abortions by Women Under 20 Years of Age, FY2003−2022

	年次 Year		総数* Total	13歳未満 Under 13y.	13歳	14歳**	15歳	16歳	17歳	18歳	19歳
実数 Number	2003	平成15	40 475	…	…	483	1 548	4 795	7 915	11 087	14 647
	2005	17	30 119	…	…	308	1 056	3 277	5 607	8 236	11 635
	2010***	22	20 357	…	…	415	1 052	2 594	3 815	5 190	7 291
	2015	27	16 113	16	52	202	633	1 845	2 884	4 181	6 300
	2016	28	14 666	12	34	174	619	1 452	2 517	3 747	6 111
	2017	29	14 128	12	34	172	518	1 421	2 335	3 523	6 113
	2018	30	13 588	8	34	148	475	1 356	2 217	3 434	5 916
	2019	令和元	12 678	20	29	137	398	1 214	2 155	3 285	5 440
	2020	2	10 309	17	23	87	284	947	1 636	2 723	4 592
	2021	3	9 093	12	26	87	246	763	1 442	2 466	4 051
	2022	4	9 569	17	16	114	256	733	1 371	2 442	4 620
実施率（女子総人口千対） Rate (per 1 000 females)	2003	平成15	11.9	…	…	…	2.4	7.3	11.8	15.7	19.9
	2005	17	9.4	…	…	…	1.7	5.3	8.8	12.4	17.2
	2010***	22	6.9	…	…	…	1.8	4.4	6.5	8.8	12.4
	2015	27	5.5	…	0.1	0.4	1.1	3.2	4.9	7.1	10.8
	2016	28	5.0	…	0.1	0.3	1.1	2.5	4.3	6.3	10.2
	2017	29	4.8	…	0.1	0.3	0.9	2.5	4.0	6.0	10.1
	2018	30	4.7	…	0.1	0.3	0.9	2.4	3.9	5.8	9.8
	2019	令和元	4.5	…	0.1	0.3	0.7	2.2	3.8	5.7	9.0
	2020	2	3.8	…	0.0	0.2	0.5	1.7	3.0	4.9	8.1
	2021	3	3.3	…	0.0	0.2	0.5	1.5	2.6	4.5	7.1
	2022	4	3.6	…	0.0	0.2	0.5	1.4	2.6	4.4	8.3

(注)「衛生行政報告例」（年度）による。
　　＊15歳以上20歳未満の女性総人口千対の率である（15歳未満の人工妊娠中絶件数を含む）。
　　＊＊平成24年度までは15歳未満の数値である。
　　＊＊＊東日本大震災の影響により，福島県の相双保健福祉事務所管轄内の市町村が含まれていない。
SOURCE：Report on Public Health Administration and Services (Fiscal year)
NOTES：＊Calculated per 1 000 women of 15 to 19 years of age (including induced abortions by women under the age of 14).
　　＊＊Until 2012, figure of under 15y..
　　＊＊＊Because of the Great East Japan Earthquake, cities, towns and villages within the jurisdiction of Soso Public Health
　　　and Welfare Office of Fukushima are not included.

第46表　妊娠期間別，人工妊娠中絶件数（昭和30年～令和4年度）
Induced Abortions by Period of Gestation, 1955−FY2022

年次 Year		総数 Total	満7週以前 7 weeks and under	満8～11週 8 to 11 weeks	満12～15週 12 to 15 weeks	満16～19週 16 to 19 weeks	満20～21週 20 to 21 weeks	満22～23週 22 to 23 weeks	満24～27週 24 to 27 weeks	不詳 Not stated
1955	昭和30	1 170 143	555 463	517 861	35 710	30 190	22 094		8 358	467
1960	35	1 063 256	545 000	443 979	29 183	20 592	17 081		6 846	575
1965	40	843 248	460 013	335 920	19 028	13 282	10 063		3 910	1 032
1970	45	732 033	408 182	290 198	14 795	9 280	6 309		2 458	811
1975	50	671 597	399 423	250 194	10 907	5 606	3 625		1 215	627
1980	55	598 084	304 398	258 621	20 634	7 849	5 991		·	591
1985	60	550 127	285 704	228 159	18 323	10 047	7 362		·	532
1990	平成2	456 797	246 778	180 950	15 403	8 510	5 000		·	156
1995	7	343 024	191 460	132 407	10 554	5 960	2 605	·	·	38
2000	12	341 146	191 708	129 847	10 690	6 065	2 665	·	·	171
2001	13	341 588	193 438	129 140	10 484	5 880	2 532	·	·	114
2002	14	329 326	185 310	125 251	10 018	5 900	2 658	·	·	189
2003	15	319 831	180 618	121 192	9 461	5 744	2 567	·	·	249
2004	16	301 673	170 788	113 873	9 125	5 334	2 409	·	·	144
2005	17	289 127	163 779	109 887	8 275	4 899	2 141	·	·	146
2006	18	276 352	155 767	105 952	7 760	4 671	2 130	·	·	72
2007	19	256 672	144 572	98 663	6 997	4 298	2 097	·	·	45
2008	20	242 326	134 604	94 455	6 679	4 263	2 267	·	·	58
2009	21	226 878	126 713	87 791	6 399	3 896	2 028	·	·	51
2010*	22	212 694	117 538	83 044	5 958	4 048	2 065	·	·	41
2011	23	202 106	110 595	79 918	5 679	3 858	2 006	·	·	50
2012	24	196 639	107 633	77 388	5 445	3 783	2 344	·	·	46
2013	25	186 253	101 027	74 512	5 082	3 582	2 015	·	·	35
2014	26	181 905	98 509	72 882	4 828	3 624	2 038	·	·	24
2015	27	176 388	95 878	70 584	4 299	3 475	2 115	·	·	37
2016	28	168 015	91 652	66 859	4 118	3 277	2 059	·	·	50
2017	29	164 621	90 064	65 059	3 984	3 343	2 123	·	·	48
2018	30	161 741	88 723	63 865	3 795	3 205	2 107	·	·	46
2019	令和元	156 430	86 184	60 880	4 199	3 091	2 053	·	·	23
2020	2	141 433	82 408	51 192	3 127	2 852	1 841	·	·	13
2021	3	126 174	73 755	45 373	2 774	2 501	1 768	·	·	3
2022	4	122 725	69 592	45 779	2 854	2 645	1 816	·	·	39

(注)2001年までは「母体保護統計報告」（暦年）による。2002年度からは「衛生行政報告例」（年度）による。
　＊東日本大震災の影響により，福島県の相双保健福祉事務所管轄内の市町村が含まれていない。
SOURCE：（～2001）Report of Artificial Abortions and Sterilization Operations Staistics（Calendar year）
　　　　　（2002～）Report on Public Health Administration and Services（Fiscal year）
NOTE：＊Because of the Great East Japan Earthquake, cities, towns and villages within the jurisdiction of Soso Public Health and Welfare Office of Fukushima are not included.

Ⅷ　周 産 期 死 亡　PERINATAL DEATHS

第47表　都道府県別，周産期死亡数及び率（昭和55年～令和４年）

Perinatal Death and Perinatal Mortality Rates by Prefecture, 1980−2022

都　道府　県 Prefecture	周　産　期　死　亡　数 Number of perinatal deaths							周 産 期 死 亡 率*（出産千対）Perinatal mortality rate (per 1 000 total births)						
	1980 昭和55	1990 平成2	2000 平成12	2010 平成22	2020 令和2	2021 令和3	2022 令和4	1980 昭和55	1990 平成2	2000 平成12	2010 平成22	2020 令和2	2021 令和3	2022 令和4
全　国 Total	32 422	13 704	6 881	4 515	2 664	2 741	2 527	20.2	11.1	5.8	4.2	3.2	3.4	3.3
01 北海道	1 857	754	259	171	92	113	81	24.1	13.7	5.5	4.2	3.1	3.9	3.1
02 青　森	464	180	103	39	32	25	19	21.0	12.2	7.9	4.0	4.7	3.8	3.2
03 岩　手	437	169	75	59	21	19	21	21.9	11.7	6.0	6.0	3.1	2.9	3.6
04 宮　城	710	302	125	72	56	45	37	22.4	12.8	5.6	3.8	3.9	3.3	2.9
05 秋　田	317	129	38	44	18	14	11	19.1	11.6	4.2	6.5	4.0	3.2	2.7
06 山　形	324	146	76	35	22	17	29	18.9	11.5	6.9	4.0	3.5	2.9	5.1
07 福　島	706	279	141	75	44	44	35	23.5	12.1	6.9	4.6	3.9	4.1	3.6
08 茨　城	806	343	149	112	43	76	58	21.8	11.8	5.3	4.7	2.5	4.6	3.6
09 栃　木	563	265	125	63	44	45	32	21.3	13.1	6.6	3.8	3.7	3.9	3.0
10 群　馬	492	252	105	71	44	38	40	19.3	12.8	5.4	4.4	3.8	3.4	3.7
11 埼　玉	1 404	712	397	252	133	126	124	18.4	11.1	6.0	4.2	2.8	2.8	2.8
12 千　葉	1 314	555	389	213	160	128	120	19.7	10.3	7.0	4.1	4.0	3.3	3.2
13 東　京	2 734	1 111	566	424	296	282	297	19.2	10.6	5.6	3.9	3.0	2.9	3.3
14 神奈川	1 724	836	521	379	200	196	209	18.0	10.4	6.3	4.8	3.3	3.3	3.7
15 新　潟	618	228	146	85	41	59	50	18.6	9.4	6.6	4.7	3.2	4.7	4.2
16 富　山	258	102	60	33	22	27	24	18.7	10.1	5.9	4.0	3.5	4.4	4.0
17 石　川	296	120	68	54	29	23	29	19.3	10.3	5.9	5.6	3.7	3.2	4.1
18 福　井	175	86	60	20	22	17	14	16.1	9.8	7.4	2.9	4.1	3.2	2.9
19 山　梨	261	113	65	28	24	13	15	25.5	13.0	7.7	4.2	4.6	2.6	3.1
20 長　野	622	235	111	62	49	43	34	22.5	10.9	5.2	3.6	3.8	3.4	2.8
21 岐　阜	517	193	112	65	26	36	41	19.7	9.4	5.5	3.8	2.1	3.1	3.7
22 静　岡	911	383	201	134	79	86	66	19.0	10.3	5.6	4.2	3.5	4.0	3.2
23 愛　知	1 606	666	424	281	168	189	151	18.0	9.3	5.6	4.0	3.0	3.5	2.9
24 三　重	432	207	105	67	32	31	31	19.8	11.5	5.9	4.4	2.9	2.8	2.9
25 滋　賀	303	120	96	77	28	17	22	18.7	8.8	6.8	5.7	2.7	1.7	2.2
26 京　都	607	268	137	97	53	56	45	18.6	11.0	5.7	4.6	3.2	3.5	3.0
27 大　阪	2 307	940	486	303	150	195	198	20.3	10.7	5.5	4.0	2.4	3.3	3.4
28 兵　庫	1 315	541	288	175	120	122	96	18.9	10.0	5.3	3.6	3.2	3.4	2.9
29 奈　良	366	137	67	42	26	26	24	22.5	10.2	5.0	3.9	3.3	3.3	3.3
30 和歌山	278	98	51	34	20	12	23	20.4	9.6	5.3	4.5	3.5	2.2	4.4
31 鳥　取	148	72	21	29	13	11	12	17.8	11.1	3.7	6.0	3.4	3.0	3.2
32 島　根	237	79	32	23	24	13	15	23.4	10.4	4.9	4.0	5.3	2.9	3.6
33 岡　山	370	205	77	59	33	38	44	14.9	10.6	4.0	3.5	2.4	2.9	3.5
34 広　島	683	308	130	100	62	60	56	18.0	10.6	4.7	3.9	3.2	3.2	3.1
35 山　口	417	176	71	46	18	35	31	20.7	12.7	5.4	4.0	2.2	4.4	4.0
36 徳　島	254	87	41	26	20	15	10	23.6	10.9	5.6	4.4	4.4	3.4	2.4
37 香　川	202	91	48	37	24	13	27	15.4	9.5	4.9	4.4	3.9	2.1	4.6
38 愛　媛	451	165	68	39	27	26	32	22.4	11.2	5.1	3.4	3.3	3.2	4.2
39 高　知	222	89	37	19	14	15	14	23.2	12.3	5.4	3.4	3.4	3.7	3.8
40 福　岡	1 335	632	251	200	109	140	116	20.4	13.0	5.3	4.3	2.8	3.7	3.2
41 佐　賀	266	118	50	35	25	28	17	20.9	12.2	5.7	4.6	4.2	4.8	3.1
42 長　崎	557	187	85	53	26	35	28	24.5	11.2	6.0	4.4	2.8	3.9	3.3
43 熊　本	551	223	90	56	33	48	35	22.2	11.6	5.2	3.4	2.5	3.8	2.9
44 大　分	446	168	64	52	36	28	26	26.8	14.3	5.8	5.1	4.7	3.8	3.8
45 宮　崎	442	139	54	31	19	23	20	25.5	11.4	4.9	3.0	2.5	3.0	2.8
46 鹿児島	679	254	92	67	34	47	26	27.0	13.3	5.6	4.4	2.9	4.0	2.5
47 沖　縄	391	227	116	70	52	46	42	19.0	13.2	6.9	4.1	3.5	3.2	3.1
外　国 Foreign countries	…	…	3	2	1	−	−	…	…	…	…	…	…	…
不　詳 Not stated	47	14	5	5	−	−	−	…	…	…	…	…	…	…

（注）＊11頁の８.参照。

NOTE：＊See note 8 on page 13.

第48表　都道府県別，妊娠満22週以後の死産数及び率（昭和55年～令和４年）

Foetal Deaths and Foetal Death Rates at 22 Completed Weeks and Over of Gestation by Prefecture, 1980−2022

都　道府　県 Prefecture	妊娠満22週以後の死産数 Foetal deaths at 22 completed weeks and over of gestation							妊娠満22週以後の死産率*（出産千対） Foetal death rate at 22 completed weeks and over of gestation (per 1 000 total births)						
	1980 昭和55	1990 平成2	2000 平成12	2010 平成22	2020 令和2	2021 令和3	2022 令和4	1980 昭和55	1990 平成2	2000 平成12	2010 平成22	2020 令和2	2021 令和3	2022 令和4
全国 Total	26 268	11 367	5 362	3 637	2 112	2 235	2 061	16.4	9.2	4.5	3.4	2.5	2.7	2.7
01 北海道	1 515	647	208	138	75	92	59	19.7	11.7	4.4	3.4	2.5	3.2	2.2
02 青森	368	141	65	30	17	23	15	16.6	9.5	5.0	3.1	2.5	3.5	2.5
03 岩手	337	150	59	53	19	13	16	16.9	10.4	4.7	5.4	2.8	2.0	2.8
04 宮城	553	254	103	61	41	35	30	17.5	10.8	4.6	3.2	2.8	2.5	2.3
05 秋田	253	99	31	39	15	11	11	15.3	8.9	3.4	5.8	3.3	2.5	2.7
06 山形	260	127	56	27	16	15	21	15.2	10.0	5.1	3.1	2.6	2.5	3.7
07 福島	567	243	106	62	37	35	24	18.9	10.6	5.2	3.8	3.3	3.3	2.5
08 茨城	612	295	117	84	33	59	42	16.5	10.1	4.1	3.5	1.9	3.6	2.6
09 栃木	451	215	94	54	33	35	29	17.1	10.6	4.9	3.3	2.8	3.0	2.7
10 群馬	379	210	81	56	35	31	35	14.9	10.7	4.1	3.5	3.0	2.8	3.3
11 埼玉	1 108	586	319	205	107	110	102	14.5	9.2	4.8	3.4	2.3	2.4	2.3
12 千葉	1 084	469	321	169	128	104	102	16.3	8.7	5.8	3.3	3.2	2.7	2.8
13 東京	2 265	945	423	352	252	233	237	15.9	9.0	4.2	3.2	2.5	2.4	2.6
14 神奈川	1 366	680	392	298	157	158	171	14.3	8.5	4.7	3.8	2.6	2.7	3.0
15 新潟	483	192	118	75	33	47	37	14.5	7.9	5.4	4.1	2.5	3.7	3.1
16 富山	206	75	40	26	17	21	20	15.0	7.4	3.9	3.2	2.7	3.4	3.3
17 石川	229	96	56	41	25	21	26	14.9	8.3	4.9	4.3	3.2	2.9	3.7
18 福井	146	65	42	14	11	14	10	13.4	7.4	5.2	2.0	2.1	2.7	2.1
19 山梨	227	98	55	28	17	12	11	22.2	11.3	6.5	4.2	3.3	2.4	2.3
20 長野	505	200	85	48	37	36	31	18.2	9.3	4.0	2.8	2.9	2.9	2.5
21 岐阜	415	165	93	48	19	28	34	15.8	8.1	4.6	2.8	1.6	2.4	3.0
22 静岡	769	320	160	107	61	68	51	16.0	8.6	4.5	3.3	2.7	3.1	2.5
23 愛知	1 297	566	323	224	132	146	121	14.6	7.9	4.3	3.2	2.4	2.7	2.4
24 三重	349	159	83	57	23	25	27	16.0	8.8	4.7	3.7	2.1	2.3	2.6
25 滋賀	240	93	80	60	20	13	17	14.8	6.8	5.6	4.5	1.9	1.3	1.7
26 京都	493	209	103	72	47	50	34	15.1	8.6	4.3	3.4	2.9	3.2	2.3
27 大阪	1 918	762	385	245	117	165	162	16.8	8.7	4.3	3.3	1.9	2.8	2.8
28 兵庫	1 074	438	212	147	101	107	81	15.4	8.1	3.9	3.1	2.7	3.0	2.4
29 奈良	296	107	58	35	20	20	20	18.2	8.0	4.4	3.3	2.5	2.6	2.7
30 和歌山	204	78	39	26	18	9	20	14.9	7.6	4.1	3.4	3.1	1.6	3.8
31 鳥取	121	63	21	19	11	10	10	14.5	9.7	3.7	4.0	2.9	2.7	2.7
32 島根	174	62	27	17	18	12	14	17.2	8.2	4.1	2.9	4.0	2.7	3.4
33 岡山	318	160	62	48	27	31	38	12.8	8.3	3.2	2.9	2.0	2.4	3.1
34 広島	545	260	103	78	52	51	50	14.4	8.9	3.7	3.0	2.6	2.7	2.8
35 山口	323	147	60	32	15	26	30	16.1	10.6	4.6	2.8	1.8	3.2	3.9
36 徳島	218	75	33	22	11	13	9	20.3	9.4	4.5	3.7	2.4	3.0	2.2
37 香川	155	70	36	29	19	10	22	11.8	7.3	3.7	3.4	3.1	1.6	3.8
38 愛媛	373	134	52	33	24	22	26	18.6	9.1	3.9	2.9	3.0	2.7	3.4
39 高知	178	68	29	14	11	11	7	18.6	9.4	4.2	2.5	2.7	2.7	1.9
40 福岡	1 122	528	195	160	87	110	97	17.1	10.8	4.1	3.4	2.2	2.9	2.7
41 佐賀	232	101	38	28	20	21	14	18.3	10.5	4.3	3.7	3.3	3.6	2.5
42 長崎	484	161	65	41	16	23	24	21.3	9.7	4.6	3.4	1.7	2.6	2.9
43 熊本	429	192	70	41	28	38	28	17.2	10.0	4.0	2.5	2.1	3.0	2.4
44 大分	357	146	51	42	30	20	23	21.4	12.4	4.7	4.2	3.9	2.7	3.4
45 宮崎	359	119	41	29	17	18	17	20.7	9.7	3.7	2.8	2.2	2.4	2.4
46 鹿児島	569	219	76	54	27	42	21	22.7	11.5	4.6	3.6	2.3	3.6	2.0
47 沖縄	312	170	94	65	35	41	35	15.2	9.9	5.6	3.8	2.3	2.8	2.6
外国 Foreign countries	…	…	2	1	1	–	–	…	…	…	…	…	…	…
不詳 Not stated	30	8	–	3	–	–	–	…	…	…	…	…	…	…

(注) *11頁の８．参照。
NOTE: *See note 8 on page 13.

第49表　都道府県別，早期新生児死亡数及び率（昭和55年～令和４年）
Early Neonatal Deaths and Early Neonatal Mortality Rates by Prefecture, 1980－2022

都道府県 Prefecture	早期新生児死亡数 Early neonatal deaths							早期新生児死亡率（出生千対） Early neonatal mortality rate（per 1 000 live births）						
	1980 昭和55	1990 平成２	2000 平成12	2010 平成22	2020 令和２	2021 令和３	2022 令和４	1980 昭和55	1990 平成２	2000 平成12	2010 平成22	2020 令和２	2021 令和３	2022 令和４
全国 Total	6 154	2 337	1 519	878	552	506	466	3.9	1.9	1.3	0.8	0.7	0.6	0.6
01 北海道	342	107	51	33	17	21	22	4.5	2.0	1.1	0.8	0.6	0.7	0.8
02 青森	96	39	38	9	15	2	4	4.4	2.7	2.9	0.9	2.2	0.3	0.7
03 岩手	100	19	16	6	2	6	5	5.1	1.3	1.3	0.6	0.3	0.9	0.9
04 宮城	157	48	22	11	15	10	7	5.0	2.1	1.0	0.6	1.0	0.7	0.5
05 秋田	64	30	7	5	3	3	－	3.9	2.7	0.8	0.7	0.7	0.7	－
06 山形	64	19	20	8	6	2	8	3.8	1.5	1.8	0.9	1.0	0.3	1.4
07 福島	139	36	35	13	7	9	11	4.7	1.6	1.7	0.8	0.6	0.8	1.1
08 茨城	194	48	32	28	10	17	16	5.3	1.7	1.1	1.2	0.6	1.0	1.0
09 栃木	112	50	31	9	11	10	3	4.3	2.5	1.6	0.5	0.9	0.9	0.3
10 群馬	113	42	24	15	9	7	5	4.5	2.2	1.2	0.9	0.8	0.6	0.5
11 埼玉	296	126	78	47	26	16	22	3.9	2.0	1.2	0.8	0.5	0.4	0.5
12 千葉	230	86	68	44	32	24	18	3.5	1.6	1.2	0.9	0.8	0.6	0.5
13 東京	469	166	143	72	44	49	60	3.4	1.6	1.4	0.7	0.4	0.5	0.7
14 神奈川	358	156	129	81	43	38	38	3.8	2.0	1.6	1.0	0.7	0.6	0.7
15 新潟	135	36	28	10	8	12	13	4.1	1.5	1.3	0.6	0.6	1.0	1.1
16 富山	52	27	20	7	5	6	4	3.8	2.7	2.0	0.9	0.8	1.0	0.7
17 石川	67	24	12	13	4	2	3	4.4	2.1	1.0	1.4	0.5	0.3	0.4
18 福井	29	21	18	6	11	3	4	2.7	2.4	2.2	0.9	2.1	0.6	0.8
19 山梨	34	15	10	－	7	1	4	3.4	1.7	1.2	－	1.4	0.2	0.8
20 長野	117	35	26	14	12	7	3	4.3	1.6	1.2	0.8	0.9	0.6	0.2
21 岐阜	102	28	19	17	7	8	7	3.9	1.4	0.9	1.0	0.6	0.7	0.6
22 静岡	142	63	41	27	18	18	15	3.0	1.7	1.1	0.8	0.8	0.8	0.7
23 愛知	309	100	101	57	36	43	30	3.5	1.4	1.4	0.8	0.6	0.8	0.6
24 三重	83	48	22	10	9	6	4	3.9	2.7	1.2	0.7	0.8	0.5	0.4
25 滋賀	63	27	16	17	8	4	5	4.0	2.0	1.1	1.3	0.8	0.4	0.5
26 京都	114	59	34	25	6	6	11	3.5	2.4	1.4	1.2	0.4	0.4	0.7
27 大阪	389	178	101	58	33	30	36	3.5	2.0	1.1	0.8	0.5	0.5	0.6
28 兵庫	241	103	76	28	19	15	15	3.5	1.9	1.4	0.6	0.5	0.4	0.4
29 奈良	70	30	9	7	6	6	4	4.4	2.3	0.7	0.7	0.8	0.8	0.5
30 和歌山	74	20	12	8	2	3	3	5.5	2.0	1.3	1.1	0.3	0.5	0.6
31 鳥取	27	9	－	10	2	1	2	3.3	1.4	－	2.1	0.5	0.3	0.5
32 島根	63	17	5	6	6	1	1	6.3	2.3	0.8	1.0	1.3	0.2	0.2
33 岡山	52	45	15	11	6	7	6	2.1	2.4	0.8	0.7	0.4	0.5	0.5
34 広島	138	48	27	22	10	9	6	3.7	1.7	1.0	0.9	0.5	0.5	0.3
35 山口	94	29	11	14	3	9	1	4.7	2.1	0.8	1.2	0.4	1.1	0.1
36 徳島	36	12	8	4	9	2	1	3.4	1.5	1.1	0.7	2.0	0.5	0.2
37 香川	47	21	12	8	5	3	5	3.6	2.2	1.2	1.0	0.8	0.5	0.9
38 愛媛	78	31	16	6	3	4	6	4.0	2.1	1.2	0.5	0.4	0.5	0.8
39 高知	44	21	8	5	3	4	7	4.7	2.9	1.2	0.9	0.7	1.0	1.9
40 福岡	213	104	56	40	22	30	19	3.3	2.2	1.2	0.9	0.6	0.8	0.5
41 佐賀	34	17	12	7	5	7	3	2.7	1.8	1.4	0.9	0.8	1.2	0.5
42 長崎	73	26	20	12	10	12	4	3.3	1.6	1.4	1.0	1.1	1.4	0.5
43 熊本	122	31	20	15	5	10	7	5.0	1.6	1.2	0.9	0.4	0.8	0.6
44 大分	89	22	13	10	6	8	3	5.5	1.9	1.2	1.0	0.8	1.1	0.4
45 宮崎	83	20	13	2	2	5	3	4.9	1.7	1.2	0.2	0.3	0.7	0.4
46 鹿児島	110	35	16	13	7	5	5	4.5	1.9	1.0	0.9	0.6	0.4	0.5
47 沖縄	79	57	22	5	17	5	7	3.9	3.3	1.3	0.3	1.1	0.3	0.5
外国 Foreign countries	…	…	1	1	－	－	…	…	…	…	…	…	…	…
不詳 Not stated	17	6	5	2	－	－	－	…	…	…	…	…	…	…

第50表　都道府県（特別区－指定都市再掲）別，死産数，新生児死亡数，周産期死亡数及び率（令和４年）
Foetal Deaths, Neonatal Deaths and Perinatal Deaths by Prefecture（Special ward-Designated city（Regrouped）），2022

都　道　府　県 Prefecture	死　　　産 Foetal deaths 総　数 Total	妊娠満22週未満 Under 22 weeks completed of gestation	妊娠満22週以後 22 weeks completed and over of gestation (A)数 (A)Number	率(出産千対)* Rate (per 1 000 total births)	新　生　児　死　亡 Neonatal deaths 総　数 Total	早期新生児死亡 Early neonatal mortality (B)数 (B)Number	率(出生千対)* Rate (Per 1 000 live births)	周産期死亡 Perinatal deaths 数〔(A)+(B)〕 Number 〔(A)+(B)〕	率* (出産千対) Rate (per 1 000 total births)
全　国 Total	15 179	13 114	2 061	2.7	609	466	0.6	2 527	3.3
01 北海道	586	527	59	2.2	33	22	0.8	81	3.1
02 青　森	158	143	15	2.5	4	4	0.7	19	3.2
03 岩　手	112	96	16	2.8	6	5	0.9	21	3.6
04 宮　城	271	241	30	2.3	8	7	0.5	37	2.9
05 秋　田	80	69	11	2.7	3	－	－	11	2.7
06 山　形	114	93	21	3.7	9	8	1.4	29	5.1
07 福　島	198	173	24	2.5	14	11	1.1	35	3.6
08 茨　城	309	266	42	2.6	17	16	1.0	58	3.6
09 栃　木	212	183	29	2.7	6	3	0.3	32	3.0
10 群　馬	251	216	35	3.3	9	5	0.5	40	3.7
11 埼　玉	900	798	102	2.3	27	22	0.5	124	2.8
12 千　葉	753	651	102	2.8	29	18	0.5	120	3.2
13 東　京	1 773	1 536	237	2.6	74	60	0.7	297	3.3
14 神奈川	1 163	992	171	3.0	54	38	0.7	209	3.7
15 新　潟	234	197	37	3.1	13	13	1.1	50	4.2
16 富　山	106	86	20	3.3	6	4	0.7	24	4.0
17 石　川	134	108	26	3.7	4	3	0.4	29	4.1
18 福　井	90	80	10	2.1	6	4	0.8	14	2.9
19 山　梨	81	70	11	2.3	4	4	0.8	15	3.1
20 長　野	224	193	31	2.5	5	3	0.2	34	2.8
21 岐　阜	186	152	34	3.0	9	7	0.6	41	3.7
22 静　岡	382	330	51	2.5	19	15	0.7	66	3.2
23 愛　知	885	764	121	2.4	44	30	0.6	151	2.9
24 三　重	184	157	27	2.6	4	4	0.4	31	2.9
25 滋　賀	188	171	17	1.7	6	5	0.5	22	2.2
26 京　都	322	288	34	2.3	14	11	0.7	45	3.0
27 大　阪	1 103	941	162	2.8	44	36	0.6	198	3.4
28 兵　庫	624	543	81	2.4	16	15	0.4	96	2.9
29 奈　良	149	129	20	2.7	6	4	0.5	24	3.3
30 和歌山	112	92	20	3.8	3	3	0.6	23	4.4
31 鳥　取	61	51	10	2.7	3	2	0.5	12	3.2
32 島　根	71	57	14	3.4	1	1	0.2	15	3.6
33 岡　山	239	201	38	3.1	8	6	0.5	44	3.5
34 広　島	313	263	50	2.8	6	6	0.3	56	3.1
35 山　口	148	117	30	3.9	2	1	0.1	31	4.0
36 徳　島	79	70	9	2.2	1	1	0.2	10	2.4
37 香　川	92	70	22	3.8	5	5	0.9	27	4.6
38 愛　媛	175	149	26	3.4	6	6	0.8	32	4.2
39 高　知	73	66	7	1.9	7	7	1.9	14	3.8
40 福　岡	736	639	97	2.7	33	19	0.5	116	3.2
41 佐　賀	94	80	14	2.5	3	3	0.5	17	3.1
42 長　崎	133	109	24	2.9	6	4	0.5	28	3.3
43 熊　本	228	200	28	2.4	11	7	0.6	35	2.9
44 大　分	142	119	23	3.4	3	3	0.4	26	3.8
45 宮　崎	175	158	17	2.4	4	3	0.4	20	2.8
46 鹿児島	231	210	21	2.0	7	5	0.5	26	2.5
47 沖　縄	299	264	35	2.6	7	7	0.5	42	3.1
外　国 Foreign countries	5	5	－	…	－	－	…	－	…
不　詳 Not stated	1	1	－	…	－	－	…	－	…
特別区－指定都市（再掲）Special ward-Designated city（Regrouped）									
50 東京都区部	1 322	1 157	165	2.5	60	49	0.7	214	3.2
51 札　幌　市	275	247	28	2.5	14	11	1.0	39	3.5
52 仙　台　市	138	124	14	2.0	4	4	0.6	18	2.6
53 さいたま市	167	149	18	1.9	9	7	0.7	25	2.6
54 千　葉　市	102	90	12	2.1	5	4	0.7	16	2.8
55 横　浜　市	461	388	73	3.2	25	17	0.7	90	3.9
56 川　崎　市	233	197	36	3.2	8	7	0.6	43	3.8
57 相模原市	104	95	9	2.2	6	3	0.7	12	2.9
58 新　潟　市	76	66	10	2.1	1	1	0.2	11	2.3
59 静　岡　市	81	70	11	2.8	4	3	0.8	14	3.5
60 浜　松　市	79	71	8	1.6	2	2	0.4	10	2.0
61 名古屋市	310	269	41	2.5	14	10	0.6	51	3.1
62 京　都　市	178	156	22	2.6	9	7	0.8	29	3.5
63 大　阪　市	396	336	60	3.3	16	15	0.8	75	4.1
64 堺　　　市	95	78	17	3.2	3	3	0.6	20	3.7
65 神　戸　市	171	154	17	1.9	2	2	0.2	19	2.1
66 岡　山　市	99	87	12	2.3	3	2	0.4	14	2.7
67 広　島　市	150	122	28	3.4	2	2	0.2	30	3.6
68 北九州市	124	108	16	2.7	5	4	0.7	20	3.4
69 福　岡　市	270	234	36	2.9	12	4	0.3	40	3.3
70 熊　本　市	98	88	10	1.7	7	5	0.9	15	2.6

（注）　＊11頁の８.参照。
NOTES：＊See note 8 on page 13.

第51表　母の年齢別，周産期死亡数及び率（令和４年）
Perinatal Deaths and Perinatal Mortality Rates by Sex and Age of Mother, 2022

実　数　Number

母 の 年 齢 Age of mother	周 産 期 死 亡 数 Perinatal deaths			妊娠満22週以後の死産数 Foetal deaths at 22 completed weeks and over of gestation			早 期 新 生 児 死 亡 数 Early neonatal deaths		
	総数** Total	男 Male	女 Female	総数** Total	男 Male	女 Female	総数** Total	男 Male	女 Female
総数***Total	2 527	1 273	1 130	2 061	1 018	919	466	255	211
～19歳　years	25	13	12	20	11	9	5	2	3
20～24	197	87	106	163	71	88	34	16	18
25～29	584	292	268	486	243	219	98	49	49
30～34	807	426	343	650	333	279	157	93	64
35～39	664	338	278	546	268	230	118	70	48
40～44	235	110	115	190	87	93	45	23	22
45～	13	6	7	6	5	1	7	1	6

率（出産千対）*　Rate（per 1 000 total births）　率（出生千対）*　Rate（per 1 000 live births）

母 の 年 齢 Age of mother	周 産 期 死 亡 率 Perinatal mortality rate			妊娠満22週以後の死産率 Foetal deaths after 22weeks of pregnancy			早 期 新 生 児 死 亡 率 Early neonatal mortality rate		
	総数** Total	男 Male	女 Female	総数** Total	男 Male	女 Female	総数** Total	男 Male	女 Female
総数***Total	3.3	3.2	3.0	2.7	2.6	2.4	0.6	0.6	0.6
～19歳　years	5.5	5.6	5.3	4.4	4.7	4.0	1.1	0.9	1.3
20～24	3.7	3.2	4.1	3.1	2.6	3.4	0.6	0.6	0.7
25～29	2.9	2.8	2.7	2.4	2.3	2.2	0.5	0.5	0.5
30～34	2.9	3.0	2.5	2.3	2.3	2.0	0.6	0.6	0.5
35～39	3.6	3.6	3.1	3.0	2.9	2.6	0.6	0.7	0.5
40～44	5.1	4.6	5.1	4.1	3.7	4.1	1.0	1.0	1.0
45～	7.8	7.1	8.6	3.6	5.9	1.2	4.2	1.2	7.4

（注）　＊11頁の８.参照。
　　　　＊＊性別不詳を含む。
　　　　＊＊＊年齢不詳を含む。
NOTE：＊See note 8 on page 13.
　　　　＊＊Inciude not stated.
　　　　＊＊＊Inciude not stated.

第52表　死因（児側病態細分母側病態）別，妊娠期
Perinatal Deaths by Causes（Categorized on
on Mother）, Gestation

死　　因 （児側病態 細分 母側病態） Causes of Death Categorized on Foetus or Newborn, and Subcategorized on Mother （ICD-10）	総数　Total		
	周産期死亡 Perinatal deaths	妊娠満22週 以後の死産 Foetal Deaths at 22 Completed Weeks and Over of Gestation	早期新生児 死　亡 Early neonatal deaths Under 1 Week
総　　数　Total	2 527	2 061	466
P00-P04　母体側要因並びに妊娠及び分娩の合併症により影響を受けた胎児及び新生児	1 458	1 182	276
P00　現在の妊娠とは無関係の場合もありうる母体の病態により影響を受けた胎児及び新生児	677	610	67
P01　母体の妊娠合併症により影響を受けた胎児及び新生児	217	77	140
P02　胎盤，臍帯及び卵膜の合併症により影響を受けた胎児及び新生児	543	486	57
P03　その他の分娩合併症により影響を受けた胎児及び新生児	21	9	12
P04　胎盤又は母乳を介して有害な影響を受けた胎児及び新生児	–	–	–
P99　母体に原因なし	1 069	879	190
16　周産期に発生した病態　Certain Conditions Originating in the Perinatal Period			
総　　数　Total	2 164	1 914	250
P00-P04　母体側要因並びに妊娠及び分娩の合併症により影響を受けた胎児及び新生児	1 335	1 156	179
P00　現在の妊娠とは無関係の場合もありうる母体の病態により影響を受けた胎児及び新生児	643	603	40
P01　母体の妊娠合併症により影響を受けた胎児及び新生児	142	66	76
P02　胎盤，臍帯及び卵膜の合併症により影響を受けた胎児及び新生児	529	478	51
P03　その他の分娩合併症により影響を受けた胎児及び新生児	21	9	12
P04　胎盤又は母乳を介して有害な影響を受けた胎児及び新生児	–	–	–
P99　母体に原因なし	829	758	71
17　先天奇形，変形及び染色体異常　Congenital Malformations, Deformations and Chromosomal Abnormalities			
総　　数　Total	342	141	201
P00-P04　母体側要因並びに妊娠及び分娩の合併症により影響を受けた胎児及び新生児	116	25	91
P00　現在の妊娠とは無関係の場合もありうる母体の病態により影響を受けた胎児及び新生児	30	6	24
P01　母体の妊娠合併症により影響を受けた胎児及び新生児	73	11	62
P02　胎盤，臍帯及び卵膜の合併症により影響を受けた胎児及び新生児	13	8	5
P03　その他の分娩合併症により影響を受けた胎児及び新生児	–	–	–
P04　胎盤又は母乳を介して有害な影響を受けた胎児及び新生児	–	–	–
P99　母体に原因なし	226	116	110
1-14, 18, 22　その他の疾患　Others	19	6	13
20　傷病及び死亡の外因　External Causes of Morbidity and Mortality	2	・	2

NOTE：
　P00-P04　Foetus or newborn affected by maternal complications and complications of pregnancy and delivery
　P00　　Foetus or newborn affected by maternal conditions which may be unrelated to present pregnancy
　P01　　Foetus or newborn affected by pregnancy complications of mother
　P02　　Foetus or newborn affected by complications of placenta, cord and membranes
　P03　　Foetus or newborn affected by other complications of labour and delivery
　P04　　Foetus or newborn harmfully affected by placenta or mother's milk
　P99　　Those without causes about maternal conditions

間別，出産時体重別，周産期死亡数（令和4年）
Foetus or Newborn, and Subcategorized
Period and Birthweight, 2022

妊娠期間　Gestation period					出産時体重　Birthweight						
満32週未満 Under 32 Weeks	32～35	36～39	40～	不詳 Not stated	1 000g未満 Under 1 000g	1 000～1 499g	1 500～1 999g	2 000～2 499g	2 500～3 999g	4 000g～	不詳 Not stated
1 309	425	646	140	7	1 228	274	273	286	445	12	9
805	244	337	71	1	736	151	147	172	246	4	2
383	102	151	41	–	364	76	49	74	111	2	1
131	42	40	4	–	130	22	33	14	18	–	–
285	96	139	23	–	238	52	63	82	106	2	–
6	4	7	3	1	4	1	2	2	11	–	1
–	–	–	–	–	–	–	–	–	–	–	–
504	181	309	69	6	492	123	126	114	199	8	7
1 197	334	514	114	5	1 130	213	193	237	375	10	6
759	208	299	68	1	700	131	120	159	219	4	2
366	92	146	39	–	351	72	48	67	102	2	1
110	18	10	4	–	114	9	8	8	3	–	–
277	94	136	22	–	231	49	62	82	103	2	–
6	4	7	3	1	4	1	2	2	11	–	1
–	–	–	–	–	–	–	–	–	–	–	–
438	126	215	46	4	430	82	73	78	156	6	4
103	86	129	24	–	93	59	79	48	62	1	–
43	33	38	2	–	34	20	26	12	24	–	–
15	8	5	2	–	11	4	1	6	8	–	–
20	23	30	–	–	16	13	24	6	14	–	–
8	2	3	–	–	7	3	1	–	2	–	–
–	–	–	–	–	–	–	–	–	–	–	–
–	–	–	–	–	–	–	–	–	–	–	–
60	53	91	22	–	59	39	53	36	38	1	–
9	5	3	2	–	5	2	1	1	8	1	1
–	–	–	–	2	–	–	–	–	–	–	2

第53表　死因（児側病態細分母側病態）別，妊娠期
Percentage of Perinatal Deaths by Causes (Categorized on on Mother), Gestation

死　　　　因 （児側病態 細分 母側病態） Causes of Death Categorized on Foetus or Newborn, and Subcategorized on Mother (ICD-10)	総　　数　Total		
	周産期死亡 Perinatal deaths	妊娠満22週 以後の死産 Foetal Deaths at 22 Completed Weeks and Over of Gestation	早期新生児 死　　亡 Early neonatal deaths Under 1 Week
総　　数　Total	100.0	100.0	100.0
P00-P04　母体側要因並びに妊娠及び分娩の合併症により影響を受けた胎児及び新生児	57.7	57.4	59.2
P00　現在の妊娠とは無関係の場合もありうる母体の病態により影響を受けた胎児及び新生児	26.8	29.6	14.4
P01　母体の妊娠合併症により影響を受けた胎児及び新生児	8.6	3.7	30.0
P02　胎盤，臍帯及び卵膜の合併症により影響を受けた胎児及び新生児	21.5	23.6	12.2
P03　その他の分娩合併症により影響を受けた胎児及び新生児	0.8	0.4	2.6
P04　胎盤又は母乳を介して有害な影響を受けた胎児及び新生児	–	–	–
P99　母体に原因なし	42.3	42.6	40.8
16　周産期に発生した病態　Certain Conditions Originating in the Perinatal Period			
総数　Total	85.6	92.9	53.6
P00-P04　母体側要因並びに妊娠及び分娩の合併症により影響を受けた胎児及び新生児	52.8	56.1	38.4
P00　現在の妊娠とは無関係の場合もありうる母体の病態により影響を受けた胎児及び新生児	25.4	29.3	8.6
P01　母体の妊娠合併症により影響を受けた胎児及び新生児	5.6	3.2	16.3
P02　胎盤，臍帯及び卵膜の合併症により影響を受けた胎児及び新生児	20.9	23.2	10.9
P03　その他の分娩合併症により影響を受けた胎児及び新生児	0.8	0.4	2.6
P04　胎盤又は母乳を介して有害な影響を受けた胎児及び新生児	–	–	–
P99　母体に原因なし	32.8	36.8	15.2
17　先天奇形，変形及び染色体異常　Congenital Malformations, Deformations and Chromosomal Abnormalities			
総数　Total	13.5	6.8	43.1
P00-P04　母体側要因並びに妊娠及び分娩の合併症により影響を受けた胎児及び新生児	4.6	1.2	19.5
P00　現在の妊娠とは無関係の場合もありうる母体の病態により影響を受けた胎児及び新生児	1.2	0.3	5.2
P01　母体の妊娠合併症により影響を受けた胎児及び新生児	2.9	0.5	13.3
P02　胎盤，臍帯及び卵膜の合併症により影響を受けた胎児及び新生児	0.5	0.4	1.1
P03　その他の分娩合併症により影響を受けた胎児及び新生児	–	–	–
P04　胎盤又は母乳を介して有害な影響を受けた胎児及び新生児	–	–	–
P99　母体に原因なし	8.9	5.6	23.6
1-4, 18, 22　その他の疾患　Others	0.8	0.3	2.8
20　傷病及び死亡の外因　External Causes of Morbidity and Mortality	0.1	・	0.4

NOTE：
P00-P04 Foetus or newborn affected by maternal complications and complications of pregnancy and delivery
P00　Foetus or newborn affected by maternal conditions which may be unrelated to present pregnancy
P01　Foetus or newborn affected by pregnancy complications of mother
P02　Foetus or newborn affected by complications of placenta, cord and membranes
P03　Foetus or newborn affected by other complications of labour and delivery
P04　Foetus or newborn harmfully affected by placenta or mother's milk
P99　Those without causes about maternal conditions

間別，出産時体重別，周産期死亡割合（令和４年）

Foetus or Newborn, and Subcategorized
Period and Birthweight, 2022

妊娠期間　Gestation period					出産時体重　Birthweight						
満32週 未満 Under 32 Weeks	32～35	36～39	40～	不　詳 Not stated	1 000g 未　満 Under 1 000g	1 000～ 1 499g	1 500～ 1 999g	2 000～ 2 499g	2 500～ 3 999g	4 000g～	不　詳 Not stated
100.0	100.0	100.0	100.0	100.0	100.0	100.0	100.0	100.0	100.0	100.0	100.0
61.5	57.4	52.2	50.7	14.3	59.9	55.1	53.8	60.1	55.3	33.3	22.2
29.3	24.0	23.4	29.3	–	29.6	27.7	17.9	25.9	24.9	16.7	11.1
10.0	9.9	6.2	2.9	–	10.6	8.0	12.1	4.9	4.0	–	–
21.8	22.6	21.5	16.4	–	19.4	19.0	23.1	28.7	23.8	16.7	–
0.5	0.9	1.1	2.1	14.3	0.3	0.4	0.7	0.7	2.5	–	11.1
–	–	–	–	–	–	–	–	–	–	–	–
38.5	42.6	47.8	49.3	85.7	40.1	44.9	46.2	39.9	44.7	66.7	77.8
91.4	78.6	79.6	81.4	71.4	92.0	77.7	70.7	82.9	84.3	83.3	66.7
58.0	48.9	46.3	48.6	14.3	57.0	47.8	44.0	55.6	49.2	33.3	22.2
28.0	21.6	22.6	27.9	–	28.6	26.3	17.6	23.4	22.9	16.7	11.1
8.4	4.2	1.5	2.9	–	9.3	3.3	2.9	2.8	0.7	–	–
21.2	22.1	21.1	15.7	–	18.8	17.9	22.7	28.7	23.1	16.7	–
0.5	0.9	1.1	2.1	14.3	0.3	0.4	0.7	0.7	2.5	–	11.1
–	–	–	–	–	–	–	–	–	–	–	–
33.5	29.6	33.3	32.9	57.1	35.0	29.9	26.7	27.3	35.1	50.0	44.4
7.9	20.2	20.0	17.1	–	7.6	21.5	28.9	16.8	13.9	8.3	–
3.3	7.8	5.9	1.4	–	2.8	7.3	9.5	4.2	5.4	–	–
1.1	1.9	0.8	1.4	–	0.9	1.5	0.4	2.1	1.8	–	–
1.5	5.4	4.6	–	–	1.3	4.7	8.8	2.1	3.1	–	–
0.6	0.5	0.5	–	–	0.6	1.1	0.4	–	0.4	–	–
–	–	–	–	–	–	–	–	–	–	–	–
–	–	–	–	–	–	–	–	–	–	–	–
4.6	12.5	14.1	15.7	–	4.8	14.2	19.4	12.6	8.5	8.3	–
0.7	1.2	0.5	1.4	–	0.4	0.7	0.4	0.3	1.8	8.3	11.1
–	–	–	–	28.6	–	–	–	–	–	–	22.2

IX 母子保健事業 MATERNAL AND CHILD HEALTH SERVICES

第54表 年次別，妊娠週数別，妊娠届出数（昭和40年～令和3年度）

Number of Reported Cases of Pregnancy by Weeks of Gestation, 1965－FY2021

実　数　Number

年　　　次 Year		総　　数 Total	妊　　娠　　週　　数 Number by weeks of gestation					
			満11週以下 11 weeks and under	満12～19週 12 to 19 weeks	満20～27週 20 to 27 weeks	満28週以上 28 weeks and over	分娩後 After delivery	不　　　　詳 Not stated
1965	昭和40	1 653 067	35 446	934 519	449 564	225 798	…	7 740
1970	45	1 997 652	114 967	1 387 818	370 327	114 199	…	10 341
1975	50	1 931 345	299 822	1 384 683	187 496	50 885	…	8 459
1980	55	1 602 717	398 942	1 037 111	124 872	33 990	…	7 802
1985	60	1 474 639	557 501	798 631	82 231	26 697	…	9 579
1990	平成 2	1 261 551	661 617	529 009	46 206	15 731	…	8 988
1995	7	1 239 897	760 761	421 179	32 116	13 349	…	12 492
1996	8	1 250 914	783 487	412 782	29 951	12 736	…	11 958
2000	12	1 226 111	…	…	…	…	…	…
2005	17	1 132 669	〈再掲〉 777 342	…	…	…	…	…
2007	19	1 150 541	829 088	286 009	16 711	8 225	…	10 508
2010*	22	1 119 490	998 743	96 380	10 540	5 294	2 428	6 105
2011	23	1 105 863	994 837	88 024	10 203	5 166	2 398	5 235
2012	24	1 080 193	981 309	78 388	9 405	4 913	2 180	3 998
2013	25	1 073 964	981 934	70 853	8 794	4 420	2 189	5 774
2014	26	1 076 109	989 201	67 022	8 263	4 413	2 477	4 733
2015	27	1 053 444	971 189	62 790	8 124	4 169	2 614	4 558
2016	28	1 008 985	934 094	57 535	7 449	3 958	2 840	3 109
2017	29	986 003	916 723	52 823	7 138	3 852	2 115	3 352
2018	30	933 586	871 297	47 181	6 843	3 833	1 987	2 445
2019	令和元	914 183	854 568	45 318	6 482	3 769	1 940	2 106
2020	2	867 510	820 361	36 429	4 952	3 038	1 422	1 308
2021	3	831 824	788 671	33 737	4 469	2 612	1 185	1 150

百分率　Percentage

年　　　次 Year		総　　数 Total	妊　　娠　　週　　数 Number by weeks of gestation					
			満11週以下 11 weeks and under	満12～19週 12 to 19 weeks	満20～27週 20 to 27 weeks	満28週以上 28 weeks and over	分娩後 After delivery	不　　　　詳 Not stated
1965	昭和40	100.0	2.1	56.5	27.2	13.7	…	0.5
1970	45	100.0	5.8	69.5	18.5	5.7	…	0.5
1975	50	100.0	15.5	71.7	9.7	2.6	…	0.4
1980	55	100.0	24.9	64.7	7.8	2.1	…	0.5
1985	60	100.0	37.8	54.2	5.6	1.8	…	0.6
1990	平成 2	100.0	52.4	41.9	3.6	1.2	…	0.7
1995	7	100.0	61.4	34.0	2.6	1.1	…	1.0
1996	8	100.0	62.6	33.0	2.4	1.0	…	1.0
2007	19	100.0	72.1	24.9	1.5	0.7	…	0.9
2010*	22	100.0	89.2	8.6	0.9	0.5	0.2	0.5
2011	23	100.0	90.0	8.0	0.9	0.5	0.2	0.5
2012	24	100.0	90.8	7.3	0.9	0.5	0.2	0.4
2013	25	100.0	91.4	6.6	0.8	0.4	0.2	0.5
2014	26	100.0	91.9	6.2	0.8	0.4	0.2	0.4
2015	27	100.0	92.2	6.0	0.8	0.4	0.2	0.4
2016	28	100.0	92.6	5.7	0.7	0.4	0.3	0.3
2017	29	100.0	93.0	5.4	0.7	0.4	0.2	0.3
2018	30	100.0	93.3	5.1	0.7	0.4	0.2	0.3
2019	令和元	100.0	93.5	5.0	0.7	0.4	0.2	0.2
2020	2	100.0	94.6	4.2	0.6	0.4	0.2	0.2
2021	3	100.0	94.8	4.1	0.5	0.3	0.1	0.1

(注) 1996年までは「保健所運営報告」（暦年）による。2000年度からは「地域保健・老人保健事業報告」（年度）による。2010年度からは「地域保健・健康増進事業報告」（年度）による。
　　妊娠週数別は1996年までと2007年度からである。
＊東日本大震災の影響により，岩手県の一部の市町村，宮城県のうち仙台市以外の市町村，福島県の一部の市町村が含まれていない。
SOURCE：（～1996）Statistics on Activities of Health Centers (Calendar Year).
　　　　（2000～）Report on Regional Public Health Services and Health Services for the Aged (Fiscal Year).
　　　　（2010～）Report on Regional Public Health Services and Health Promotion Services (Fiscal Year).
NOTE：The number by weeks of gestation was calculated up to 1996 and 2007.
　＊Because of the Great East Japan Earthquake, some cities, towns and villages in Iwate, Miyagi and Fukushima are not included.

第55表　年次別，妊産婦及び乳幼児健康診査受診件数（平成9年度～令和3年度）

Number of Health Check up for Pregnant Women, Infants and Preschool Children, FY1997−2021

年次 Year		妊婦　Pregnant women		産婦　Puerperal women	
		一般健康診査　Common	精密健康診査　In detail	一般健康診査　Common	精密健康診査　In detail
1997	平成 9	1 249 874	9 662	111 721	25
2000	12	1 278 897	11 321	89 832	348
2004	16	1 223 797	10 237	72 083	249
2005	17	1 211 026	10 070	62 874	247
2006	18	1 196 079	9 748	62 994	48
2007	19	1 245 871	11 674	59 460	59
2010*	22	1 276 956	8 601	65 442	1
2015	27	1 297 668	11 994	84 084	18
2016	28	1 232 652	11 741	90 764	31
2017	29	1 202 301	11 322	168 023	35
2018	30	1 161 408	11 993	335 034	77
2019	令和元	1 145 818	10 787	413 541	74
2020	2	1 094 937	11 795	455 705	85
2021	3	1 058 415	11 667	502 874	115

乳児　Infants

年次 Year		一般健康診査　Common				精密健康診査　In detail			
1997	平成 9	1 823 046				25 649			
2000	12	1 840 784				26 670			
2004	16	1 828 117				29 346			
		1か月 1mos.	3～4か月 3～4mos.	6～7か月 6～7mos.	9～10か月 9～10mos.				
2005	17	237 018	1 035 153	344 634	682 887	27 668			
2006	18	250 757	1 055 728	344 161	693 738	28 233			
		1～2か月 1～2mos.	3～5か月 3～5mos.	6～8か月 6～8mos.	9～12か月 9～12mos.	1～2か月 1～2mos.	3～5か月 3～5mos.	6～8か月 6～8mos.	9～12か月 9～12mos.
2007	19	259 249	1 063 164	379 297	737 104	1 020	20 892	2 260	3 437
2010*	22	261 421	1 049 803	376 995	730 355	980	20 447	1 383	3 623
2015	27	257 595	1 019 963	385 209	745 981	1 187	20 679	1 415	4 524
2016	28	252 807	991 573	365 853	730 780	1 219	22 704	1 476	4 890
2017	29	244 765	949 973	351 519	704 262	1 278	23 784	1 415	4 856
2018	30	240 553	933 403	351 373	692 854	1 172	24 753	1 387	4 729
2019	令和元	229 614	856 911	336 210	663 642	1 239	23 726	1 431	4 857
2020	2	222 648	848 634	317 587	627 726	1 245	21 863	1 294	4 065
2021	3	220 958	807 451	304 135	595 199	1 247	22 915	1 305	4 219

幼児　Preschool children excluding infants

年次 Year		一般健康診査　Common				精密健康診査　In detail			
		1歳6か月 1y.6mos.	3歳 3y.	4～6歳 4～6y.	その他 Others	1歳6か月 1y.6mos.	3歳 3y.	4～6歳 4～6y.	その他 Others
1997	平成 9	1 072 782	1 043 343	…	153 630	18 533	64 862	…	15 649
2000	12	1 091 442	1 050 717	…	165 104	15 475	66 991	…	3 975
2004	16	1 050 631	1 047 333	…	170 573	17 350	60 333	…	5 663
2005	17	1 044 192	1 047 349	…	168 899	17 152	60 886	…	5 387
2006	18	1 015 480	1 022 946	…	162 007	15 708	59 661	…	4 280
2007	19	1 018 329	1 007 257	…	118 317	13 142	49 199	…	1 810
2010*	22	1 023 680	1 008 623	36 657	82 698	13 665	50 563	1 957	1 047
2015	27	1 008 449	1 017 584	50 483	60 701	15 058	57 191	3 034	846
2016	28	1 008 405	1 000 319	42 420	54 268	14 916	59 734	2 179	953
2017	29	978 831	984 233	42 710	57 819	15 445	63 144	2 219	1 016
2018	30	952 991	996 606	44 131	56 466	15 090	65 477	1 494	1 292
2019	令和元	887 583	919 593	45 308	50 045	14 758	66 831	2 443	812
2020	2	893 980	912 554	42 330	41 330	13 716	65 030	2 351	731
2021	3	838 719	899 006	40 363	43 713	14 374	70 308	2 562	819

（注）1997年度は「地域保健事業報告」(年度)による。2000年度からは「地域保健・老人保健事業報告」(年度)による。2010年度からは「地域保健・健康増進事業報告」(年度)による。
＊東日本大震災の影響により，岩手県の一部の市町村，宮城県のうち仙台市以外の市町村，福島県の一部の市町村が含まれていない。
SOURCE：(1997)Local Health Service Report (Fiscal Year).
　　　　(2000～)Report on Regional Public Health Services and Health Services for the Aged (Fiscal Year).
　　　　(2010～)Report on Regional Public Health Services and Health Promotion Services (Fiscal Year).
NOTE：＊Because of the Great East Japan Earthquake, some cities, towns and villages in Iwate, Miyagi and Fukushima are not included.

第56表　年次別，妊産婦及び乳幼児

Number of Health Guidances for Pregnant Women, Puerperal Women,

年　　次 Year		妊婦　Pregnant women					
		総数 Total		保健所 Health centers		市区町村 Municipality	
		実人員 Actual	延人員 Total	実人員 Actual	延人員 Total	実人員 Actual	延人員 Total
1965	昭和40	…	…	300 362	400 518	145 226	242 185
1970	45	…	…	525 429	683 416	198 921	364 600
1975	50	…	…	473 038	738 122	244 332	432 941
1980	55	…	…	246 115	336 026	319 056	475 097
1985	60	…	…	211 275	291 242	338 354	461 757
1990	平成2	…	…	167 986	209 552	329 848	438 710
1995	7	…	…	150 498	185 872	361 204	474 025
2000	12	492 967	527 644	104 959	107 591	490 665	525 271
2005	17	528 652	577 218	85 084	97 490	528 115	576 562
2006	18	546 332	586 472	95 843	107 675	545 815	585 707
2007	19	558 897	602 850	103 245	111 437	558 319	602 100
2008	20	620 302	670 588	109 758	120 540	619 825	670 008
2009	21	645 313	698 454	123 747	133 258	644 907	697 887
2010	22	631 006*	676 212*	129 837**	141 409**	630 441***	675 431***
2011	23	668 213	714 339	138 206	149 927	667 572	713 267
2012	24	696 729	743 067	164 360	172 850	695 950	741 925
2013	25	703 418	749 687	172 949	184 323	702 935	748 891
2014	26	719 011	762 596	183 645	194 947	718 547	761 945
2015	27	736 388	781 496	189 047	201 797	736 031	780 930
2016	28	800 878	1 107 564	211 724	223 856	800 606	1 107 065
2017	29	846 905	894 879	229 310	238 191	846 551	894 311
2018	30	859 535	920 307	243 801	256 876	859 305	919 961
2019	令和元	870 532	931 567	252 351	263 971	870 235	931 128
2020	2	837 299	892 479	239 115	247 047	837 044	892 025
2021	3	813 733	871 695	219 707	227 035	813 228	870 803

年　　次 Year		産婦　Puerperal women					
		総数 Total		保健所 Health centers		市区町村 Municipality	
		実人員 Actual	延人員 Total	実人員 Actual	延人員 Total	実人員 Actual	延人員 Total
1965	昭和40	…	…	71 828	120 047	35 873	61 840
1970	45	…	…	212 836	253 615	47 295	77 651
1975	50	…	…	259 766	287 046	59 284	92 250
1980	55	…	…	231 294	254 024	96 566	135 642
1985	60	…	…	253 549	281 936	109 708	149 444
1990	平成2	…	…	240 006	274 589	117 124	147 476
1995	7	…	…	220 147	242 196	132 472	178 613
2000	12	159 621	206 633	51 568	57 989	156 590	202 808
2005	17	206 646	270 900	66 170	77 786	202 597	265 625
2006	18	209 045	268 774	69 220	79 870	204 838	262 912
2007	19	209 702	271 846	67 845	77 209	205 211	265 876
2008	20	235 097	303 200	71 977	86 507	231 174	298 114
2009	21	239 390	300 698	71 394	83 267	235 670	295 654
2010	22	240 294*	313 857*	77 053**	99 951**	236 692***	308 492***
2011	23	234 167	309 822	69 986	92 671	230 069	303 966
2012	24	249 473	331 284	77 045	99 734	245 568	325 711
2013	25	248 788	332 238	67 553	87 902	247 783	330 389
2014	26	253 519	340 706	64 674	84 952	252 791	339 283
2015	27	259 315	347 500	66 298	88 032	258 737	346 260
2016	28	258 276	345 844	58 216	73 993	257 705	344 774
2017	29	261 389	351 536	56 723	73 211	260 851	350 385
2018	30	284 072	383 027	68 385	84 143	283 531	381 988
2019	令和元	275 900	370 251	64 982	79 826	275 300	369 004
2020	2	218 711	286 698	43 334	55 224	218 120	285 489
2021	3	233 304	304 911	43 662	55 800	232 847	304 018

(注) 1995年までは「保健所運営報告」（暦年）による。2000年度からは「地域保健・老人保健事業報告」（年度）による。2008年度からは「地域保健・健康増進事業報告」（年度）による。
　＊東日本大震災の影響により，岩手県の一部の市町村，宮城県のうち仙台市以外の保健所及び市町村，福島県の一部の市町村が含まれていない。
　＊＊東日本大震災の影響により，宮城県のうち仙台市以外の保健所が含まれていない。
　＊＊＊東日本大震災の影響により，岩手県の一部の市町村，宮城県のうち仙台市以外の市町村，福島県の一部の市町村が含まれていない。

保健指導数（昭和40年～令和3年度）
Infants and Preschool Children, 1965－FY2021

年　次 Year		乳児　Infants					
		総数 Total		保健所 Health centers		市区町村 Municipality	
		実人員 Actual	延人員 Total	実人員 Actual	延人員 Total	実人員 Actual	延人員 Total
1965	昭和40	…	…	1 358 171	2 472 128	630 761	1 164 178
1970	45	…	…	1 401 351	2 291 102	731 742	1 444 087
1975	50	…	…	1 343 763	2 242 850	825 822	1 578 960
1980	55	…	…	1 080 507	1 600 519	876 725	1 571 012
1985	60	…	…	1 064 040	1 516 056	941 301	1 518 029
1990	平成2	…	…	945 516	1 270 230	883 795	1 371 587
1995	7	…	…	900 444	1 165 193	923 204	1 391 437
2000	12	712 597	1 039 188	208 756	269 986	690 018	1 010 365
2005	17	799 697	1 138 796	198 839	256 376	784 962	1 116 357
2006	18	757 591	1 094 990	186 821	244 292	743 389	1 075 608
2007	19	808 565	1 154 267	196 706	261 053	794 871	1 134 582
2008	20	816 976	1 165 701	190 215	257 832	805 189	1 147 511
2009	21	779 573	1 101 125	172 261	237 879	769 273	1 086 228
2010	22	767 601*	1 099 441*	176 713**	254 961**	756 091***	1 082 390***
2011	23	755 641	1 083 488	170 018	244 722	743 734	1 066 125
2012	24	760 875	1 105 995	181 029	260 772	750 158	1 088 224
2013	25	757 205	1 073 505	165 963	226 988	754 873	1 069 694
2014	26	738 011	1 060 534	145 604	212 494	736 224	1 057 503
2015	27	749 141	1 074 314	171 259	238 189	747 398	1 071 326
2016	28	736 461	1 069 657	154 271	220 019	735 250	1 067 573
2017	29	713 283	1 032 892	148 702	207 191	712 543	1 031 505
2018	30	716 731	1 029 921	158 218	212 604	715 825	1 028 332
2019	令和元	669 481	954 116	146 376	191 720	668 612	952 592
2020	2	495 149	665 446	93 800	119 163	494 491	664 127
2021	3	511 400	684 733	96 977	121 206	510 815	683 563

年　次 Year		幼児　Preschool children excluding infants					
		総数 Total		保健所 Health centers		市区町村 Municipality	
		実人員 Actual	延人員 Total	実人員 Actual	延人員 Total	実人員 Actual	延人員 Total
1965	昭和40	…	…	…	…	…	…
1970	45	…	…	…	…	…	…
1975	50	…	…	…	…	…	…
1980	55	…	…	…	…	…	…
1985	60	…	…	…	…	…	…
1990	平成2	…	…	…	…	…	…
1995	7	…	…	…	…	…	…
2000	12	714 193	1 067 104	202 543	277 205	693 683	1 027 613
2005	17	866 592	1 262 899	202 407	271 125	851 871	1 238 146
2006	18	837 077	1 238 758	190 820	258 976	823 498	1 215 872
2007	19	848 536	1 255 979	191 606	257 915	838 171	1 238 430
2008	20	855 306	1 263 117	178 340	243 583	845 864	1 247 390
2009	21	856 434	1 258 672	173 419	242 549	848 685	1 246 346
2010	22	863 404*	1 257 998*	184 364**	259 980**	854 940***	1 244 517***
2011	23	869 961	1 274 115	175 224	250 735	862 889	1 262 327
2012	24	895 128	1 302 221	196 469	268 873	888 505	1 290 851
2013	25	884 771	1 273 864	188 700	254 201	878 304	1 263 065
2014	26	871 288	1 261 502	162 112	226 127	865 499	1 251 415
2015	27	899 795	1 274 644	190 526	257 342	894 449	1 265 910
2016	28	873 432	1 256 351	163 483	231 608	868 715	1 248 730
2017	29	854 627	1 216 039	164 191	219 904	850 489	1 208 608
2018	30	838 646	1 189 168	162 307	215 639	835 025	1 183 782
2019	令和元	804 074	1 121 745	164 549	212 138	800 798	1 116 795
2020	2	680 151	898 264	129 527	162 786	677 731	894 594
2021	3	695 510	915 285	141 031	174 794	693 159	911 899

SOURCE：（～1995）Statistics on Activities of Health Centers (Calendar Year). （2000～）Report on Regional Public Health Services and Health Services for the Aged (Fiscal Year). （2008～）Report on Regional Public Health Services and Health Promotion Services (Fiscal Year).
NOTE：＊Because of the Great East Japan Earthquake, some cities, towns, villages and health centers in Iwate, Miyagi and Fukushima are not included.
　　　＊＊Because of the Great East Japan Earthquake, some health centers in Miyagi are not included.
　　　＊＊＊Because of the Great East Japan Earthquake, some cities, towns and villages in Iwate, Miyagi and Fukushima are not included.

第57表　年次別，妊産婦，新生児及び未熟児訪問指導数，未熟児養育医療給付決定件数（昭和40年〜令和3年度）

Number of Home Visit Guidances for Pregnant and Puerperal Women, Neonates, and Premature Infants, And Cases of Medical Care Benefits for Premature Infants, 1965−FY2021

年　　　　次　　Year		妊産婦訪問指導 pregnant and puerperal women		新生児訪問指導 Home visit guidance for neonates		未熟児訪問指導 Home visit guidance for premature infants		未熟児養育医療 給付決定件数* Cases of medical care benefits for premature infants
		実人員 Actual	延人員 Total	実人員 Actual	延人員 Total	実人員 Actual	延人員 Total	
1965	昭和 40	…	…	477 209	737 726	65 434	105 373	8 745
1970	45	…	…	588 002	822 846	69 219	96 653	13 687
1975	50	…	…	552 559	735 735	66 660	93 794	15 658
1980	55	408 303	494 094	465 567	593 641	63 697	90 592	18 195
1985	60	377 654	451 186	403 995	491 487	59 395	81 387	19 289
1990	平成 2	304 082	352 452	299 951	350 046	49 270	61 801	21 178
1995	7	264 115	298 934	261 941	296 703	37 286	45 563	21 508
2000	12	430 146	477 832	239 419	258 397	46 726	57 159	27 524
2005	17	386 921	435 966	218 149	237 792	49 407	62 777	31 485
2006	18	413 832	463 823	214 375	231 431	50 506	65 579	31 032
2007	19	487 262	543 914	253 778	273 825	53 700	68 889	30 616
2008	20	569 137	629 523	270 793	290 116	53 627	68 351	31 164
2009	21	632 968	697 955	273 798	293 235	55 995	70 653	29 281
2010	22	670 099**	741 595**	261 906**	280 611**	58 901**	74 962**	30 264
2011	23	689 785	762 020	254 182	270 360	59 056	74 275	29 744
2012	24	702 345	777 919	239 567	255 348	59 953	75 942	29 386
2013	25	740 532	819 617	253 690	269 546	56 679	70 072	32 398
2014	26	731 498	811 426	243 954	260 839	54 277	66 246	31 515
2015	27	765 305	851 119	257 914	275 744	53 279	65 775	30 470
2016	28	769 125	860 221	244 852	263 720	51 110	61 654	31 242
2017	29	767 238	867 794	240 517	265 440	49 362	60 051	30 628
2018	30	771 994	875 565	223 532	241 032	47 003	56 500	30 280
2019	令和元	746 269	852 372	210 267	226 721	44 940	54 304	29 297
2020	2	685 297	792 939	185 893	201 934	40 184	49 643	29 479
2021	3	670 433	771 212	185 719	199 592	40 506	48 805	29 925

(注) 1995年までは「保健所運営報告」（暦年）による。2000年度からは「地域保健・老人保健事業報告」（年度）による。2008年度からは「地域保健・健康増進事業報告」（年度）による。
　　＊福祉行政報告例（年度）による。
　　＊＊東日本大震災の影響により，岩手県の一部の市町村，宮城県のうち仙台市以外の保健所及び市町村，福島県の一部の市町村が含まれていない。

SOURCE：（〜1995）Statistics on Activities of Health Centers（Calendar Year）．（2000〜）Report on Regional Public Health Services and Health Services for the Aged（Fiscal Year）．（2008〜）Report on Regional Public Health Services and Health Promotion Services（Fiscal Year）．
　　＊Report on Social Welfare Administration and Services（Fiscal Year）．
NOTE：＊＊Because of the Great East Japan Earthquake, some cities, towns, villages and health centers in Iwate, Miyagi and Fukushima are not included.

第58表　先天性代謝異常検査実施状況（昭和52年度〜令和4年度）

Mass Screening Program for Inborn Errors of Metabolism, FY1977−2022

年　度 Fiscal year		出　生　数 (A) Live births	タンデムマス法による検査がはじまってからの出生数(C) Live Births	受検者数 (B) Number of infants tested	タンデムマス法による検査の受検者数(D) Tandem mass screening	受検率(B/A) Rate(B/A)	タンデムマス法による検査の受検率 (D/C) Rate(D/C)
		人	人	人	人	%	%
総　数 Total		54 729 168	11 172 743	53 548 853	10 110 504	97.8	90.5
1977〜2017	昭和52〜平成29年度	50 573 876	7 017 451	49 252 615	5 814 266	97.4	82.9
2018	30	902 423		925 890		102.6	
2019	令和元	862 367		892 701		103.5	
2020	2	821 706		851 221		103.6	
2021	3	810 904		839 496		103.5	
2022	4	757 892		786 930		103.8	

(注) 1．こども家庭庁母子保健課調べ
　　2．出生数について，昭和52年度〜令和3年度は人口動態統計（確定数），令和4年度は人口動態統計（4月〜12月（確定数），令和5年1月〜3月（概数））による。
　　3．2 000g以下の低体重児の再採血者が，受検者数に含まれることにより，受検率は100％を超えることがある。

NOTES：1．Figures of Live births（1977〜2021）are based on fixed figures（Vital Statistics of Japan）and figure of Livebirth（2022）is based on fixed figure（from April to December of 2022）and round figure（from January to March of 2023）
　　2．Some infants of low birthweight（2 000g and under）are counted more than once in numerator as they are retested；therefore the ratio of B/A can be over 100％．

SOURCE：Maternal and Child Health Division, Children and Families Agency

第59表　先天性代謝異常検査による患者発見率（昭和52年度～令和4年度）
Case Discovery Rate：Inborn Errors of Metabolism（Phenylketonuria, Maple Syrup Urine Disease, Homocystinuria, Galactosemia and CAH）, FY1977-2022

			総数 Total	1977~2017 昭和52~平成29年度	2018 平成30年度	2019 令和元年度	2020 令和2年度	2021 令和3年度	2022 令和4年度
ガラクトース血症 Galactosemia	患者数	Cases	1 432	1 298	27	34	24	33	16
	発見率	Rate	1/37 400	1/37 900	1/34 300	1/26 300	1/35 500	1/25 400	1/49 200
フェニルケトン尿症 Phenylketonuria	患者数	Cases	815	707	15	20	31	27	15
	発見率	Rate	1/65 700	1/69 700	1/61 700	1/44 600	1/27 500	1/31 100	1/52 500
楓糖尿症 Maple Syrup Urine Disease	患者数	Cases	98	96	–	1	1	–	–
	発見率	Rate	1/546 400	1/513 000	–	1/892 700	1/851 200	–	–
ホモシスチン尿症 Homocystinuria	患者数	Cases	227	213		5	4	2	3
	発見率	Rate	1/235 900	1/231 200		1/178 500	1/212 800	1/419 700	1/262 300
シトルリン血症1型* Citrullinemia（Ⅰ）	患者数	Cases	43	19	7	5	1	8	3
	発見率	Rate	1/235 100	1/306 000	1/132 300	1/178 500	1/851 200	1/104 900	1/262 300
アルギニノコハク酸尿症* Argininosuccinicaciduria	患者数	Cases	13	3	1	–	3	2	4
	発見率	Rate	1/777 700	1/1 938 100	1/925 900	–	1/283 700	1/419 700	1/196 700
メチルマロン酸血症* Methylmalonic Acidemia	患者数	Cases	91	52	5	8	7	12	7
	発見率	Rate	1/111 100	1/111 800	1/185 200	1/111 600	1/121 600	1/70 000	1/112 400
プロピオン酸血症* Propionic Acidemia	患者数	Cases	202	108	20	19	27	12	16
	発見率	Rate	1/50 100	1/53 800	1/46 300	1/47 000	1/31 500	1/70 000	1/49 200
イソ吉草酸血症* Isovaleric Acidemia	患者数	Cases	10	5	1	1	3	–	–
	発見率	Rate	1/1 011 100	1/1 162 900	1/925 900	1/892 700	1/283 700	–	–
メチルクロトニルグリシン尿症* Methylcrotonylglycinuria	患者数	Cases	61	21	10	4	10	7	9
	発見率	Rate	1/165 700	1/276 900	1/92 600	1/223 200	1/85 100	1/119 900	1/87 400
ヒドロキシメチルグルタル酸血症* hydroxymethylglutaric Acidemia	患者数	Cases	2	–	–	–	2		
	発見率	Rate	–	–	–	–	1/425 600		
複合カルボキシラーゼ欠損症* Multiple Carboxylase Deficiency	患者数	Cases	14	5	1	1	2	3	2
	発見率	Rate	1/722 200	1/1 162 900	1/925 900	1/892 700	1/425 600	1/279 800	1/393 500
グルタル酸血症1型* Glutaric Acidemia（Ⅰ）	患者数	Cases	18	12	1	1	2	1	1
	発見率	Rate	1/561 700	1/484 500	1/925 900	1/892 700	1/425 600	1/839 500	1/786 900
MCAD欠損症* MCAD deficiency	患者数	Cases	91	46	7	9	13	6	10
	発見率	Rate	1/111 100	1/126 400	1/132 300	1/99 200	1/65 500	1/139 900	1/78 700
VLCAD欠損症* VLCAD deficiency	患者数	Cases	132	69	9	17	7	17	13
	発見率	Rate	1/76 600	1/84 300	1/102 900	1/52 500	1/121 600	1/49 400	1/60 500
三頭酵素欠損症* TFP deficiency	患者数	Cases	5	4	–	–	–	–	1
	発見率	Rate	1/2 022 100	1/1 453 600	–	–	–	–	1/786 900
CPT-1欠損症* CPT-1 deficiency	患者数	Cases	14	7	1	2	2	–	2
	発見率	Rate	1/722 200	1/830 600	1/925 900	1/446 400	1/425 600		1/393 500
CPT-2欠損症* CPT-2 deficiency	患者数	Cases	25	–	7	8	3	3	4
	発見率	Rate	1/404 400	–	1/132 300	1/111 600	1/283 700	1/279 800	1/196 700
その他 Others	患者数	Cases	1 720	1 208	109	103	117	134	49
合計 Total	患者数	Cases	5 013	3 873	221	238	259	267	155

（注）こども家庭庁母子保健課調べ
　　＊タンデムマス法による代謝異常検査（平成23年度～）
NOTE：＊Mass Screening Program by tandem mass screening（FY2011～）
SOURCE：Maternal and Child Health Division, Children and Families Agency

第60表　先天性副腎過形成症検査実施状況（昭和63年度～令和4年度）
Mass Screening Program for CAH, FY1988-2022

年度 Fiscal year		出生数 (A) Live births	受検者数 (B) Number of infants tested	受検率 (B/A) Rate (B/A)	患者数 (C) Cases discovered	発見率 (C/B) Rate (C/B)
総数 Total		人 37 951 184	人 37 464 312	% 98.7	人 2 288	1/16 400
1988~2017	昭和63~平成29年度	33 795 892	33 168 074	98.1	2 009	1/16 500
2018	30	902 423	925 890	102.6	69	1/13 400
2019	令和元	862 367	892 701	103.5	55	1/16 200
2020	2	821 706	851 221	103.6	43	1/19 800
2021	3	810 904	839 496	103.5	55	1/15 300
2022	4	757 892	786 930	103.8	57	1/13 800

（注）こども家庭庁母子保健課調べ
SOURCE：Maternal and Child Health Division, Children and Families Agency

第61表　クレチン症検査実施状況（昭和54年度〜令和4年度）
Mass Screening Program for Cretinism, FY1979−2022

年　度 Fiscal year		出　生　数 (A) Live births	受　検　者　数 (B) Number of infants tested	受　検　率 (B/A) Rate (B/A)	患　者　数 (C) Cases discovered	発　見　率 (C/B) Rate (C/B)
総　　数 Total		人 51 285 568	人 50 205 912	% 97.9	人 20 026	1/2 500
1979〜2017	昭和54〜平成29年度	47 130 276	45 909 674	97.4	16 957	1/2 700
2018	30	902 423	925 890	102.6	612	1/1 500
2019	令和元	862 367	892 701	103.5	648	1/1 400
2020	2	821 706	851 221	103.6	631	1/1 300
2021	3	810 904	839 496	103.5	619	1/1 400
2022	4	757 892	786 930	103.8	559	1/1 400

（注）こども家庭庁母子保健課調べ
SOURCE：Maternal and Child Health Division, Children and Families Agency

第62表　身体障害児童の育成医療及び結核児童の療育の給付決定件数（昭和60年度〜令和4年度）
Beneficiaries of Programs for Handicapped Children（Medical Aid Program for Physically Handicapped Children and Children with a Potential Physical Handicap, Prosthesis Supply and Repair Program, and Medical Aid and Commodities Supply Program for Children with Tuberculosis）, FY1985-2022

年　度 Fiscal year		育成医療給付決定・支給認定件数 Medical aid（handicapped）			補　装　具 Prosthesis		療育の給付決定件数 Medical aid（tuberculosis）		
		総　数 Total	入　院 Inpatients	入院外 Other Inpatients	交付・購入借受け決定件数 Supplies	修理借受け修理決定件数 Repairs	総　数 Total	骨関節結核 Bone and joint tuberculosis	骨関節結核以外の結核 Other tuberculoses
1985	昭和60年度	50 050	41 402	8 648	34 175	7 799	216	9	207
1990	平成2	52 235	40 759	11 476	41 852	12 388	71	–	71
1995	7	52 086	37 692	14 394	59 927	20 483	45	1	44
2000	12	61 845	42 630	19 215	109 781	31 305	42	1	41
2005	17	69 137	41 970	27 167	91 266	29 192	22	–	22
2010*	22	53 784	25 075	28 709	160 946	118 292	9	1	8
2015	27	46 680	19 180	27 487	157 893	120 957	4	–	4
2020	令和2	25 618	10 325	15 275	144 744	100 559	2	…	…
2022	4	20 477	7 995	12 476	144 560	99 281	1	…	…

（注）「福祉行政報告例」による。＊東日本大震災の影響により，岩手県の一部，宮城県の一部，福島県の一部を除く。
NOTE：Each figure is summed from April of the year to March of the next year.
　　　＊Because of the Great East Japan Earthquake, some cities, towns and villages in Iwate, Miyagi and Fukushima are not included.
SOURCE：Report on Social Welfare Administration and Services

第63表　育成医療給付決定・支給認定件数（平成24年度〜令和4年度）
Beneficiaries of Medical Aid Program for Physically Handicapped Children and Children with a Potential Physical Handicap, FY2012−2022

年度 Fiscal year	2012 平成24年度	2013 平成25年度	2014 平成26年度	2015 平成27年度	2016 平成28年度	2017 平成29年度	2018 平成30年度	2019 令和元年度	2020 令和2年度	2021 令和3年度	2022 令和4年度
総　　数 Total	50 366	55 998	48 883	46 667	43 048	38 008	35 489	30 586	26 252	23 526	20 471
視　覚　障　害 Visual disability	4 149	2 438	3 319	3 126	2 942	2 532	2 466	2 177	1 798	1 708	1 501
聴覚・平衡機能障害 Hearing and equilibrial disability	2 468	19 857	2 281	2 009	1 814	1 687	1 566	1 521	1 203	1 052	880
音声・言語・そしゃく機能障害 Speaking and Chewing disability	16 755	11 254	17 243	16 960	15 905	14 280	14 213	12 450	10 754	9 700	8 758
肢　体　不　自　由 Crippledness	9 767	3 890	9 660	9 646	9 068	8 184	7 298	6 332	5 579	5 077	4 188
内　臓　傷　害 Visceral impairments	17 141	18 512	16 326	14 905	13 294	11 308	9 921	8 084	6 893	5 962	5 134
心　臓　機　能　障　害 Atrial impairment	8 591	9 066	8 242	7 494	6 469	5 489	4 624	3 670	3 188	2 765	2 507
腎　臓　機　能　障　害 Renal impairment	446	517	433	383	269	206	204	213	192	120	99
その他の内臓障害 Other visceral impairments	8 104	8 929	7 651	7 028	6 556	5 613	5 093	4 201	3 513	3 077	2 528

（注）「福祉行政報告例」による。
NOTE：Each figure is summed from April of the year to March of the next year.
SOURCE：Report on Social Welfare Administration and Services

第64表　児童相談所における虐待相談の相談種別対応件数（平成11年度〜令和３年度）
Number of Cases Handled by Child Consultation Offices by Type of Abuse, FY1999−2021

		総　数 Total		身体的虐待 Physical abuse		性的虐待 Sexual abuse		心理的虐待 Psychological abuse		保護の怠慢・拒否 （ネグレクト） Neglect	
		件　数	構成割合 （%）	件　数	構成割合 （%）	件　数	構成割合 （%）	件　数	構成割合 （%）	件　数	構成割合 （%）
1999	平成11年度	11 631	100.0	5 973	51.4	590	5.1	1 627	14.0	3 441	29.6
2000	12	17 725	100.0	8 877	50.1	754	4.3	1 776	10.0	6 318	35.6
2001	13	23 274	100.0	10 828	46.5	778	3.3	2 864	12.3	8 804	37.8
2002	14	23 738	100.0	10 932	46.1	820	3.5	3 046	12.8	8 940	37.7
2003	15	26 569	100.0	12 022	45.2	876	3.3	3 531	13.3	10 140	38.2
2004	16	33 408	100.0	14 881	44.5	1 048	3.1	5 216	15.6	12 263	36.7
2005	17	34 472	100.0	14 712	42.7	1 052	3.1	5 797	16.8	12 911	37.5
2006	18	37 323	100.0	15 364	41.2	1 180	3.2	6 414	17.2	14 365	38.5
2007	19	40 639	100.0	16 296	40.1	1 293	3.2	7 621	18.8	15 429	38.0
2008	20	42 664	100.0	16 343	38.3	1 324	3.1	9 092	21.3	15 905	37.3
2009	21	44 211	100.0	17 371	39.3	1 350	3.1	10 305	23.3	15 185	34.3
2010*	22	56 384	100.0	21 559	38.2	1 405	2.5	15 068	26.7	18 352	32.5
2011	23	59 919	100.0	21 942	36.6	1 460	2.4	17 670	29.5	18 847	31.5
2012	24	66 701	100.0	23 579	35.4	1 449	2.2	22 423	33.6	19 250	28.9
2013	25	73 802	100.0	24 245	32.9	1 582	2.1	28 348	38.4	19 627	26.6
2014	26	88 931	100.0	26 181	29.4	1 520	1.7	38 775	43.6	22 455	25.2
2015	27	103 286	100.0	28 621	27.7	1 521	1.5	48 700	47.2	24 444	23.7
2016	28	122 575	100.0	31 925	26.0	1 622	1.3	63 186	51.5	25 842	21.1
2017	29	133 778	100.0	33 223	24.8	1 537	1.1	72 197	54.0	26 821	20.0
2018	30	159 838	100.0	40 238	25.2	1 730	1.1	88 391	55.3	29 479	18.4
2019	令和元	193 780	100.0	49 240	25.4	2 077	1.1	109 118	56.3	33 345	17.2
2020	2	205 044	100.0	50 035	24.4	2 245	1.1	121 334	59.2	31 430	15.3
2021	3	207 660	100.0	49 241	23.7	2 247	1.1	124 724	60.1	31 448	15.1

（注）「福祉行政報告例」による　＊東日本大震災の影響により，福島県を除いて集計した数値を掲載している。
SOURCE：Report on Social Welfare Administration and Services
　　　＊Because of the Great East Japan Earthquake, Fukushima is not included.

第65表　市町村における児童虐待相談の相談種別対応件数（平成19年度〜令和３年度）
Number of Cases Handled by Municipality by Type of Abuse, FY2007−2021

		総　数 Total		身体的虐待 Physical abuse		性的虐待 Sexual abuse		心理的虐待 Psychological abuse		保護の怠慢・拒否 （ネグレクト） Neglect	
		件　数	構成割合 （%）	件　数	構成割合 （%）	件　数	構成割合 （%）	件　数	構成割合 （%）	件　数	構成割合 （%）
2007	平成19年度	49 895	100.0	17 845	35.8	821	1.6	8 900	17.8	22 329	44.8
2008	20	52 282	100.0	18 641	35.7	832	1.6	9 995	19.1	22 814	43.6
2009	21	56 606	100.0	21 088	37.3	800	1.4	11 619	20.5	23 099	40.8
2010*	22	67 232	100.0	25 100	37.3	913	1.4	15 240	22.7	25 979	38.6
2011	23	70 102	100.0	25 154	35.9	932	1.3	17 008	24.3	27 008	38.5
2012	24	73 200	100.0	25 559	34.9	934	1.3	19 754	27.0	26 953	36.8
2013	25	79 186	100.0	25 665	32.4	1 013	1.3	23 554	29.7	28 954	36.6
2014	26	87 694	100.0	26 860	30.6	1 033	1.2	28 061	32.0	31 740	36.2
2015	27	93 458	100.0	27 603	29.5	1 077	1.2	31 934	34.2	32 844	35.1
2016	28	100 147	100.0	28 299	28.3	1 009	1.0	37 421	37.4	33 418	33.4
2017	29	106 615	100.0	28 655	26.9	978	0.9	42 267	39.6	34 715	32.6
2018	30	126 246	100.0	35 001	27.7	1 196	0.9	51 405	40.7	38 644	30.6
2019	令和元	148 406	100.0	41 593	28.0	1 307	0.9	62 444	42.1	43 062	29.0
2020	2	155 598	100.0	41 693	26.8	1 289	0.8	70 250	45.1	42 366	27.2
2021	3	162 884	100.0	43 194	26.5	1 430	0.9	75 730	46.5	42 530	26.1

（注）「福祉行政報告例」による　＊東日本大震災の影響により，岩手県の一部，宮城県の一部，福島県を除いて集計した数値を掲載している。
SOURCE：Report on Social Welfare Administration and Services
　　　＊Because of the Great East Japan Earthquake, some cities, towns and villages in Iwate, Miyagi and Fukushima is not included.

第66表　児童相談所における虐待相談の被虐待者の年齢別対応件数（平成11年度～令和３年度）
Number of Abused Children by Child Consultation Offices by Age, FY1999−2021

		総数 Total		0～2歳 0-2 years old		3～6歳 3-6 years old		7～12歳 7-12 years old		13～15歳 13-15 years old		16～18歳 16-18 years old	
		件数	構成割合(%)	件数	構成割合(%)	件数	構成割合(%)	件数	構成割合(%)	件数	構成割合(%)	件数	構成割合(%)
1999	平成11年度	11 631	100.0	2 393	20.6	3 370	29.0	4 021	34.6	1 266	10.9	581	5.0
2000	12	17 725	100.0	3 522	19.9	5 147	29.0	6 235	35.2	1 957	11.0	864	4.9
2001	13	23 274	100.0	4 748	20.4	6 847	29.4	8 337	35.8	2 431	10.4	911	3.9
2002	14	23 738	100.0	4 940	20.8	6 928	29.2	8 380	35.3	2 495	10.5	995	4.2
2003	15	26 569	100.0	5 346	20.1	7 238	27.2	9 708	36.5	3 116	11.7	1 161	4.4
2004	16	33 408	100.0	6 479	19.4	8 776	26.3	12 483	37.4	4 187	12.5	1 483	4.4
2005	17	34 472	100.0	6 361	18.5	8 781	25.5	13 024	37.8	4 620	13.4	1 686	4.9
2006	18	37 323	100.0	6 449	17.3	9 334	25.0	14 467	38.8	5 201	13.9	1 872	5.0
2007	19	40 639	100.0	7 422	18.3	9 727	23.9	15 499	38.1	5 889	14.5	2 102	5.2
2008	20	42 664	100.0	7 728	18.1	10 211	23.9	15 814	37.1	6 261	14.7	2 650	6.2
2009	21	44 211	100.0	8 078	18.3	10 477	23.7	16 623	37.6	6 501	14.7	2 532	5.7
2010*	22	56 384	100.0	11 033	19.6	13 650	24.2	20 584	36.5	7 474	13.3	3 643	6.5
2011	23	59 919	100.0	11 523	19.2	14 377	24.0	21 694	36.2	8 158	13.6	4 167	7.0
2012	24	66 701	100.0	12 503	18.7	16 505	24.7	23 488	35.2	9 404	14.1	4 801	7.2
2013	25	73 802	100.0	13 917	18.9	17 476	23.7	26 049	35.3	10 649	14.4	5 711	7.7
2014	26	88 931	100.0	17 479	19.7	21 186	23.8	30 721	34.5	12 510	14.1	7 035	7.9
2015	27	103 286	100.0	20 324	19.7	23 735	23.0	35 860	34.7	14 807	14.3	8 560	8.3
2016	28	122 575	100.0	23 939	19.5	31 332	25.6	41 719	34.0	17 409	14.2	8 176	6.7
2017	29	133 778	100.0	27 046	20.2	34 050	25.5	44 567	33.3	18 677	14.0	9 438	7.1
2018	30	159 838	100.0	32 302	20.2	41 090	25.7	53 797	33.7	21 847	13.7	10 802	6.8
2019	令和元	193 780	100.0	37 826	19.5	49 660	25.6	65 959	34.0	26 709	13.8	13 626	7.0
2020	2	205 044	100.0	39 658	19.3	52 601	25.7	70 111	34.2	28 071	13.7	14 603	7.1
2021	3	207 660	100.0	38 752	18.7	52 615	25.3	70 935	34.2	30 157	14.5	15 201	7.3

（注）「福祉行政報告例」による　＊東日本大震災の影響により，福島県を除いて集計した数値を掲載している。
SOURCE：Report on Social Welfare Administration and Services
　　　　＊Because of the Great East Japan Earthquake, Fukushima is not included.

第67表　市町村における児童虐待相談の被虐待者の年齢別対応件数（平成19年度～令和３年度）
Number of Abused Children by Municipality by Age, FY2007−2021

		総数 Total		0～2歳 0-2 years old		3～6歳 3-6 years old		7～12歳 7-12 years old		13～15歳 13-15 years old		16～18歳 16-18 years old	
		件数	構成割合(%)	件数	構成割合(%)	件数	構成割合(%)	件数	構成割合(%)	件数	構成割合(%)	件数	構成割合(%)
2007	平成19年度	49 895	100.0	10 744	21.5	14 182	28.4	17 854	35.8	5 552	11.1	1 563	3.1
2008	20	52 282	100.0	11 451	21.9	14 637	28.0	18 723	35.8	5 732	11.0	1 739	3.3
2009	21	56 606	100.0	12 280	21.7	15 981	28.2	20 268	35.8	6 220	11.0	1 857	3.3
2010*	22	67 232	100.0	15 330	22.8	18 716	27.8	23 358	34.7	7 292	10.8	2 536	3.8
2011	23	70 102	100.0	15 803	22.5	19 112	27.3	24 579	35.1	8 047	11.5	2 561	3.7
2012	24	73 200	100.0	16 677	22.8	19 738	27.0	25 667	35.1	8 227	11.2	2 891	3.9
2013	25	79 186	100.0	17 915	22.6	21 027	26.6	27 568	34.8	9 153	11.6	3 523	4.4
2014	26	87 694	100.0	20 528	23.4	22 998	26.2	29 805	34.0	10 419	11.9	3 944	4.5
2015	27	93 458	100.0	22 074	23.6	23 828	25.5	31 516	33.7	11 330	12.1	4 710	5.0
2016	28	100 147	100.0	23 159	23.1	28 663	28.6	32 823	32.8	11 524	11.5	3 978	4.0
2017	29	106 615	100.0	25 357	23.8	29 920	28.1	34 527	32.4	12 162	11.4	4 649	4.4
2018	30	126 246	100.0	29 670	23.5	36 778	29.1	40 810	32.3	13 666	10.8	5 322	4.2
2019	令和元	148 406	100.0	33 814	22.8	42 820	28.9	48 812	32.9	16 450	11.1	6 510	4.4
2020	2	155 598	100.0	35 628	22.9	45 346	29.1	50 907	32.7	17 233	11.1	6 484	4.2
2021	3	162 884	100.0	35 912	22.0	46 576	28.6	53 890	33.1	19 229	11.8	7 277	4.5

（注）「福祉行政報告例」による　＊東日本大震災の影響により，岩手県の一部，宮城県の一部，福島県を除いて集計した数値を掲載している。
SOURCE：Report on Social Welfare Administration and Services
　　　　＊Because of the Great East Japan Earthquake, some cities, towns and villages in Iwate, Miyagi and Fukushima is not included.

第68表　児童相談所における虐待相談の主な虐待者別対応件数（平成11年度〜令和3年度）

Number of Cases Handled by Child Consultation Offices by Relationship of Abuser, FY1999−2021

		総　数 Total		実　父 Birth father		実父以外の父親 Other than birth father		実　母 Birth mother		実母以外の母親 Other than birth mother		その他 Other	
		件　数	構成割合 （％）	件　数	構成割合 （％）	件　数	構成割合 （％）	件　数	構成割合 （％）	件　数	構成割合 （％）	件　数	構成割合 （％）
1999	平成11年度	11 631	100.0	2 908	25.0	815	7.0	6 750	58.0	269	2.3	889	7.6
2000	12	17 725	100.0	4 205	23.7	1 194	6.7	10 833	61.1	311	1.8	1 182	6.7
2001	13	23 274	100.0	5 260	22.6	1 491	6.4	14 692	63.1	336	1.4	1 495	6.4
2002	14	23 738	100.0	5 329	22.4	1 597	6.7	15 014	63.2	369	1.6	1 429	6.0
2003	15	26 569	100.0	5 527	20.8	1 645	6.2	16 702	62.9	471	1.8	2 224	8.4
2004	16	33 408	100.0	6 969	20.9	2 130	6.4	20 864	62.5	499	1.5	2 946	8.8
2005	17	34 472	100.0	7 976	23.1	2 093	6.1	21 074	61.1	591	1.7	2 738	7.9
2006	18	37 323	100.0	8 220	22.0	2 414	6.5	23 442	62.8	655	1.8	2 592	6.9
2007	19	40 639	100.0	9 203	22.6	2 569	6.3	25 359	62.4	583	1.4	2 925	7.2
2008	20	42 664	100.0	10 632	24.9	2 823	6.6	25 807	60.5	539	1.3	2 863	6.7
2009	21	44 211	100.0	11 427	25.8	3 108	7.0	25 857	58.5	576	1.3	3 243	7.3
2010*	22	56 384	100.0	14 140	25.1	3 627	6.4	34 060	60.4	616	1.1	3 941	7.0
2011	23	59 919	100.0	16 273	27.2	3 619	6.0	35 494	59.2	587	1.0	3 946	6.6
2012	24	66 701	100.0	19 311	29.0	4 140	6.2	38 224	57.3	548	0.8	4 478	6.7
2013	25	73 802	100.0	23 558	31.9	4 727	6.4	40 095	54.3	661	0.9	4 761	6.5
2014	26	88 931	100.0	30 646	34.5	5 573	6.3	46 624	52.4	674	0.8	5 414	6.1
2015	27	103 286	100.0	37 486	36.3	6 230	6.0	52 506	50.8	718	0.7	6 346	6.1
2016	28	122 575	100.0	47 724	38.9	7 629	6.2	59 401	48.5	739	0.6	7 082	5.8
2017	29	133 778	100.0	54 425	40.7	8 175	6.1	62 779	46.9	754	0.6	7 645	5.7
2018	30	159 838	100.0	65 525	41.0	9 274	5.8	75 177	47.0	797	0.5	9 065	5.7
2019	令和元	193 780	100.0	79 786	41.2	10 473	5.4	92 426	47.7	839	0.4	10 256	5.3
2020	2	205 044	100.0	84 709	41.3	10 817	5.3	97 222	47.4	892	0.4	11 404	5.6
2021	3	207 660	100.0	86 144	41.5	11 182	5.4	98 540	47.5	969	0.5	10 825	5.2

（注）「福祉行政報告例」による　＊東日本大震災の影響により，福島県を除いて集計した数値を掲載している。
SOURCE：Report on Social Welfare Administration and Services
　　　　＊Because of the Great East Japan Earthquake, Fukushima is not included.

第69表　市町村における児童虐待相談の主な虐待者別対応件数（平成19年度〜令和3年度）

Number of Cases Handled by Municipality by Relationship of Abuser, FY2007−2021

		総　数 Total		実　父 Birth father		実父以外の父親 Other than birth father		実　母 Birth mother		実母以外の母親 Other than birth mother		その他 Other	
		件　数	構成割合 （％）	件　数	構成割合 （％）	件　数	構成割合 （％）	件　数	構成割合 （％）	件　数	構成割合 （％）	件　数	構成割合 （％）
2007	平成19年度	49 758	100.0	10 090	20.3	2 244	4.5	33 674	67.7	614	1.2	3 136	6.3
2008	20	52 282	100.0	10 904	20.9	2 361	4.5	35 274	67.5	685	1.3	3 058	5.8
2009	21	56 606	100.0	12 259	21.7	2 668	4.7	37 337	66.0	777	1.4	3 565	6.3
2010*	22	67 232	100.0	14 337	21.3	2 964	4.4	44 841	66.7	702	1.0	4 388	6.5
2011	23	70 102	100.0	15 515	22.1	3 114	4.4	46 673	66.6	572	0.8	4 228	6.0
2012	24	73 200	100.0	16 973	23.2	3 161	4.3	47 337	64.7	679	0.9	5 050	6.9
2013	25	79 186	100.0	19 505	24.6	3 014	3.8	51 613	65.2	665	0.8	4 389	5.5
2014	26	87 694	100.0	22 567	25.7	3 331	3.8	56 291	64.2	591	0.7	4 914	5.6
2015	27	93 458	100.0	25 478	27.3	3 752	4.0	58 235	62.3	675	0.7	5 318	5.7
2016	28	100 147	100.0	29 748	29.7	4 220	4.2	60 714	60.6	724	0.7	4 741	4.7
2017	29	106 615	100.0	33 123	31.1	4 273	4.0	63 390	59.5	718	0.7	5 111	4.8
2018	30	126 246	100.0	40 408	32.0	4 827	3.8	74 072	58.7	641	0.5	6 298	5.0
2019	令和元	148 406	100.0	50 096	33.8	5 543	3.7	84 939	57.2	647	0.4	7 181	4.8
2020	2	155 598	100.0	54 319	34.9	5 528	3.6	86 331	55.5	594	0.4	8 826	5.7
2021	3	162 884	100.0	58 465	35.9	5 555	3.4	89 941	55.2	688	0.4	8 235	5.1

（注）「福祉行政報告例」による　＊東日本大震災の影響により，岩手県の一部，宮城県の一部，福島県を除いて集計した数値を掲載している。
SOURCE：Report on Social Welfare Administration and Services
　　　　＊Because of the Great East Japan Earthquake, some cities, towns and villages in Iwate, Miyagi and Fukushima is not included.

X 諸外国の統計 INTERNATIONAL COMPARISON

第70表 諸外国の出生数及び率（令和3年）
Live Births and Crude Birth Rate in Some Countries, 2021

率（人口 千対）　**Rate** (per 1 000 population)

国　名 Country		実　数 Number	率 Rate	国　名 Country		実　数 Number	率 Rate
日　　　　本	Japan[22]＊	770 759	6.3	フ　ラ　ン　ス	France[20]	696 664	10.7
エ　ジ　プ　ト	Egypt	☆2 147 133	☆21.0	ド　イ　ツ	Germany	795 517	9.6
カ　ナ　ダ	Canada[20]	358 604	9.4	ハ　ン　ガ　リ　ー	Hungary	94 003	9.7
メ　キ　シ　コ	Mexico[20]	1 629 211	12.7	ア　イ　ス　ラ　ン　ド	Iceland	4 879	13.2
アメリカ合衆国	U.S.A	3 664 292	11.0	ア　イ　ル　ラ　ン　ド	Ireland	58 443	11.7
アルゼンチン	Argentia[19]	625 441	13.9	イ　タ　リ　ア	Italy	☆399 431	☆6.7
チ　　　　リ	Chile[20]	☆194 952	☆10.0	オ　ラ　ン　ダ	Netherlands	179 441	10.3
ベ　ネ　ズ　エ　ラ	Venezuela[17]	579 349	…	ノ　ル　ウ　ェ　ー	Norway	56 060	10.4
イ　ラ　ン	Iran[20]	1 114 128	13.4	ポ　ー　ラ　ン　ド	Poland	331 511	8.8
イ　ス　ラ　エ　ル	Israel	☆185 056	…	ポ　ル　ト　ガ　ル	Portugal	79 582	7.7
フ　ィ　リ　ピ　ン	Philippines	1 364 739	12.4	ロ　シ　ア	Russia[13]	1 895 822	13.2
ス　リ　ラ　ン　カ	Sri Lanka	☆284 848	☆12.9	ス　ペ　イ　ン	Spain	☆336 247	☆7.1
タ　イ	Thailand[20]	569 338	…	ス　ウ　ェ　ー　デ　ン	Sweden	114 263	11.0
オ　ー　ス　ト　リ　ア	Austria	86 078	9.6	ス　イ　ス	Switzerland	89 644	10.3
チ　ェ　コ　共　和　国	CzechRep	111 793	10.6	イ　ギ　リ　ス	U.K.[20]	681 321	10.2
デ　ン　マ　ー　ク	Denmark	63 473	10.8	オ　ー　ス　ト　ラ　リ　ア	Australia[20]	294 369	11.5
フ　ィ　ン　ラ　ン　ド	Finland	49 594	9.0	ニ　ュ　ー　ジ　ー　ラ　ン　ド	NewZealand	58 659	11.5

（注）　「国民衛生の動向」2023/2024
　　　　＊人口動態統計
　　　　☆暫定値
NOTE：13）2013　17）2017　19）2019　20）2020　22）2022
　　　　☆Provisional
SOURCES：＊Vital Statistics of Japan
　　　　　　Journal of Health and Welfare Statistics, Vol.70, Number 9, 2023/2024
　　　　　　UN, Demographic Yearbook

第71表 諸外国の乳児死亡率及び新生児死亡率（昭和55年～令和3年）
Infant Mortality Rate, and Neonatal Mortality Rate in Some Countries, 1980－2021

率（出生 千対）　**Rate** (per 1 000 live births)

国　名 Country		乳 児 死 亡 率 Infant mortality rate					新 生 児 死 亡 率 Neonatal mortality rate				
		1980 昭和55	1990 平成2	2000 平成12	2010 平成22	2021 令和3	1980 昭和55	1990 平成2	2000 平成12	2010 平成22	2021 令和3
日　　　　本	Japan＊	7.5	4.6	3.2	2.3	1.8[22]	4.9	2.6	1.8	1.1	0.8[22]
カ　ナ　ダ	Canada	10.4	6.8	5.3	5.1[08]	4.5[20]	6.7	4.6	3.6	3.7[06]	3.5[20]
アメリカ合衆国	U.S.A.	12.6	9.1	6.9	6.1	5.6[19]	8.4	5.8	4.6	4.2[09]	3.8[18]
オ　ー　ス　ト　リ　ア	Austria	14.3	7.9	4.8	3.9	2.7	9.3	4.4	3.3	2.7	2.3[19]
デ　ン　マ　ー　ク	Denmark	8.4	7.5	5.3	3.4	3.1	5.6	4.5	3.5[01]	2.6	2.7[20]
フ　ラ　ン　ス	France	10.0	7.3[91]	4.4	3.5	3.4[20]	5.6	3.6	2.9[03]	2.4[09]	2.5[20]
ド　イ　ツ	Germany＊＊	12.6	7.0	4.4	3.4	3.0	7.8	3.5	2.3	2.7[07]	2.2[20]
ハ　ン　ガ　リ　ー	Hungary	23.2	14.8	9.2	5.3	3.3	17.8	10.8	6.2	3.5	2.1[20]
イ　タ　リ　ア	Italy	24.5	8.5	4.5	3.2	2.4[20]	11.2	6.2	3.4[03]	2.4[08]	2.0[18]
オ　ラ　ン　ダ	Netherlands	8.6	7.1	5.1	3.8	3.3	5.7	5.7	3.9	2.9[09]	2.9[20]
ポ　ー　ラ　ン　ド	Poland	21.3	16.0	8.1	5.0	3.8[19]	13.3	11.6	5.6	3.5	2.7[19]
ス　ウ　ェ　ー　デ　ン	Sweden	6.9	5.6	3.4	2.5	1.8	4.9	4.9	2.5[01]	1.6	1.7[20]
ス　イ　ス	Switzerland	9.1	7.1	4.9	3.8	3.6[20]	5.9	3.8	3.6	3.1	3.0[20]
イ　ギ　リ　ス	U.K.	12.1	7.4[91]	5.6	4.3	3.8[20]	7.7	4.5	3.9	3.2[09]	2.8[20]
オ　ー　ス　ト　ラ　リ　ア	Australia	10.7	8.2	5.2	4.1	3.2[20]	7.1	4.9	3.5	2.8	2.4[20]
ニ　ュ　ー　ジ　ー　ラ　ン　ド	New Zealand	13.0	8.3[91]	6.1	5.1	4.7	5.8	4.1	3.6	2.8[09]	2.7[20]

（注）　「国民衛生の動向」2023/2024
　　　　＊人口動態統計
　　　　＊＊1990年までは，旧西ドイツの数値である。
NOTE：＊＊Until 1980, figure of F.R.G. is listed.
　　　　91）1991　01）2001　03）2003　06）2006　07）2007　08）2008　09）2009　18）2018　19）2019　20）2020　22）2022
SOURCES：＊Vital Statistics of Japan
　　　　　　Journal of Health and Welfare Statistics, Vol.70, Number 9, 2023/2024
　　　　　　UN, Demographic Yearbook

第11図　乳児死亡率の国際比較

Comparison of Infant Mortality Rate by Age in Selected Countries

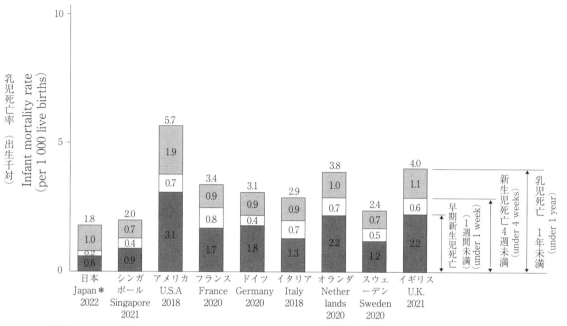

SOURCES：UN, Demographic Yearbook, 2022　＊Vital Statistics of Japan

第72表　諸外国の周産期死亡率（昭和45年～令和2年）

Perinatal Mortality Rate in Some Countries, 1970–2020

率（出生 千対）　**Rate**（per 1 000 live births）

国　　　名 Country	1970 昭和45	1980 昭和55	1990 平成2	2000 平成12	2010 平成22	2015 平成27	2020　令和2 周産期死亡率 Perinatal mortality rate	妊娠満28週 以後死産比 Foetal death at 28 ratio weeks and over of gestation	早期新生児 死 亡 率 Early neonatal mortality rate
日　　　本　Japan*	21.7	11.7	5.7	3.8	2.9	2.5	2.2[22]	1.6	0.6
カ ナ ダ　Canada	22.0	10.9	7.7	6.2	6.1[06]	5.8	5.8[18]	2.8	3.0
アメリカ合衆国　U.S.A.	27.8	14.2	9.3	7.1	6.3[09]	6.0	6.0[15]	2.9	3.2
デンマーク　Denmark	18.0	9.0	8.3	6.8[01]	6.4	6.8[14]	5.8[18]	3.3	2.5
フ ラ ン ス　France	20.7	13.0	8.3	6.6[99]	11.8	11.8[10]	11.8[10]	10.2	1.6
ド イ ツ　Germany**	26.7	11.6	6.0	6.2[99]	5.5[07]	5.6	5.6[18]	3.8	1.8
ハ ン ガ リ ー　Hungary	34.5	23.1	14.3	10.1	6.9	6.1	5.7[18]	4.1	1.6
イ タ リ ア　Italy	31.7	17.4	10.4	6.8[97]	4.3	3.8[13]	3.8[13]	2.5	1.4
オ ラ ン ダ　Netherlands	18.8	11.1	9.7	7.9[98]	5.7[09]	4.7	4.9[18]	3.0	1.9
ス ペ イ ン　Spain	21.1[75]	14.6	7.6	5.2[99]	3.5	4.3	4.3[15]	3.1	1.2
スウェーデン　Sweden	16.5	8.7	6.5	5.3[02]	4.8	5.0	4.7[18]	3.8	0.9
イ ギ リ ス　U.K.***	23.8	13.4	8.2	8.2	7.6[09]	6.5	6.2[18]	4.0	2.2
オーストラリア　Australia	21.5	13.5	8.5	6.0	6.7[08]	5.7	3.0[18]	1.1	1.8
ニュージーランド　New Zealand	19.8	11.8	7.2	5.8	4.9[09]	4.1	4.5	2.2	2.4

第12図　周産期死亡率の国際比較
Comparison of Perinatal Mortality Rate in Selected Countries

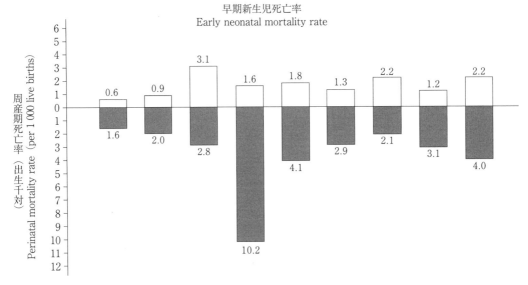

早期新生児死亡率
Early neonatal mortality rate

妊娠28週以後の死産比
Foetal death ratio at 28 weeks and over of gestation

日本	シンガポール	アメリカ	フランス	ドイツ	イタリア	オランダ	スウェーデン	イギリス
Japan*	Singapore	U.S.A.	France	Germany	Italy	Netherlands	Sweden	U.K.
2022	2021	2018	2010	2020	2018	2020	2020	2021

（注）　＊人口動態統計
SOURCES：UN, Demographic Yearbook, 2022　　＊Vital Statistics of Japan

第73表　諸外国の妊産婦死亡率（昭和50年～令和３年）
Maternal Mortality Rate in Some Countries, 1975−2021

率（出生10万対）　**Rate**（per 100 000 live births）

国　　　名 Country	1975 昭和50	1985 昭和60	1995 平成7	2005 平成17	2015 平成27	2021 令和3
日　　　　　本　Japan*	28.7	15.8	7.2	5.8	3.9	4.3[22]
カ　ナ　ダ　Canada	7.5	4.0	4.5	5.9[04]	7.1	7.5[19]
アメリカ合衆国　U.S.A.	12.8	7.8	7.1	18.4	28.7	35.6[20]
フ　ラ　ン　ス　France	19.9	12.0	9.6	5.3	4.5	4.4[16]
ド　イ　ツ　Germany**	39.6	10.7	5.4	4.1	3.3	3.6[20]
イ　タ　リ　ア　Italy	25.9	8.2	3.2	5.1[03]	3.3	3.5[17]
オ　ラ　ン　ダ　Netherlands	10.7	4.5	7.3	8.5	3.5	1.2[20]
スウェーデン　Sweden	1.9	5.1	3.9	5.9	0.9	4.3[18]
ス　イ　ス　Switzerland	12.7	5.4	8.5	5.5	6.9	6.8[18]
イ　ギ　リ　ス　U.K.***	12.8	7.0	7.0	7.1	4.5	3.9[19]
オーストラリア　Australia	5.6	3.2	8.2	4.7[04]	2.6	2.0[20]
ニュージーランド　New Zealand	23.0	13.5	3.5	10.4	9.8	1.7[16]

（注）　「国民衛生の動向」2023/2024
　　　　＊人口動態統計
　　　　＊＊1985年までは旧西ドイツの数値である。
　　　　＊＊＊1985年まではイングランド・ウェールズの数値である。
　　　　☆暫定値
NOTES：　＊＊Until 1985, figure of F.R.G is listed.
　　　　＊＊＊Until 1985, figure of England and Wales is listed.
　　　03）2003　04）2004　15）2015　16）2016　17）2017　18）2018　19）2019　20）2020　22）2022
　　　☆Provisional
SOURCES：＊Vital Statistics of Japan
　　　　　　Journal of Health and Welfare Statistics, Vol.70, Number 9, 2023/2024
　　　　　　UN, Demographic Yearbook

第74表　諸外国の主な死因別，乳児死亡率（令和4年）
Infant Mortality Rate by Main Causes in Some Countries, 2022

率（出生千対）　**Rate** (per 1 000 live births)

死因 Cause of death 国　名 Country	総　数 All causes	呼吸器系の疾患 Diseases of the respiratory system	周産期に発生 した病態 Conditions originating in the perinatal period	先天奇形，変形 及び染色体異常 Congenital malformations, deformations and chromosomal abnormalities	不慮の事故 Accidents
日　　　本　Japan	1.76	0.04	0.46	0.63	0.08
カ　ナ　ダ　Canada[13]	4.90	0.04	2.89	1.13	0.08
ア　メ　リ　カ　U.S.A.[15]	5.86	0.13	2.90	1.21	0.32
デ　ン　マ　ー　ク　Denmark[20]	3.14	–	1.49	0.56	0.02
フ　ィ　ン　ラ　ン　ド　Finland[20]	1.87	0.04	0.86	0.62	
フ　ラ　ン　ス　France[17]	3.58	0.02	2.09	0.65	0.07
ド　イ　ツ　Germany[15]	3.26	0.02	1.70	0.86	0.03
イ　タ　リ　ア　Italy[19]	2.68	0.05	1.48	0.61	0.02
オ　ラ　ン　ダ　Netherlands[20]	3.84	0.01	2.31	0.91	0.03
ノ　ル　ウ　ェ　ー　Norway[16]	2.00	–	1.07	0.59	–
ス　ウ　ェ　ー　デ　ン　Sweden[18]	2.03	0.03	1.08	0.47	0.01
ス　イ　ス　Switzerland[19]	3.28	0.01	1.83	0.94	–
イ　ギ　リ　ス　U.K.[20]	3.83	0.05	2.91	0.35	0.03
オ　ー　ス　ト　ラ　リ　ア　Australia[21]	3.25	0.03	1.71	0.87	0.06
ニ　ュ　ー　ジ　ー　ラ　ン　ド　New Zealand[16]	4.20	0.05	2.22	0.93	0.40

（注）　本表の死因分類については，15ページを参照。
　　　　日本は人口動態統計より算出したもの
NOTE：See notes on p.15 for the classification of causes of death in this table.
　　　13）2013　15）2015　16）2016　17）2017　18）2018　19）2019　20）2020　21）2021
SOURCE：※Vital Statistics of Japan
　　　　　WHO, Health statistics and health information systems, Mortality Database

第75表　諸外国の不慮の事故による死亡率（令和4年）
Mortality Rate by Age Caused by Accidents and Adverse Effects in Some Countries, 2022

年齢　Age 国名　Country	0 歳　（出生100 000対） 0y. (Per 100 000 live births)	1～4 歳（人口100 000対） 1～4y. (Per 100 000 population)
日本　Japan	7.78	1.74
カナダ　Canada[13]	8.31	5.18
アメリカ　U.S.A.[15]	32.25	1.38
デンマーク　Denmark[20]	1.63	0.40
フィンランド　Finland[20]	–	1.95
フランス　France[17]	7.14	3.49
ドイツ　Germany[15]	3.25	1.94[20]
イタリア　Italy[19]	1.92	1.86
オランダ　Netherlands[20]	2.96	1.89
ノルウェー　Norway[16]	–	1.22
スウェーデン　Sweden[18]	0.86	2.06
スイス　Switzerland[19]		1.42
イギリス　U.K.[20]	3.23	1.39
オーストラリア　Australia[21]	6.45	3.55
ニュージーランド　New Zealand[16]	39.71	4.89

（注）　日本は人口動態統計より算出したもの
NOTE：13）2013　15）2015　16）2016　17）2017　18）2018　19）2019　20）2020　21）2021
SOURCE：※Vital Statistics of Japan
　　　　　WHO, Health statistics and health information systems, Mortality Database

第76表　諸外国の合計特殊出生率（昭和45年〜令和4年）
Total Fertility Rate in Some Countries, 1970−2022

国　　　名 Country	1970 昭和45	1975 昭和50	1980 昭和55	1985 昭和60	1990 平成2	1995 平成7	2000 平成12	2005 平成17	2010 平成22	2015 平成27	2022 令和4
日　　本　　Japan*	2.13	1.91	1.75	1.76	1.54	1.42	1.36	1.26	1.39	1.45	1.26
アメリカ合衆国　U.S.A.	2.46	1.79	1.83	1.84	2.08	2.02	2.13	2.05	1.93	1.84	1.66[21]
スウェーデン　Sweden	1.94	1.78	1.68	1.74	2.13	1.74	1.54	1.77	1.99	1.85	1.67[21]
イギリス　U.K.**	2.33	1.79	1.90	1.79	1.85	1.71	1.65	1.80	1.98	1.80	1.68[18]
フランス　France	2.45	1.96	1.99	1.83	1.78	1.70	1.89	1.94	2.00	1.92	☆1.84[21]
ドイツ　Germany***	2.02	1.45	1.46	1.30	1.45	1.25	1.36	1.34	1.39	1.50	1.58[21]
イタリア　Italy	2.34	2.19	1.61	1.41	1.36	1.19	1.23	1.34	1.41	1.35	1.25[21]

（注）　「国民衛生の動向」
　　　　＊人口動態統計
　　　　＊＊イギリスは，1985年まではイングランド・ウェールズの数値である。
　　　　＊＊＊ドイツは，1990年までは旧西ドイツの数値である。
　　　　☆暫定値
NOTES：18）2018　21）2021
　　　　＊＊U.K. figures to 1995 pertain to England and Wales.
　　　　＊＊＊German figures to 1990 pertain to F.R.G.
　　　　☆Provisional
SOURCES：＊Vital Statistics of Japan
　　　　　　UN, Demographic Yearbook
　　　　　　U.S. Department of Health and Human Services, National Vital Statistics Report
　　　　　　Eurostat, Population and Social Conditions

第13図　諸外国の合計特殊出生率（昭和25年〜令和2年）
Total Fertility Rate in Some Countries, 1950−2020

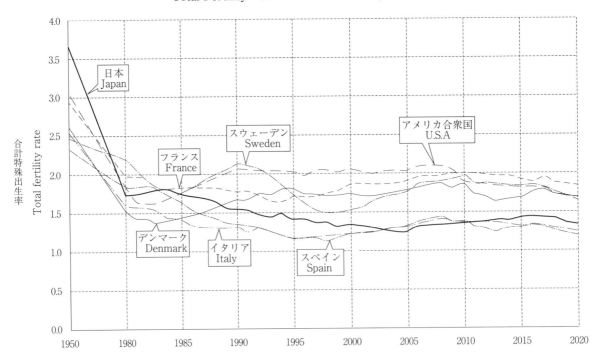

（注）　国立社会保障・人口問題研究所「人口統計資料集」2023
SOURCES：National Institute of Population and Social Security Research：Popalation Statistics, 2023
　　　　　　UN, Demographic Yearbook
　　　　　　Council of Europe, Recent Demographic Developments in Europe
　　　　　　U.S.Department of Health and Human Services, National Vital Statistics Report
　　　　　　Eurostat, Population and Social Conditions

第77表　諸外国の母の年齢別，出生率（令和4年）
Birth Rate by Age of Mother in Some Countries, 2022

率（女性人口　千対）　**Rate** (per 1 000 females)

国　名 Country	母の年齢 Age of mother	全　年　齢 Total	15～19歳	20～24	25～29	30～34	35～39	40～44	45～49
日　　　　　本* Japan		33.3	1.7	18.5	69.6	93.9	53.8	12.2	0.4
カ　ナ　ダ Canada[21]		42.9	4.9	27.1	76.6	106.2	57.7	12.2	0.8
ア　メ　リ　カ U.S.A.[18]		50.8	17.4	68.0	95.3	99.7	52.6	11.8	0.8
香　　　　港 Hong Kong[21]		19.7	1.3	8.5	25.7	51.4	31.7	6.9	0.4
デ　ン　マ　ー　ク Denmark[21]		50.3	1.3	23.9	107.1	132.7	67.1	13.5	1.0
フ　ィ　ン　ラ　ン　ド Finland[21]		43.5	3.7	30.6	79.9	104.6	57.8	14.7	1.0
フ　ラ　ン　ス France[21]		50.4	5.1	39.7	108.4	124.6	65.3	16.2	0.9
ド　イ　ツ Germany[21]		47.6	5.9	31.1	82.3	114.9	66.4	14.7	0.7
イ　タ　リ　ア Italy[21]		33.8	2.9	20.9	57.2	88.7	62.8	15.9	1.3
オ　ラ　ン　ダ Netherlands[21]		47.6	2.0	21.7	90.1	134.7	66.4	12.4	0.5
ノ　ル　ウ　ェ　ー Norway[21]		46.4	1.7	24.2	93.8	120.8	59.3	12.3	0.7
ス　ウ　ェ　ー　デ　ン Sweden[21]		51.5	2.5	32.4	94.9	124.5	67.4	15.7	0.9
ス　イ　ス Switzerland[21]		46.6	1.3	20.7	75.6	118.7	72.2	15.1	1.0
イ　ギ　リ　ス U.K.[21]		45.9	8.2	41.7	81.6	100.3	60.1	14.5	0.9
オ　ー　ス　ト　ラ　リ　ア Australia[21]		51.9	7.0	38.8	86.7	120.6	70.9	15.6	0.8
ニ　ュ　ー　ジ　ー　ラ　ン　ド New Zealand[21]		49.6	10.3	46.8	86.5	108.2	62.5	13.5	0.6

（注）　第14表の注参照。
　　　　＊人口動態統計
NOTES：See notes of table 14.
　　　　18）2018　21）2021
SOURCES：＊Vital Statistics of Japan
　　　　　　UN, Demographic Yearbook, 2022

第78表　諸外国の年齢別，人工妊娠中絶件数（令和4年度）
Induced Abortions by Age of Woman in Some Countries, FY2022

国　名 Country	年　齢 Age of woman	全　年　齢 Total	15歳未満 Under 15y.	15～19	20～24	25～29	30～34	35～39	40～44	45～49	50歳以上 50y. and over	不　詳 Not stated
日　　　　　本* Japan		122 725	147	9 422	30 544	26 153	22 287	21 947	11 079	1 127	8	11
香　　　　港 Hong Kong[21]		10 662	17	568	1 551	2 003	2 502	2 536	1 332	149	4	–
シ　ン　ガ　ポ　ー　ル Singapore[17]		6 815	1 357			1 627	1 674	1 492	605	60		–
デ　ン　マ　ー　ク Denmark[14]		15 097	2 051		4 023	3 324	2 609	2 045	967	78		…
フ　ィ　ン　ラ　ン　ド Finland[21]		7 540	28	822	1 575	1 744	1 611	1 243	475	40	2	–
フ　ラ　ン　ス France[09]		208 290	…	29 004	52 360	46 237	36 351	30 125	12 805	1 408	…	…
ド　イ　ツ Germany[21]		99 948	264	6 892	19 113	22 593	24 370	18 655	7 411	627	23	–
ハ　ン　ガ　リ　ー Hungary[14]		32 663	161	4 245	7 109	6 562	6 035	6 066	2 325	157	3	–
ア　イ　ス　ラ　ン　ド Iceland[11]		969	2	174	289	187	169	109	35	4	–	–
イ　タ　リ　ア Italy[21]		63 307	119	4 198	10 352	12 575	14 517	13 564	7 139	768	44	31
ス　ペ　イ　ン Spain[21]		90 189	312	9 076	18 753	19 227	18 641	16 187	7 309	684		–
ス　ウ　ェ　ー　デ　ン Sweden[19]		36 151	2 583		6 886	9 823	8 406	5 728	2 714			11
ス　イ　ス Switzerland[20]		10 775	11	696	1 933	2 471	2 545	2 029	966	103	8	13
イ　ギ　リ　ス U.K.[16]		197 659	492	25 761	53 834	49 248	36 146	23 219	8 181	749	29	–
ニ　ュ　ー　ジ　ー　ラ　ン　ド New Zealand[19]		12 948	23	1 219	3 191	3 397	2 686	1 720	642	70		…

（注）　09）2009　11）2011　14）2014　17）2017　19）2019　20）2020　21）2021
　　　　＊衛生行政報告例
SOURCES：＊Report on Public Health Administration and Services
　　　　　　UN, Demographic Yearbook, 2022

国・地域 Countries and areas	人口（千人） Ppulation (1 000) 2021 令和3	年間出生数（千人） Annual no. of births (1 000) 2021 令和3	合計特殊出生率 Total fertility 2021 令和3	出生時の平均余命（年） Life expectancy at birth (years) 2021 令和3	5歳未満児死亡率（出生千対） Under-5 mortality rate (per 1 000 live births) 1990 平成2	2021 令和3	乳児死亡率（1歳未満）（出生千対） Infant mortality rate (under 1) (per 1 000 live births) 1990 平成2	2021 令和3	5歳未満児の年間死亡数 Under-5 deaths 2021 令和3	近代的手法で家族計画を実施した割合（％） Demand for family planning satisfied with modern methods（％） 2016-2021* 平成28-令和3
1 アフガニスタン	40 099	1 441	4.6	62	178	56	121	43	77 811	42
2 アルバニア	2 855	29	1.4	76	41	9	35	8	279	6
3 アルジェリア	44 178	951	2.9	76	52	22	44	19	21 567	77ˣ
4 アンドラ	79	1	1.1	80	13	3	9	3	2	—
5 アンゴラ	34 504	1 339	5.3	62	224	69	132	47	89 896	30
6 アンギラ	16	0	1.3	77	17	4	14	4	1	—
7 アンティグア・バーブーダ	93	1	1.6	78	14	6	11	5	7	—
8 アルゼンチン	45 277	629	1.9	75	29	7	25	6	4 410	—
9 アルメニア	2 791	34	1.6	72	49	11	42	10	372	40
10 オーストラリア	25 921	298	1.6	85	9	4	8	3	1 111	—
11 オーストリア	8 922	85	1.5	82	10	4	8	3	308	—
12 アゼルバイジャン	10 313	127	1.7	69	95	19	76	17	2 435	22ˣ
13 バハマ	408	5	1.4	72	23	13	20	11	61	—
14 バーレーン	1 463	18	1.8	79	23	7	20	6	128	—
15 バングラデシュ	169 356	3 020	2.0	72	146	27	101	23	82 081	77
16 バルバドス	281	3	1.6	78	18	12	16	11	36	70ˣ
17 ベラルーシ	9 578	89	1.5	72	15	3	12	2	251	73ˣ
18 ベルギー	11 611	116	1.6	82	10	4	8	3	476	—
19 ベリーズ	400	7	2.0	70	38	11	31	10	80	65
20 ベナン	12 997	476	5.0	60	173	84	104	55	38 680	28
21 ブータン	777	10	1.4	72	127	27	89	22	263	85ˣ
22 ボリビア	12 079	264	2.6	64	121	25	84	20	6 484	50
23 ボスニア・ヘルツェゴビナ	3 271	28	1.3	75	18	6	16	5	159	22ˣ
24 ボツワナ	2 588	61	2.8	61	45	35	34	28	2 131	—
25 ブラジル	214 326	2 761	1.6	73	63	14	53	13	40 107	89ˣ
26 ヴァージン諸島	31	0	1.0	74	19	10	17	10	2	—
27 ブルネイ	445	6	1.8	75	13	11	10	10	72	—
28 ブルガリア	6 886	58	1.6	72	18	6	15	5	377	—
29 ブルキナファソ	22 101	786	4.8	59	199	83	99	52	63 466	53
30 ブルンジ	12 551	438	5.1	62	170	53	103	38	22 715	40
31 カボヴェルデ	588	10	1.9	74	60	14	47	12	136	73ˣ
32 カンボジア	16 589	321	2.3	70	116	25	85	21	8 013	57ˣ
33 カメルーン	27 199	951	4.5	60	136	70	85	47	64 977	45
34 カナダ	38 155	374	1.5	83	8	5	7	4	1 873	—
35 中央アフリカ共和国	5 457	235	6.0	54	177	100	115	75	22 387	28
36 チャド	17 180	745	6.3	53	212	107	112	66	76 471	18
37 チリ	19 493	229	1.5	79	19	7	16	6	1 492	—
38 中国	1 425 893	10 882	1.2	78	54	7	43	5	88 271	97ˣ
39 コロンビア	51 517	730	1.7	73	36	13	29	11	9 382	87
40 コモロ	822	24	4.0	63	126	50	89	39	1 192	29ˣ
41 コンゴ	5 836	179	4.2	64	91	43	60	32	7 604	43ˣ
42 クック諸島	17	0	2.2	75	24	7	20	6	2	—
43 コスタリカ	5 154	61	1.5	77	17	8	14	7	479	81
44 コートジボワール	27 478	933	4.4	59	153	75	104	56	68 056	44
45 クロアチア	4 060	35	1.5	78	13	5	11	4	165	—
46 キューバ	11 256	100	1.4	74	14	5	11	4	526	87
47 キプロス	1 244	13	1.3	81	11	3	10	2	36	—
48 チェコ	10 511	104	1.7	78	12	3	10	2	293	86ˣ
49 朝鮮民主主義人民共和国	25 972	344	1.8	73	43	15	33	10	5 297	90
50 コンゴ民主共和国	95 894	4 035	6.2	59	186	79	120	62	307 593	33
51 デンマーク	5 854	63	1.7	81	9	4	7	3	222	—
52 ジブチ	1 106	25	2.8	62	118	54	92	46	1 316	—
53 ドミニカ	72	1	1.6	73	16	36	13	32	34	—
54 ドミニカ共和国	11 118	205	2.3	73	60	33	46	27	6 799	82ˣ
55 エクアドル	17 798	299	2.0	74	54	12	42	11	3 722	79ˣ
56 エジプト	109 262	2 465	2.9	70	86	19	63	16	46 892	80ˣ
57 エルサルバドル	6 314	101	1.8	71	60	12	46	11	1 268	80ˣ
58 赤道ギニア	1 634	50	4.3	61	179	77	121	57	3 768	21ˣ
59 エリトリア	3 620	104	3.9	67	153	38	94	29	3 892	21ˣ

母子保健関連指標
Child Health in Many Countries

母親と新生児の健康指標 Maternal and newborn health		子どもの保健指標 Child health					栄養指標 Nutrition	教育指標 Education		社会的養護と公平性指標 Social protection and equity		国 ・ 地 域
専門技能者が付き添う出産（%）Skilled birth attendant (%)	妊産婦死亡率（出生10万対）Maternal mortality ratio (per 100 000 live births)	ワクチンで予防できる病気の予防接種の実施率（%）Immunization for vaccine preventable diseases (%) 2021 令和3					低出生体重（%）Low birthweight (%)	若者(15～24歳)の識字率（%）Youth (15-24years) literacy rate (%) 2014-2022* 平成26-令和4		世帯所得分布（%）Share of household income(%) 2010-2019* 平成22-令和元		
		BCG BCG	3種混合 DPT1	3種混合 DPT3	ポリオ3 Polio3	はしか MCV1		男 male	女 female	下位 bottom 40%	上位 top 20%	
2016-2021* 平成28-令和3	2020 令和2						2015 平成27					Countries and areas
62	620	84	74	66	71	63	– z	71	42	-	-	1 Afghanistan
100	8	99	98	98	98	87	5	99	100	19.5	40.7	2 Albania
99	78	99	96	91	91	80	7	98	97	23.1	37.2	3 Algeria
100	–	–	99	99	98	99	7	–	–	–	–	4 Andorra
50	222	56	57	45	43	36	15	–	–	11.5	55.6	5 Angola
100	–	–	–	–	–	–	–	–	–	–	–	6 Anguilla
99	21	–	93	92	92	85	9	–	–	–	–	7 Antigua and Barbuda
99	45	81	82	76	74	81	7	99	100	14.2	47.9	8 Argentina
100	27	98	96	93	93	94	9	100	100	22.2	39.1	9 Armenia
99	3	–	98	95	95	93	7	–	–	19.6	42.1	10 Australia
98	5	–	95	85	85	95	7	–	–	20.9	38.7	11 Austria
100	41	95	92	89	93	93	7	100	100	–	–	12 Azerbaijan
99	77	–	79	75	75	82	13	–	–	–	–	13 Bahamas
100	16	–	99	98	99	99	12	–	–	–	–	14 Bahrain
59	123	99	99	98	98	97	28	93	96	21.0	41.4	15 Bangladesh
98	39	–	83	82	84	77	– z	–	–	–	–	16 Barbados
100	1	98	98	98	97	98	5	100	100	24.3	35.4	17 Belarus
–	5	–	98	98	98	96	7	–	–	23.2	36.4	18 Belgium
95	130	84	83	83	83	79	9	–	–	–	–	19 Belize
78	523	88	84	76	75	68	17	70	52	12.8	52.1	20 Benin
96	60	99	99	98	98	97	12	–	–	17.5	44.4	21 Bhutan
81	161	78	75	70	70	75	7	100	100	15.4	47.3	22 Bolivia(Plurinational State of)
100	6	95	89	73	73	68	3	100	100	19.8	40.7	23 Bosnia and Herzegovina
100	186	98	98	95	96	97	16	–	–	10.9	58.5	24 Botswana
99	72	63	74	68	68	73	8	99	99	10.5	57.8	25 Brazil
–	–	–	–	–	–	–	–	–	–	–	–	26 British Virgin Islands
100	44	99	99	99	99	99	11	100	100	–	–	27 Brunei Darussalam
100x	7	97	92	89	89	89	10	–	–	16.5	47.6	28 Bulgaria
80x	264	98	95	91	91	88	13	64	54	20.0	44.3	29 Burkina Faso
85	494	95	96	94	94	90	15	–	–	17.9	46.3	30 Burundi
97	42	98	93	93	94	95	– z	–	–	15.4	48.7	31 Cabo Verde
89x	218	95	94	92	93	84	12	–	–	–	–	32 Cambodia
69	438	77	76	69	70	62	12	88	82	13.0	51.7	33 Cameroon
98	11	–	94	92	92	90	6	–	–	19.5	40.6	34 Canada
40	835	61	54	42	46	41	15	48	29	–	–	35 Central African Rep.
39	1,063	67	73	58	58	55	– z	–	–	14.6	48.8	36 Chad
100	15	98	99	95	95	92	6	–	–	15.5	51.3	37 Chile
100	23	99	99	99	99	99	5	100	100	17.2	45.3	38 China
99	75	87	90	86	86	86	10	99	99	11.6	56.2	39 Colombia
82x	217	96	95	85	89	82	24	78	78	13.6	50.4	40 Comoros
91x	282	81	81	77	75	68	12	85	79	12.4	53.7	41 Congo
100x	–	99	99	98	98	99	3	–	–	–	–	42 Cook Islands
99	22	88	99	99	99	89	7	99	100	12.8	53.7	43 Costa Rica
74	480	93	85	76	73	68	15	93	76	15.9	47.8	44 Côte d' Ivoire
100	5	97	98	92	92	89	5	–	–	21.3	37.7	45 Croatia
100	39	99	99	99	98	99	5	–	–	–	–	46 Cuba
99	68	–	98	96	96	86	– z	–	–	20.9	41.4	47 Cyprus
100	3	–	98	94	94	97	8	–	–	24.9	35.5	48 Czech Rep.
100	107	95	42	41	0	42	– z	–	–	–	–	49 Dem. People's Rep. of Korea
85	547	67	81	65	65	55	11	–	–	15.5	48.4	50 Dem. Rep. of Congo
95	5	–	98	97	97	95	5	–	–	23.1	37.7	51 Denmark
87x	234	61	70	59	59	50	– z	–	–	15.8	47.6	52 Djibouti
100	–	89	96	92	92	92	– z	–	–	–	–	53 Dominica
99	107	99	99	84	83	88	11	–	–	16.1	48.6	54 Dominican Rep.
97	66	75	78	72	62	65	11	98	99	13.6	51.0	55 Ecuador
92x	17	97	97	96	96	96	– z	–	–	21.8	41.0	56 Egypt
100	43	78	72	79	79	86	10	98	99	17.1	45.6	57 El Salvador
68x	212	85	77	53	55	53	– z	–	–	–	–	58 Equatorial Guinea
34x	322	97	97	95	95	93	– z	94	93	–	–	59 Eritrea

国・地域 Countries and areas	人口指標 Demographics				子どもの死亡率に関する指標 Child mortality					
	人口 （千人） Ppulation (1 000)	年間出生数 （千人） Annual no. of births (1 000)	合計特殊 出生率 Total fertility	出生時の 平均余命 （年） Life expectancy at birth (years)	5歳未満児死亡率 （出生千対） Under-5 mortality rate (per 1 000 live births)		乳児死亡率（1歳未満） （出生千対） Infant mortality rate (under 1) (per 1 000 live births)		5歳未満児の 年間死亡数 Under-5 deaths	近代的手法で家族計画を実施した割合 （％） Demand for family planning satisfied with modern methods (%)
	2021 令和3	2021 令和3	2021 令和3	2021 令和3	1990 平成2	2021 令和3	1990 平成2	2021 令和3	2021 令和3	2016-2021* 平成28-令和3
60 エストニア	1 329	14	1.7	77	18	2	14	2	28	–
61 エスワティニ	1 192	29	2.8	57	68	53	52	41	1 526	83ˣ
62 エチオピア	120 283	3 896	4.2	65	201	47	120	34	177 737	64
63 フィジー	925	18	2.5	67	29	28	24	23	501	–
64 フィンランド	5 536	47	1.4	82	7	2	6	2	102	–
65 フランス	64 531	677	1.8	82	9	4	7	3	2 985	96ˣ
66 ガボン	2 341	64	3.5	66	92	40	60	29	2 512	44ˣ
67 ガンビア	2 640	88	4.7	62	167	48	81	34	4 138	40
68 ジョージア	3 758	50	2.1	72	48	9	41	8	474	51
69 ドイツ	83 409	763	1.5	81	9	4	7	3	2 723	–
70 ガーナ	32 833	905	3.6	64	128	44	80	33	39 423	40
71 ギリシャ	10 445	79	1.4	80	10	4	9	3	299	–
72 グレナダ	125	2	2.0	75	22	16	18	14	32	–
73 グアテマラ	17 608	372	2.4	69	80	23	60	20	8 704	66ˣ
74 ギニア	13 532	466	4.4	59	233	99	138	64	44 995	38
75 ギニアビサウ	2 061	64	4.0	60	223	74	132	50	4 693	60
76 ガイアナ	805	16	2.4	66	61	28	47	23	450	52ˣ
77 ハイチ	11 448	269	2.8	63	145	59	100	45	15 748	45
78 バチカン	1	0	1.0	82	–	–	–	–	–	–
79 ホンジュラス	10 278	217	2.4	70	58	17	45	14	3 570	76ˣ
80 ハンガリー	9 710	92	1.6	75	17	4	15	3	369	–
81 アイスランド	370	5	1.7	83	6	3	5	2	12	–
82 インド	1 407 564	23 114	2.0	67	127	31	89	25	709 366	73
83 インドネシア	273 753	4 496	2.2	68	84	22	62	19	100 012	77
84 イラン	87 923	1 204	1.7	74	57	13	45	11	15 806	69ˣ
85 イラク	43 534	1 192	3.5	70	54	25	42	21	28 890	54
86 アイルランド	4 987	59	1.8	82	9	3	8	3	187	–
87 イスラエル	8 900	174	3.0	82	12	3	10	3	589	–
88 イタリア	59 240	410	1.3	83	10	3	8	2	1 081	–
89 ジャマイカ	2 828	33	1.4	71	28	12	23	11	414	83ˣ
90 日本	124 613	819	1.3	85	6	2	5	2	1 930	–
91 ヨルダン	11 148	245	2.8	74	36	15	30	13	3 545	57
92 カザフスタン	19 196	413	3.1	69	52	10	44	9	4 295	73
93 ケニア	53 006	1 468	3.3	61	102	37	65	28	54 038	74
94 キリバス	129	4	3.3	67	92	48	67	38	168	53
95 クウェート	4 250	44	2.1	79	18	9	15	7	434	–
96 キルギス	6 528	158	3.0	70	65	17	54	16	2 774	65
97 ラオス	7 425	163	2.5	68	154	43	106	34	6 939	72
98 ラトビア	1 874	17	1.6	74	17	4	13	3	65	–
99 レバノン	5 593	84	2.1	75	32	8	27	7	724	–
100 レソト	2 281	60	3.0	53	84	73	68	57	4 312	83
101 リベリア	5 193	163	4.1	61	264	76	176	57	12 187	41
102 リビア	6 735	120	2.5	72	42	11	36	9	1 306	24ˣ
103 リヒテンシュタイン	39	0	1.5	83	–	–	–	–	–	–
104 リトアニア	2 787	27	1.6	74	15	3	12	3	91	–
105 ルクセンブルク	639	7	1.4	83	9	3	7	2	18	–
106 マダガスカル	28 916	895	3.9	64	156	66	95	45	57 839	66
107 マラウイ	19 890	654	3.9	63	245	42	142	31	26 800	74
108 マレーシア	33 574	511	1.8	75	17	8	14	6	3 866	–
109 モルディブ	521	7	1.7	80	86	6	63	5	44	29
110 マリ	21 905	913	6.0	59	231	97	120	62	85 222	41
111 マルタ	527	5	1.2	84	11	6	10	5	27	–
112 マーシャル諸島	42	1	2.7	65	47	30	38	25	26	81ˣ
113 モーリタニア	4 615	153	4.4	64	117	40	71	32	6 070	30ˣ
114 モーリシャス	1 299	13	1.4	74	23	17	20	15	223	41ˣ
115 メキシコ	126 705	1 882	1.8	70	45	13	36	11	25 592	80ˣ
116 ミクロネシア連邦	113	2	2.7	71	49	25	39	21	58	–
117 モナコ	37	0	2.1	86	8	3	4	1	1	–
118 モンゴル	3 348	72	2.8	71	107	15	77	13	1 074	64

母子保健関連指標
Child Health in Many Countries

母親と新生児の健康指標 Maternal and newborn health		子どもの保健指標 Child health					栄養指標 Nutrition	教育指標 Education		社会的養護と公平性指標 Social protection and equity		国・地域
専門技能者が付き添う出産（%）Skilled birth attendant（%）	妊産婦死亡率（出生10万対）Maternal mortality ratio（per 100 000 live births）	ワクチンで予防できる病気の予防接種の実施率（%）Immunization for vaccine preventable diseases（%）2021 令和3					低出生体重（%）Low birthweight（%）	若者(15〜24歳)の識字率（%）Youth(15-24years) literacy rate（%）2014-2022* 平成26-令和4		世帯所得分布（%）Share of household income（%）2010-2019* 平成22-令和元		国・地域
		BCG BCG	3種混合 DPT1	3種混合 DPT3	ポリオ3 Polio3	はしか MCV1		男 male	女 female	下位 bottom 40%	上位 top 20%	Countries and areas
2016-2021* 平成28-令和3	2020 令和2						2015 平成27					
100	5	90	91	90	89	89	4	–	–	20.9	38.3	60 Estonia
88ˣ	240	97	86	77	61	80	10	94	97	10.5	60.3	61 Eswatini
50	267	68	70	65	68	54	–ᶻ	–	–	19.4	43.0	62 Ethiopia
100	38	99	99	99	99	96	–ᶻ	–	–	18.8	44.7	63 Fiji
100	8	–	98	89	89	93	4	–	–	23.3	36.8	64 Finland
98	8	–	99	96	96	92	7	–	–	20.9	40.8	65 France
89ˣ	227	86	76	75	69	64	14	88	91	16.8	44.4	66 Gabon
84	458	81	82	82	89	79	17	–	–	19.0	43.6	67 Gambia
100	28	96	97	85	85	90	6	100	100	18.5	43.0	68 Georgia
96	4	–	98	91	91	97	7	–	–	20.4	39.6	69 Germany
79	263	99	99	98	98	94	14	93	92	14.3	48.6	70 Ghana
100	8	–	99	99	99	97	9	99	99	19.6	40.1	71 Greece
100	21	–	79	72	72	83	–ᶻ	–	–	–	–	72 Grenada
70	96	84	89	79	67	81	11	95	94	13.1	53.6	73 Guatemala
55	553	72	62	47	48	47	–ᶻ	70	43	19.8	41.5	74 Guinea
54	725	34	81	67	23	63	21	–	–	–	–	75 Guinea-Bissau
95	112	89	98	91	80	94	16	–	–	–	–	76 Guyana
42	350	73	75	51	51	65	–ᶻ	–	–	15.8	47.1	77 Haiti
–	–	–	–	–	–	–	–	–	–	–	–	78 Holy See
94	72	82	82	77	77	81	11	95	97	11.6	52.2	79 Honduras
100	15	99	99	99	99	99	9	–	–	21.7	37.8	80 Hungary
97	3	–	97	92	92	92	4	–	–	23.9	35.9	81 Iceland
89	103	84	88	85	85	89	–ᶻ	93	90	19.8	44.4	82 India
95	173	81	74	67	68	72	10	100	100	17.7	45.5	83 Indonesia
99ˣ	22	99	98	98	98	99	–ᶻ	–	–	15.8	48.5	84 Iran (Islamic Republic of)
96	76	94	89	78	78	75	–ᶻ	–	–	21.9	38.5	85 Iraq
100	5	0	98	94	94	90	6	–	–	21.4	40.0	86 Ireland
–	3	–	99	98	98	99	8	–	–	15.7	44.2	87 Israel
100	5	–	94	94	94	92	7	100	100	18.0	42.1	88 Italy
100	99	97	93	90	90	88	15	–	–	16.3	47.9	89 Jamaica
100	4	95	98	96	96	98	9	–	–	20.5	41.1	90 Japan
100	41	76	78	77	76	76	14	99	99	–	–	91 Jordan
100	13	94	98	95	95	97	5	100	100	23.3	37.9	92 Kazakhstan
70	530	97	99	91	91	89	11	88	88	16.5	47.5	93 Kenya
92	76	96	99	92	91	80	–ᶻ	–	–	–	–	94 Kiribati
100	7	99	99	94	94	94	10	99	100	–	–	95 Kuwait
100	50	97	89	89	90	93	6	100	100	22.8	39.5	96 Kyrgyzstan
64	132	80	85	75	74	73	17	–	–	17.8	46.4	97 Lao People's Democratic Republic
100	18	96	96	94	94	97	5	100	100	18.9	42.3	98 Latvia
98ˣ	21	–	88	67	64	67	9	100	100	20.6	40.0	99 Lebanon
87	566	96	92	87	87	90	15	–	–	13.5	49.8	100 Lesotho
84	652	81	81	66	64	58	–ᶻ	–	–	18.8	42.8	101 Liberia
100ˣ	72	74	74	73	73	73	–ᶻ	–	–	–	–	102 Libya
–	–	–	–	–	–	–	–	–	–	–	–	103 Liechtenstein
100	9	93	93	90	90	88	5	–	–	18.6	42.8	104 Lithuania
100ˣ	6	–	99	99	99	99	7	–	–	18.5	42.2	105 Luxembourg
46	392	52	65	55	52	39	17	81	79	15.7	49.4	106 Madagascar
96	381	89	95	93	89	90	14	–	–	16.2	51.7	107 Malawi
100	21	99	98	95	95	96	11	97	97	15.9	47.3	108 Malaysia
100	57	99	97	96	97	99	12	–	–	21.2	39.8	109 Maldives
67	440	83	82	77	72	70	–ᶻ	55	38	–	–	110 Mali
100	3	–	99	99	99	90	6	99	100	22.2	37.5	111 Malta
92	–	83	97	86	85	85	–ᶻ	–	–	–	–	112 Marshall Islands
69ˣ	464	79	75	68	66	63	–ᶻ	–	–	19.9	40.2	113 Mauritania
100	84	95	93	92	93	77	17	–	–	18.8	44.6	114 Mauritius
97	59	99	83	78	78	99	8	99	99	14.9	51.7	115 Mexico
100ˣ	74	59	95	72	72	64	–ᶻ	–	–	16.2	46.0	116 Micronesia (Federated States of)
–	–	–	99	99	99	88	5	–	–	–	–	117 Monaco
99	39	99	97	95	97	95	5	99	99	20.2	40.9	118 Mongolia

国・地域 Countries and areas	人口指標 Demographics 人口（千人） Ppulation (1 000) 2021 令和3	年間出生数（千人） Annual no. of births (1 000) 2021 令和3	合計特殊出生率 Total fertility 2021 令和3	出生時の平均余命（年） Life expectancy at birth (years) 2021 令和3	子どもの死亡率に関する指標 Child mortality 5歳未満児死亡率（出生千対） Under-5 mortality rate (per 1 000 live births) 1990 平成2	5歳未満児死亡率（出生千対） 2021 令和3	乳児死亡率（1歳未満） Infant mortality rate (under 1) (per 1 000 live births) 1990 平成2	乳児死亡率（1歳未満） 2021 令和3	5歳未満児の年間死亡数 Under-5 deaths 2021 令和3	近代的手法で家族計画を実施した割合（％） Demand for family planning satisfied with modern methods (%) 2016-2021* 平成28-令和3
119 モンテネグロ	628	7	1.7	76	16	2	15	2	16	33
120 モントセラト	4	0	1.6	76	17	5	15	5	0	－
121 モロッコ	37 077	651	2.3	74	81	18	64	15	11 788	72
122 モザンビーク	32 077	1 174	4.6	59	246	70	163	51	79 353	56ˣ
123 ミャンマー	53 798	920	2.2	66	115	42	82	34	38 581	75
124 ナミビア	2 530	69	3.3	59	73	39	49	29	2 703	80ˣ
125 ナウル	13	0	3.5	64	67	28	51	23	10	43ˣ
126 ネパール	30 035	610	2.0	68	139	27	96	23	16 392	62
127 オランダ	17 502	180	1.6	82	8	4	7	4	713	－
128 ニュージーランド	5 130	64	1.8	82	11	5	9	4	297	－
129 ニカラグア	6 851	141	2.3	74	67	13	51	11	1 868	90ˣ
130 ニジェール	25 253	1 144	6.8	62	332	115	134	60	124 291	46
131 ナイジェリア	213 401	7 923	5.2	53	209	111	124	71	852 298	36
132 ニウエ	2	0	2.4	71	25	24	21	20	1	－
133 北マケドニア	2 103	20	1.4	74	37	5	33	5	108	30
134 ノルウェー	5 403	54	1.5	83	9	2	7	2	117	－
135 オマーン	4 520	83	2.6	73	39	10	32	9	870	40ˣ
136 パキスタン	231 402	6 375	3.5	66	140	63	107	53	399 429	49
137 パラオ	18	0	2.4	66	35	16	30	15	4	－
138 パナマ	4 351	77	2.3	76	31	14	26	12	1 067	65ˣ
139 パプアニューギニア	9 949	254	3.2	65	85	43	62	34	10 765	49
140 パラグアイ	6 704	138	2.5	70	46	18	36	16	2 512	79
141 ペルー	33 715	594	2.2	72	80	14	57	11	8 333	67
142 フィリピン	113 880	2 485	2.7	69	57	26	40	20	63 392	56
143 ポーランド	38 308	363	1.5	76	17	4	15	4	1 614	－
144 ポルトガル	10 290	80	1.4	81	15	3	12	3	255	－
145 カタール	2 688	27	1.8	79	21	5	18	5	152	69ˣ
146 韓国	51 830	289	0.9	84	16	3	13	2	860	－
147 モルドバ	3 062	38	1.8	69	33	14	28	12	552	64
148 ルーマニア	19 329	195	1.7	74	31	6	24	5	1 281	47ˣ
149 ロシア連邦	145 103	1 397	1.5	69	22	5	17	4	7 347	72ˣ
150 ルワンダ	13 462	404	3.8	66	150	39	92	30	15 638	63ˣ
151 セントクリストファー・ネーヴィス	48	1	1.5	72	30	15	25	12	9	－
152 セントルシア	180	2	1.4	71	22	25	18	22	52	72ˣ
153 セントビンセント・グレナディーン	104	1	1.8	70	24	14	20	13	19	－
154 サモア	219	6	3.9	73	30	17	25	14	99	39ˣ
155 サンマリノ	34	0	1.1	81	14	2	12	2	0	－
156 サントメ・プリンシペ	223	6	3.8	68	109	15	69	12	97	58
157 サウジアラビア	35 950	629	2.4	77	44	7	35	6	4 350	－
158 セネガル	16 877	550	4.4	67	139	39	71	29	20 831	53
159 セルビア	7 297	68	1.5	74	28	5	24	5	374	38
160 セーシェル	106	2	2.3	71	16	14	14	12	23	－
161 シエラレオネ	8 421	264	4.0	60	261	105	155	78	27 155	53
162 シンガポール	5 941	42	1.0	83	8	2	6	2	87	－
163 スロバキア	5 448	54	1.6	75	15	6	13	5	312	－
164 スロベニア	2 119	19	1.6	81	10	2	9	2	42	－
165 ソロモン諸島	708	21	4.0	70	38	19	31	16	393	38ˣ
166 ソマリア	17 066	744	6.3	55	180	112	109	71	79 723	－
167 南アフリカ	59 392	1 177	2.4	62	62	33	48	26	38 868	80
168 南スーダン	10 748	313	4.5	55	251	99	149	64	31 312	4ˣ
169 スペイン	47 487	358	1.3	83	9	3	7	3	1 089	－
170 スリランカ	21 773	306	2.0	76	23	7	19	6	2 088	74
171 パレスチナ	5 133	145	3.5	73	45	15	36	13	2 147	61
172 スーダン	45 657	1 534	4.5	65	132	55	82	39	82 570	30ˣ
173 スリナム	613	11	2.3	70	45	17	39	15	190	58
174 スウェーデン	10 467	113	1.7	83	7	2	6	2	279	87
175 スイス	8 691	87	1.5	84	8	4	7	3	332	－
176 シリア	21 324	427	2.7	72	37	22	30	18	9 057	53ˣ
177 タジキスタン	9 750	261	3.2	72	103	31	81	28	8 189	52

母子保健関連指標
Child Health in Many Countries

母親と新生児の健康指標 Maternal and newborn health		子どもの保健指標 Child health					栄養指標 Nutrition	教育指標 Education		社会的養護と公平性指標 Social protection and equity		国 ・ 地 域
専門技能者が付き添う出産（%）Skilled birth attendant (%)	妊産婦死亡率（出生10万対）Maternal mortality ratio (per 100 000 live births)	ワクチンで予防できる病気の予防接種の実施率（%）Immunization for vaccine preventable diseases (%) 2021 令和3					低出生体重（%）Low birthweight (%)	若者(15〜24歳)の識字率（%）Youth (15-24years) literacy rate (%) 2014-2022* 平成26-令和4		世帯所得分布（%）Share of household income (%) 2010-2019* 平成22-令和元		
2016-2021* 平成28-令和3	2020 令和2	BCG BCG	3種混合 DPT1	3種混合 DPT3	ポリオ3 Polio3	はしか MCV1	2015 平成27	男 male	女 female	下位 bottom 40%	上位 top 20%	Countries and areas
99	6	76	94	83	83	18	5	99	99	16.4	43.9	119 Montenegro
100	–	–	–	–	–	–	–	–	–	–	–	120 Montserrat
87	71	99	99	99	99	99	17	98	97	17.4	47.0	121 Morocco
73^x	127	79	67	61	67	84	14	–	–	11.8	59.5	122 Mozambique
60	179	48	45	37	43	44	12	95	96	21.9	40.0	123 Myanmar
88^x	215	99	99	93	92	90	16	94	96	8.6	63.7	124 Namibia
97^x	–	99	99	98	98	98	–^z	–	–	19.4	42.7	125 Nauru
77	174	95	92	91	91	90	22	94	91	–	–	126 Nepal
–	4	–	98	95	95	93	6	–	–	22.7	37.2	127 Netherlands
96	7	–	93	90	90	91	6	–	–	–	–	128 New Zealand
94	78	86	88	87	88	83	11	–	–	14.3	52.0	129 Nicaragua
44	441	95	94	82	82	80	–^z	51	36	19.6	42.4	130 Niger
43	1 047	75	70	56	53	59	–^z	82	68	18.7	42.4	131 Nigeria
100^x	–	88	99	99	99	99	–^z	–	–	–	–	132 Niue
100	3	93	89	81	81	70	9	–	–	18.5	38.8	133 North Macedonia
99	2	–	98	97	97	97	4	–	–	23.0	36.6	134 Norway
100	17	99	99	99	99	99	11	98	99	–	–	135 Oman
68	154	93	90	83	83	81	–^z	80	65	21.7	41.1	136 Pakistan
97	–	–	99	95	95	93	–^z	–	–	–	–	137 Palau
95	50	99	93	74	74	80	10	99	99	11.7	54.4	138 Panama
56	192	42	39	31	32	38	–^z	–	–	–	–	139 Papua New Guinea
98	71	79	79	70	66	68	8	99	99	14.0	51.2	140 Paraguay
96	69	87	90	82	79	78	9	100	99	15.4	47.2	141 Peru
84	78	47	57	57	56	57	20	98	99	16.1	49.2	142 Philippines
100	2	91	99	90	91	80	6	–	–	21.5	38.6	143 Poland
99	12	–	99	99	99	98	9	100	100	20.0	41.4	144 Portugal
100	8	99	99	98	98	99	7	–	–	–	–	145 Qatar
100^x	8	98	98	98	98	98	6	–	–	20.5	39.1	146 Republic of Korea
100	12	98	87	87	88	83	5	–	–	24.4	36.0	147 Republic of Moldova
93	10	97	95	86	86	86	8	99	99	17.3	41.2	148 Romania
100	14	95	97	97	97	97	6	100	100	18.3	45.1	149 Russian Federation
94	259	89	90	88	88	87	8	84	89	15.8	50.8	150 Rwanda
100	–	96	97	96	96	96	–^z	–	–	–	–	151 Saint Kitts and Nevis
100	73	81	89	80	75	77	–^z	–	–	11.0	55.4	152 Saint Lucia
99	62	99	99	97	99	99	–^z	–	–	–	–	153 Saint Vincent and the Grenadines
89	59	92	96	85	80	62	–^z	99	99	17.9	46.3	154 Samoa
–	–	–	91	90	90	89	3	–	–	–	–	155 San Marino
97	146	93	97	97	93	77	7	98	98	11.5	61.2	156 Sao Tome and Principe
99	16	94	97	97	97	98	–^z	100	99	–	–	157 Saudi Arabia
75	261	87	87	85	78	87	18	–	–	16.5	46.9	158 Senegal
100	10	98	97	92	92	78	5	100	100	17.3	41.5	159 Serbia
100	3	99	99	94	94	94	12	99	100	19.6	39.1	160 Seychelles
87	443	74	94	92	90	87	14	71	63	19.6	44.2	161 Sierra Leone
100	7	98	98	96	96	95	10	100	100	–	–	162 Singapore
98	5	–	97	97	97	95	8	–	–	23.8	33.8	163 Slovakia
100^x	5	–	92	86	86	95	6	–	–	24.7	34.9	164 Slovenia
86^x	122	83	95	87	84	67	–^z	–	–	18.4	44.6	165 Solomon Islands
9^x	621	37	52	42	47	46	–^z	–	–	–	–	166 Somalia
97	127	86	91	86	86	87	14	98	99	7.2	68.2	167 South Africa
19^x	1 223	52	51	49	50	49	–^z	48	47	–	–	168 South Sudan
100	3	–	96	92	92	95	8	99	100	18.4	41.0	169 Spain
100	29	99	96	96	96	97	16	99	99	17.9	47.2	170 Sri Lanka
100	20	99	99	95	95	98	8	99	99	19.2	41.1	171 State of Palestine
78^x	270	80	94	84	85	81	–^z	73	73	19.9	42.4	172 Sudan
98	96	–	81	72	72	58	15	99	98	–	–	173 Suriname
–	5	24	98	98	98	97	2	–	–	21.4	37.8	174 Sweden
–	7	–	97	96	96	95	6	–	–	19.9	40.8	175 Switzerland
96^x	30	76	65	48	52	59	–^z	–	–	–	–	176 Syrian Arab Republic
95	17	98	97	97	97	97	6	–	–	19.4	41.7	177 Tajikistan

国 ・ 地 域 Countries and areas	人 口 指 標 Demographics				子どもの死亡率に関する指標 Child mortality					近代的手法で家族計画を実施した割合（％） Demand for family planning satisfied with modern methods（％）
	人口 （千人） Ppulation (1 000)	年間出生数 （千人） Annual no. of births (1 000)	合計特殊 出生率 Total fertility	出生時の 平均余命 （年） Life expectancy at birth (years)	5歳未満児死亡率 （出生千対） Under-5 mortality rate (per 1 000 live births)		乳児死亡率（1歳未満） （出生千対） Infant mortality rate (under 1) (per 1 000 live births)		5歳未満児の 年間死亡数 Under-5 deaths	
	2021 令和3	2021 令和3	2021 令和3	2021 令和3	1990 平成2	2021 令和3	1990 平成2	2021 令和3	2021 令和3	2016-2021* 平成28-令和3
178 タイ	71 601	644	1.3	79	37	8	30	7	5 429	88
179 東ティモール	1 321	33	3.1	68	176	51	132	43	1 653	46
180 トーゴ	8 645	275	4.3	62	148	63	91	43	16 919	40
181 トケラウ	2	0	2.7	75	–	–	–	–	–	–
182 トンガ	106	2	3.2	71	22	11	19	10	27	50
183 トリニダード・トバゴ	1 526	18	1.6	73	30	16	27	15	294	58ˣ
184 チュニジア	12 263	197	2.1	74	55	16	43	14	3 281	63
185 トルコ	84 775	1 245	1.9	76	74	9	56	8	11 390	60
186 トルクメニスタン	6 342	137	2.7	69	79	41	65	36	5 728	80
187 タークス・カイコス諸島	45	1	1.7	75	14	4	11	4	2	–
188 ツバル	11	0	3.2	65	53	21	41	18	6	41ˣ
189 ウガンダ	45 854	1 687	4.6	63	183	42	107	31	69 025	55
190 ウクライナ	43 531	336	1.3	72	19	8	16	7	2 834	68ˣ
191 アラブ首長国連邦	9 365	97	1.5	79	17	6	14	5	618	–
192 英国	67 281	677	1.6	81	9	4	8	4	2 864	87ˣ
193 タンザニア	63 588	2 303	4.7	66	167	47	100	34	105 694	55
194 米国	336 998	3 723	1.7	77	11	6	9	5	23 162	78
195 ウルグアイ	3 426	36	1.5	75	23	6	20	5	211	–
196 ウズベキスタン	34 081	803	2.9	71	70	14	58	13	11 404	–
197 バヌアツ	319	9	3.7	70	36	23	30	20	216	51ˣ
198 ベネズエラ	28 200	452	2.2	71	30	24	25	21	11 322	–
199 ベトナム	97 468	1 463	1.9	74	52	21	37	16	30 455	70ˣ
200 イエメン	32 982	1 009	3.8	64	126	62	89	47	61 914	41ˣ
201 ザンビア	19 473	672	4.3	61	182	58	108	40	37 822	66
202 ジンバブエ	15 994	489	3.5	59	80	50	51	36	23 960	85ˣ
地域別要約										
東アジアと太平洋諸国	2 351 075	24 171	1.5	76	57	15	44	12	369 615	88
ヨーロッパと中央アジア	921 948	10 098	1.7	76	31	8	25	7	77 934	74
東ヨーロッパと中央アジア	425 237	5 528	1.9	71	47	11	37	9	60 992	67
西ヨーロッパ	496 711	4 570	1.5	81	10	4	9	3	16 942	82
ラテンアメリカとカリブ海諸国	651 297	9 662	1.9	72	55	16	44	14	155 279	83
中東と北アフリカ	484 290	9 763	2.7	73	66	22	50	18	214 058	70
北アメリカ	375 153	4 097	1.6	78	11	6	9	5	25 035	83
南アジア	1 901 529	34 882	2.2	67	130	37	92	31	1 287 474	73
サハラ以南のアフリカ	1 182 308	40 950	4.6	60	179	73	107	50	2 904 277	53
東部・南部アフリカ	608 005	19 573	4.1	63	163	53	100	38	1 010 308	63
西部・中部アフリカ	574 303	21 377	5.2	57	197	91	114	61	1 893 969	38
後発開発途上国	1 099 569	34 449	4.0	64	176	61	109	44	2 051 993	59
世界	7 909 295	133 975	2.3	71	93	38	65	28	5 033 672	78

（注）　ユニセフ（国際連合児童基金）発行の「世界子供白書　2023」より転載

　　　x：データが各列の見出しで指定されている年次もしくは期間以外のもの。このようなデータは地域別・世界全体の平均値の算出には含まれていない。

　　　z：最新の調査の部分的なデータに基づいた推定値のため、個々の国・地域では表示されないが、地域別・世界全体の平均値の算出には含まれている。

　　　＊データが，列の見出しで指定されている期間内に入手できた直近の年次のものであることを示す。

　　　DPT1　ジフテリア・百日咳・破傷風3種混合ワクチンの初回接種を受けた生存している乳児の割合。

　　　DPT3　ジフテリア・百日咳・破傷風3種混合ワクチンの予防接種を3回受けた生存している乳児の割合。

母子保健関連指標
Child Health in Many Countries

母親と新生児の健康指標 Maternal and newborn health		子どもの保健指標 Child health					栄養指標 Nutrition	教育指標 Education		社会的養護と公平性指標 Social protection and equity		国 ・ 地 域
専門技能者が付き添う出産(%) Skilled birth attendant (%)	妊産婦死亡率(出生10万対) Maternal mortality ratio (per 100 000 live births)	ワクチンで予防できる病気の予防接種の実施率(%) Immunization for vaccine preventable diseases (%) 2021 令和3					低出生体重(%) Low birthweight (%)	若者(15~24歳)の識字率(%) Youth (15-24years) literacy rate (%) 2014-2022* 平成26-令和4		世帯所得分布(%) Share of household income (%) 2010-2019* 平成22-令和元		Countries and areas
2016-2021* 平成28-令和3	2020 令和2	BCG BCG	3種混合 DPT1	3種混合 DPT3	ポリオ3 Polio3	はしか MCV1	2015 平成27	男 male	女 female	下位 bottom 40%	上位 top 20%	
99	29	99	99	97	97	96	11	98	99	19.2	42.8	178 Thailand
57	204	88	87	86	86	79	− z	82	85	22.8	38.4	179 Timor-Leste
69	399	98	88	83	81	70	16	92	84	14.5	48.6	180 Togo
−	−	−	−	−	−	−	−	−	−	−	−	181 Tokelau
98	126	99	99	99	99	99	− z	99	100	18.2	45.4	182 Tonga
100	27	−	95	94	94	93	12	−	−			183 Trinidad and Tobago
100	37	85	99	97	97	95	7	−	−	20.1	40.9	184 Tunisia
97	17	95	95	95	95	96	11	100	100	15.5	48.0	185 Turkey
100	5	98	99	97	97	97	5	−	−	−	−	186 Turkmenistan
100	−	−	−	−	−	−	−	−	−	−	−	187 Turks and Caicos Islands
100	−	99	99	94	87	93	− z	−	−	−	−	188 Tuvalu
74	284	83	97	91	91	90	− z	89	90	15.9	49.8	189 Uganda
100x	17	86	91	78	78	88	6	−	−	23.7	36.5	190 Ukraine
99	9	99	96	96	96	99	13	95	98	23.0	34.8	191 United Arab Emirates
−	10	−	97	93	93	91	7	−	−	18.6	42.1	192 United Kingdom
64	238	75	82	81	70	76	10	−	−	17.4	48.1	193 United Republic of Tanzania
99	21	−	97	93	92	91	8	−	−	15.5	46.9	194 United States
100	19	99	95	89	89	96	8	99	99	16.2	45.9	195 Uruguay
100	30	99	99	98	99	99	5	100	100	18.8	43.7	196 Uzbekistan
89x	94	76	71	62	62	50	11	96	97	−	−	197 Vanuatu
99	259	68	73	56	50	68	9	−	−	−	−	198 Venezuela (Bolivarian Republic of)
96	124	88	87	83	81	89	8	99	99	18.6	42.9	199 Viet Nam
45x	183	70	82	72	66	71	− z	−	−	18.8	44.7	200 Yemen
80	135	92	94	91	87	90	12	93	92	8.9	61.3	201 Zambia
86	357	88	93	86	86	85	13	−	−	15.1	51.1	202 Zimbabwe
												Summary Indicators
95	74	86	86	83	83	85	8	99	99	17.7	44.8	East Asia and Pacific
98	13	92	97	94	94	94	7	100	100	19.6	41.5	Europe and Central Asia
99	19	95	96	94	94	95	7	100	100	18.9	43.3	Eastern Europe and Central Asia
98	6	68	97	94	94	93	7	−	−	20.2	40.1	Western Europe
95	88	81	82	75	73	81	9	98	99	12.9	53.4	Latin America and Caribbean
−	56	92	93	88	88	88	11	92	88	19.7	42.8	Middle East and North Africa
99	20	−	97	93	92	91	8	−	−	15.9	46.3	North America
81	138	87	89	85	85	87	27	92	89	20.1	43.8	South Asia
62	536	77	79	71	69	68	14	79	74	16.2	48.3	Sub-Saharan Africa
66	324	76	81	75	74	71	14	80	80	15.4	50.9	Eastern and Southern Africa
60	724	78	78	67	65	64	14	78	68	17.1	45.4	West and Central Africa
66	−	77	81	73	73	69	16	81	77	17.9	46.0	Least developed countries
82	223	84	86	81	80	81	15	93	91	18.0	45.3	World

SOURCE：UNICEF：THE STATE OF THE WORLD'S CHILDREN 2023

NOTE：x：Data refer to years or periods other than those specified in the column heading. Such data are not included in the calculation of regional and global averages.

z：The estimate is based on partial data for the most recent survey, therefore modeled estimates are not shown for the individual country but have been used in regional and global estimates.

＊Data refer to the most recent year available during the period specified in the column heading.

DPT1-Percentage of serviving infants who received their first dose of diphtheria, pertussis and tetanus vaccine.

DPT3-Percentage of serviving infants who received three doses of diphtheria, pertussis and tetanus vaccine.

第80表　諸外国の婚姻率及び離婚率（令和３年）
Marriage Rate and Divorce Rate in Some Countries, 2021

率（人口千対）　**Rate**（per 1 000 population）

国　　　名 Country	婚姻率 Marriage rate	離婚率 Divorce rate	国　　　名 Country	婚姻率 Marriage rate	離婚率 Divorce rate
日　　　　　本　Japan	4.1	1.50	チ　ェ　コ　Czech Rep.	4.5	2.01
エ　ジ　プ　ト　Egypt[20]	8.7	2.21	デ　ン　マ　ー　ク* Denmark	4.7	2.20
キ　ュ　ー　バ　Cuba	3.7	1.64	フィンランド** Finland	3.5	2.20
メ　キ　シ　コ　Mexico[20]	2.6	0.73	ド　イ　ツ　Germany[19]	5.0	1.79
ア　メ　リ　カ　U.S.A[19]	6.1	2.28	ギ　リ　シ　ャ　Greek[17]	5.1	1.78
ペ　ル　ー　Peru[20]	1.4	0.17	ハ　ン　ガ　リ　ー　Hungary	7.4	1.86
イ　ラ　ン　Iran[20]	6.7	2.20	イ　タ　リ　ア　Italy[20]	1.6	1.12
イ　ス　ラ　エ　ル　Israel[20]	4.3	1.66	オ　ラ　ン　ダ　Netherlands	3.2	1.49
韓　　　　　国　Korea, Rep. of	3.8	1.98	ノ　ル　ウ　ェ　ー　Norway[20]	3.3	1.83
シ　ン　ガ　ポ　ー　ル　Singapore	7.1	1.92	ポ　ー　ラ　ン　ド　Poland[20]	3.8	1.35
ト　ル　コ　Turkey	6.7	2.07	ポ　ル　ト　ガ　ル　Portugal[20]	1.8	1.68
ベ　ト　ナ　ム　Vietnam	5.1	0.22	ル　ー　マ　ニ　ア　Romania	5.9	1.41
オ　ー　ス　ト　リ　ア　Austria	4.6	1.62	ス　ペ　イ　ン　Spain[20]	1.9	1.63
ベ　ル　ギ　ー　Belgium[20]	2.8	1.85	ス　ウ　ェ　ー　デ　ン　Sweden	3.7	2.28
ブ　ル　ガ　リ　ア　Bulgaria	3.8	1.45	オ　ー　ス　ト　ラ　リ　ア　Australia[20]	3.1	1.93

（注）　国立社会保障・人口問題研究所「人口統計資料集」2023
　　　　＊フェロー諸島およびグリーンランドを除く。
　　　　＊＊オーランド諸島を除く。
NOTE：17)2017　19)2019　20)2020
　　　　＊Not cover Faeroe Islands and Greenland.
　　　　＊＊Not cover Aland Islands.
SOURCE：National Institute of Population and Social Security Research：Population Statistics, 2023
　　　　UN, Demographic Yearbook, 2021
　　　　Vital Statistics of Japan

第81表　諸外国の平均初婚年齢（昭和55年～令和元年）
Average Age of First Marriage in Some Countries, 1980−2019

歳　Age

国　名 Country	夫 husband					妻 wife				
	1980 昭和55	1990 平成2	2000 平成12	2010 平成22	2019 令和元	1980 昭和55	1990 平成2	2000 平成12	2010 平成22	2019 令和元
日　　　本　Japan	27.8	28.4	28.8	30.5	31.2	25.2	25.9	27.0	28.8	29.6
オ　ー　ス　ト　リ　ア　Austria	24.6	26.5	29.8	31.9	33.0	21.9	24.3	27.3	29.3	30.8
ベ　ル　ギ　ー　Belgium	24.3	25.9	28.3	31.0	…	21.8	23.9	26.0	28.7	…
デ　ン　マ　ー　ク　Denmark	27.5	30.2	32.5	34.2	35.0	24.8	27.6	30.1	31.7	32.7
フ　ィ　ン　ラ　ン　ド　Finland	25.5	28.5	30.9	32.6	34.2	23.7	26.5	28.6	30.3	32.1
ド　イ　ツ　Germany	26.1	28.4	31.2	33.2	34.5	23.4	25.9	28.4	30.3	32.1
ハ　ン　ガ　リ　ー　Hungary	24.5	24.7	27.2	31.4	32.8	21.8	22.0	24.7	28.7	30.1
オ　ラ　ン　ダ　Netherlands	25.5	28.1	30.3	31.6	33.0	23.1	25.9	27.8	29.3	30.9
ノ　ル　ウ　ェ　ー　Norway	27.4	30.3	32.2	33.2	34.7	24.9	27.9	29.8	31.0	33.0
ポ　ー　ラ　ン　ド　Poland	24.1	24.1	25.0	27.3	28.9	21.9	21.6	23.0	25.4	27.0
ポ　ル　ト　ガ　ル　Portugal	25.4	26.2	27.5	30.8	33.9	23.3	24.2	25.7	29.2	32.4
ル　ー　マ　ニ　ア　Romania	25.0	25.0	26.9	29.1	31.6	22.0	22.0	23.6	26.0	28.3
ス　ロ　バ　キ　ア　Slovakia	…	25.4	26.4	29.9	31.9	…	22.7	23.9	27.3	29.4
ス　ペ　イ　ン　Spain	26.1	27.8	30.1	32.9	35.6	23.8	25.6	28.1	30.9	33.6
ス　ウ　ェ　ー　デ　ン　Sweden	29.0	30.2	33.1	35.5	36.3	26.4	27.6	30.6	32.9	33.9
ス　イ　ス　Switzerland	27.4	29.1	30.3	31.6	32.3	25.0	26.7	27.9	29.4	30.1
ア　メ　リ　カ　U.S.A	24.7	26.1	26.8	28.2	29.8	22.0	23.9	25.1	26.1	28.0

（注）　国立社会保障・人口問題研究所「人口統計資料集」2023
SOURCE：National Institute of Population and Social Security Research：Population Statistics, 2023
　　　　UNECE, Gender Statistics Database
　　　　Vital Statistics of Japan

第14図　諸外国の年齢階級別，未婚率（男）
Rate of Unmarried Men by Age in Some Countries

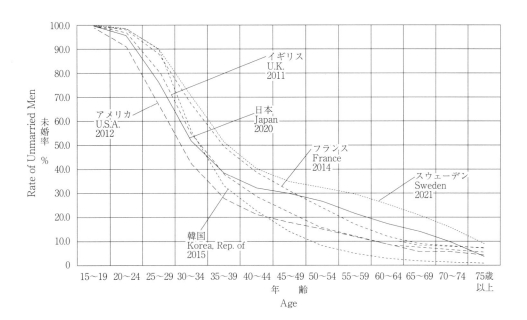

（注）　国立社会保障・人口問題研究所「人口統計資料集」2023
SOURCE：National Institute of Population and Social Security Research：Population Statistics, 2023
　　　　UN, Population Censuses' Datasets

第15図　諸外国の年齢階級別，未婚率（女）
Rate of Unmarried Women by Age in Some Countries

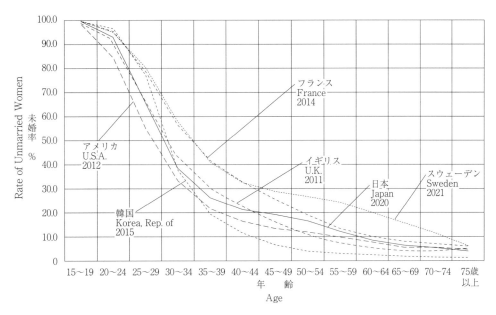

（注）　国立社会保障・人口問題研究所「人口統計資料集」2023
SOURCE：National Institute of Population and Social Security Research：Population Statistics, 2023
　　　　UN, Population Censuses' Datasets

第16図　諸外国の年齢階級別，労働力率（男）（令和元年）
Rate of Labor Force by Age, Men, 2019

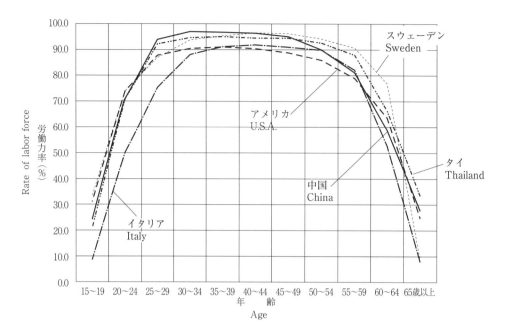

（注）　国立社会保障・人口問題研究所「人口統計資料集」2023
SOURCE：National Institute of Population and Social Security Research：Population Statistics, 2023
　　　　ILO，ILOSTAT

第17図　諸外国の年齢階級別，労働力率（女）（令和元年）
Rate of Labor Force by Age, Women, 2019

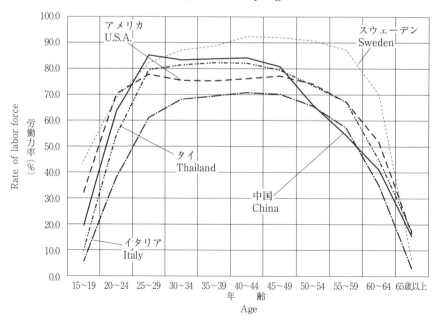

（注）　国立社会保障・人口問題研究所「人口統計資料集」2023
SOURCE：National Institute of Population and Social Security Research：Population Statistics, 2023
　　　　ILO，ILOSTAT

XI そ の 他 OTHERS

第82表 医療関係者数の年次推移（昭和30年〜令和2年）
Trends in Number of Health Personnels, 1955−2020

年　次 Year		医　師 Physicians	歯科医師 Dentists	薬　剤　師 Pharmacists	保　健　師 Public Health Nurses	助　産　師 Midwives	看　護　師 准看護師 Nurses
1955	昭和30	94 563	31 109	52 418	12 369	55 356	129 860
1960	35	103 131	33 177	60 257	13 010	52 337	185 592
1970	45	118 990	37 859	79 393	14 007	28 087	273 572
1980	55	156 235	53 602	116 056	17 957	25 867	487 169
1982	57	167 952	58 362	124 390	19 137	25 416	540 971
1984	59	181 101	63 145	129 700	20 858	24 649	590 177
1986	61	191 346	66 797	135 990	22 050	24 056	639 936
1988	63	201 658	70 572	143 429	23 559	23 320	694 999
1990	平成 2	211 797	74 028	150 627	25 303	22 918	745 301
1992	4	219 704	77 416	162 021	26 909	22 690	795 810
1994	6	230 519	81 055	176 871	29 008	23 048	862 013
1996	8	240 908	85 518	194 300	31 581	23 615	928 896
1998	10	248 611	88 061	205 953	34 468	24 202	985 821
2000	12	255 792	90 857	217 477	36 781	24 511	1 042 468
2002	14	262 687	92 874	229 744	38 366	24 340	1 097 326
2004	16	270 371	95 197	241 369	39 195	25 257	1 146 181
2006	18	277 927	97 198	252 533	40 191	25 775	1 194 121
2008	20	286 699	99 426	267 751	43 446	27 789	1 252 224
2010	22	295 049	101 576	276 517	45 028	29 672	1 320 871
2012	24	303 268	102 551	280 052	47 279	31 835	1 373 521
2014	26	311 205	103 972	288 151	48 452	33 956	1 426 932
2016	28	319 480	104 533	301 323	51 280	35 774	1 472 508
2018	30	327 210	104 908	311 289	52 955	36 911	1 523 085
2020	令和 2	339 623	107 443	321 982	55 595	37 940	1 565 500

（注）　1．医師，歯科医師，薬剤師については「医師・歯科医師・薬剤師統計」（各年末現在）
　　　　2．保健師，助産師，看護師については「衛生行政報告例」（各年末現在）
SOURCES：1．The source of data on physicians,dentists and pharmacists is Survey on Physicians, Dentists and Pharmacists（as of the end of each year）.
　　　　　2．The source of data on public health nurses, midwives and nurses is Statistics on Health Activities of Local Governments（as of the end of each year）.

第83表　小児科及び産婦人科医師数の年次推移（昭和30年〜令和2年）
Number of Pediatricians, Obstetricians and Gynecologists, 1955−2020

年　次 Year		医　師 Physicians	小　児　科 Pediatrician	複数回答* Figures are duplicate.	産　婦　人　科 Obstetrician and Gynecologist	複数回答* Figures are duplicate.	産　科 Obstetrician	複数回答* Figures are duplicate.	婦　人　科 Gynecologist	複数回答* Figures are duplicate.
1955	昭和30	94 563	3 290	26 675	6 623	12 710	…	…	…	…
1960	35	103 131	3 483	29 521	7 295	13 931	…	…	…	…
1970	45	118 990	4 390	32 041	8 325	13 841	…	…	…	…
1980	55	156 235	7 342	33 286	8 422	11 830	28	1 524	240	2 522
1982	57	167 952	8 071	34 742	8 445	11 892	41	1 333	248	2 338
1984	59	181 101	8 873	35 026	8 931	12 181	41	1 228	234	2 307
1986	61	191 346	9 053	34 614	8 628	11 978	39	1 272	277	2 409
1988	63	201 658	9 779	34 692	9 015	11 963	46	1 190	331	2 419
1990	平成 2	211 797	10 128	34 603	9 001	11 746	34	1 174	370	2 539
1992	4	219 704	10 512	33 832	8 827	11 351	46	1 228	423	2 618
1994	6	230 519	13 346	33 506	11 039	11 707	352	633	1 005	2 161
1996	8	240 908	13 781	34 745	10 847	11 509	417	726	1 158	2 332
1998	10	248 611	13 989	34 064	10 916	11 478	353	645	1 188	2 302
2000	12	255 792	14 156	33 580	10 585	11 177	474	767	1 361	2 511
2002	14	262 687	14 481	32 706	10 618	11 041	416	717	1 366	2 522
2004	16	270 371	14 677	32 151	10 163	10 555	431	727	1 562	2 633
2006	18	277 927	14 700	31 009	9 592	9 919	482	832	1 709	2 719
2008	20	286 699	15 236	30 009	10 012	10 310	377	590	1 572	2 339
2010	22	295 049	15 870	30 344	10 227	10 462	425	699	1 717	2 456
2012	24	303 268	16 340	29 855	10 412	10 655	456	784	1 840	2 552
2014	26	311 205	16 758	29 878	10 575	10 785	510	805	1 803	2 569
2016	28	319 480	16 937	27 761	10 854	11 042	495	721	1 805	2 376
2018	30	327 210	17 321	27 608	10 778	10 964	554	782	1 944	2 487
2020	令和 2	339 623	17 997	27 928	11 219	11 436	459	661	1 995	2 500

（注）「医師,歯科医師,薬剤師統計」（各年末現在）
　　　＊2以上の診療科に従事している場合，各々の科に重複計上している。
NOTE：＊In case of professing plural speciality, numbers of physicians are cumulated on each division.
SOURCE：Survey on Physicians, Dentists and Pharmacists（as of the end of each year）

第84表　都道府県別，医療関係者数（令和２年）

Number of Health Personnels by Prefecture, 2020

都 道 府 県 Prefecture	医　師 Physicians	歯科医師 Dentists	薬 剤 師 Pharmacists	保 健 師 Public Health Nurses	助 産 師 Midwives	看 護 師 准看護師 Nurses	人口10万対 医 師 数 Number of Physicians/100 000 Population
全　国 Total	339 623	107 443	321 982	55 595	37 940	1 565 500	269.2
01 北 海 道	13 702	4 419	11 804	3 065	1 620	81 646	262.8
02 青　森	2 724	731	2 366	718	336	17 848	224.0
03 岩　手	2 656	1 024	2 503	758	390	16 742	223.0
04 宮　城	6 098	1 914	5 618	1 136	767	26 090	258.5
05 秋　田	2 421	612	2 075	619	309	14 458	254.7
06 山　形	2 567	670	2 091	662	359	14 618	244.2
07 福　島	3 748	1 375	3 735	1 094	522	23 903	215.9
08 茨　城	5 238	1 851	6 855	1 295	757	30 587	203.6
09 栃　木	4 606	1 412	4 291	968	555	23 363	246.9
10 群　馬	4 628	1 425	4 133	1 031	518	26 853	244.2
11 埼　玉	10 412	4 897	19 377	2 258	1 767	67 258	185.2
12 千　葉	11 411	5 095	17 401	2 124	1 583	57 415	213.2
13 東　京	57 041	18 510	44 021	4 464	4 322	132 112	342.2
14 神 奈 川	19 232	7 310	26 299	2 482	2 384	81 494	231.4
15 新　潟	4 730	2 082	4 547	1 178	759	28 492	218.2
16 富　山	2 706	640	2 825	672	411	15 915	273.7
17 石　川	3 654	748	2 877	564	354	17 710	307.8
18 福　井	2 043	456	1 479	485	255	11 760	270.5
19 山　梨	2 044	587	1 859	650	265	10 373	259.4
20 長　野	5 182	1 647	4 613	1 691	900	27 930	254.7
21 岐　阜	4 304	1 677	4 019	1 061	645	24 413	231.5
22 静　岡	7 833	2 336	8 563	1 727	976	40 513	227.7
23 愛　知	18 176	6 228	16 082	2 848	2 386	77 739	236.6
24 三　重	4 133	1 142	3 625	798	464	22 348	242.8
25 滋　賀	3 267	844	3 635	688	495	16 066	247.3
26 京　都	9 973	1 980	6 676	1 238	897	32 930	355.1
27 大　阪	24 202	7 663	25 098	2 446	2 896	98 771	299.1
28 兵　庫	16 541	4 498	17 223	1 903	1 493	67 140	276.9
29 奈　良	4 225	1 139	4 073	555	399	15 676	287.7
30 和 歌 山	2 983	727	2 425	467	235	14 143	318.8
31 鳥　取	1 938	370	1 237	354	257	9 623	338.1
32 島　根	2 034	408	1 402	536	340	11 781	314.1
33 岡　山	6 440	1 810	4 230	1 069	553	28 391	333.1
34 広　島	7 758	2 636	7 450	1 323	671	43 261	278.8
35 山　口	3 524	942	3 445	752	429	24 104	274.4
36 徳　島	2 567	853	2 655	396	283	12 720	356.7
37 香　川	2 851	737	2 524	605	320	15 693	303.7
38 愛　媛	3 837	939	3 035	731	325	22 238	288.2
39 高　知	2 287	497	1 783	558	196	14 317	333.3
40 福　岡	17 285	5 794	12 946	2 002	1 487	80 219	326.8
41 佐　賀	2 281	551	1 815	511	256	15 688	301.3
42 長　崎	4 368	1 203	2 920	753	453	24 874	335.2
43 熊　本	5 364	1 354	4 033	1 038	502	33 530	311.5
44 大　分	3 261	738	2 328	776	344	20 206	299.9
45 宮　崎	2 855	730	2 285	700	351	20 413	269.2
46 鹿 児 島	4 615	1 356	3 270	1 027	618	31 751	293.0
47 沖　縄	3 878	886	2 436	819	536	20 385	264.9

（注）　1．医師，歯科医師，薬剤師については令和２年「医師・歯科医師・薬剤師統計」（令和２年末現在）
　　　　2．保健師，助産師，看護師・准看護師については令和２年度「衛生行政報告例」（令和２年末現在）

SOURCES：1.　The source of data on physicians, dentists and pharmacists is Survey on Physicians, Dentists and Pharmacists（as of the end of 2020）
　　　　　2.　The source of data on public health nurses, midwives and nurses is Statistics on Health Activities of Local Governments（as of the end of 2020）

第85表　病院における集中治療室保有状況（平成17年～令和2年）
Number of ICU, MFICU, NICU, GCU, and PICU in Hospital, 2005−2020

年　次 Year	2005 平成17		2008 平成20		2011 平成23		2014 平成26		2017 平成29		2020 令和2	
	施設数 Number of institutions	病床数 Number of beds	施設数 Number of institutions	病床数 Number of beds	施設数 Number of institutions	病床数 Number of beds	施設数 Number of institutions	病床数 Number of beds	施設数 Number of institutions	病床数 Number of beds	施設数 Number of institutions	病床数 Number of beds
病院　Hospital	9 026	…	8 794	…	8 605	…	8 493	…	8 412	…	8 238	…
特定集中治療室** (ICU)	670	5 453	806	6 087	825*	6 538*	781	6 556	713	6 301	674	6 345
母体・胎児集中治療室*** (MFICU)	63	473	77	512	96*	624*	110	715	123	850	131	867
新生児特定集中治療室**** (NICU)	280	2 341	265	2 310	308*	2 765*	330	3 052	353	3 289	352	3 394
新生児治療回復室***** (GCU)	…	…	…	…	254*	3 486*	281	3 942	293	4 057	299	4 090
小児集中治療室****** (PICU)	…	…	22	145	32*	238*	41	256	42	337	37	345

(注)「医療施設調査」（各年10月1日現在）　＊宮城県の石巻医療圏,気仙沼医療圏及び福島県の全域を除いた数値である。
NOTES：＊Not cover Ishinomaki district and Kesennuma district in Miyagi, and Fukushima
　　　　＊＊intensive care unit
　　　　＊＊＊maternal and fetal intensive care unit
　　　　＊＊＊＊neonatal intensive care unit
　　　　＊＊＊＊＊Growing Care Unit
　　　　＊＊＊＊＊＊pediatic intensive care unit
SOURCE：Report on Survey of Medical Institutions（as of October 1 in each year）

第86表　施設別，分娩及び帝王切開娩出術の件数（昭和59年～令和2年）
Number of Childbirths and Caesarean Operations by Institution, 1984−2020

年次 Year		病　　　院 Hospital with 20 beds and over		診　療　所 Clinic with less than 20 beds	
		分　娩（正常分娩を含む） Childbirth (including normal)	帝王切開娩出術（再　掲） Caesarean operation (listed again)	分　娩（正常分娩を含む） Childbirth (including normal)	帝王切開娩出術（再　掲） Caesarean operation (listed again)
1984	昭和59	68 452	5 633	47 671	2 895
1987	62	59 939	5 933	45 040	2 948
1990	平成2	53 497	5 981	35 233	2 919
1993	5	54 065	7 486	40 347	3 687
1996	8	52 976	7 791	43 034	4 270
1999	11	50 959	8 852	40 097	4 571
2002	14	49 629	8 900	41 498	4 938
2005	17	44 865	9 623	40 247	5 156
2008	20	47 626	11 089	42 792	5 553
2011*	23	46 386	11 198	40 309	5 464
2014	26	46 451	11 543	38 765	5 254
2017	29	41 778	10 761	35 175	4 926
2020	令和2	38 086	10 417	31 847	4 671

(注)「医療施設調査」（各年9月中）　＊宮城県の石巻医療圏, 気仙沼医療圏及び福島県の全域を除いた数値である。
SOURCE：Report on Survey of Medical Institutions（in the month of September in each year）
NOTE：＊Not cover Ishinomaki district and Kesennuma district in Miyagi, and Fukushima

第87表　都道府県（特別区－指定都市再掲）別，診療科目（重複計上）別，

Number of Pediatric, Obstetrical and Gynecological Medical Institution,

都道府県 Prefecture	小児科 Pediatric			小児外科 Pediatric surgery			産婦人科 Obstetrical and Gynecological	
	一般病院* Hospital with 20 beds and over	診療所** Clinic 有床 with less than 20 beds	診療所** Clinic 無床 Non bed	一般病院* Hospital with 20 beds and over	診療所** Clinic 有床 with less than 20 beds	診療所** Clinic 無床 Non bed	一般病院* Hospital with 20 beds and over	診療所** Clinic 有床 with less than 20 beds
全国 Total	2 485	1 001	17 797	408	53	319	1 074	1 424
01 北海道	143	56	443	12	1	5	61	58
02 青森	34	33	127	2	–	2	14	17
03 岩手	38	6	88	3	–	2	18	19
04 宮城	45	14	265	9	–	5	17	26
05 秋田	22	5	117	5	–	3	16	6
06 山形	26	10	106	4	–	1	16	13
07 福島	35	16	271	9	–	5	24	15
08 茨城	69	21	357	9	1	6	26	28
09 栃木	36	17	340	4	2	7	10	28
10 群馬	39	7	318	6	1	5	15	22
11 埼玉	106	51	922	21	3	17	35	63
12 千葉	101	26	748	24	4	23	37	59
13 東京	171	44	2 452	27	4	45	87	121
14 神奈川	102	24	1 142	19	–	17	54	73
15 新潟	50	8	254	7	1	–	28	14
16 富山	29	2	114	2	1	3	13	9
17 石川	36	4	115	6	1	3	19	19
18 福井	30	22	118	5	2	3	11	8
19 山梨	27	6	129	3	1	2	7	11
20 長野	68	4	309	11	–	7	28	12
21 岐阜	50	38	503	6	3	10	24	26
22 静岡	53	16	425	8	1	8	30	54
23 愛知	114	84	1 630	27	4	25	46	73
24 三重	41	15	240	3	1	5	17	24
25 滋賀	31	6	242	4	–	2	16	16
26 京都	62	11	392	11	–	2	25	27
27 大阪	134	31	1 296	22	–	18	59	93
28 兵庫	89	10	762	15	–	10	51	60
29 奈良	28	3	230	6	–	8	14	15
30 和歌山	25	16	193	4	1	2	12	14
31 鳥取	19	3	115	2	4	1	9	12
32 島根	26	4	143	3	–	2	15	10
33 岡山	48	30	333	6	1	3	20	23
34 広島	61	17	338	10	1	8	28	27
35 山口	37	14	167	7	–	4	20	16
36 徳島	32	24	158	2	2	1	11	9
37 香川	25	12	105	5	1	–	14	7
38 愛媛	36	10	129	7	1	2	16	21
39 高知	30	15	61	3	–	–	8	10
40 福岡	94	59	612	18	3	18	26	83
41 佐賀	22	28	113	2	1	2	6	19
42 長崎	39	24	153	5	1	7	14	32
43 熊本	51	53	197	14	2	4	16	37
44 大分	27	31	108	8	1	2	8	25
45 宮崎	25	14	99	3	–	4	9	20
46 鹿児島	41	49	154	12	2	5	12	28
47 沖縄	38	8	164	7	1	4	12	22
特別区－指定都市（再掲）Special ward-Designated city (Regrouped)								
50 東京都区部	121	31	1 854	21	2	26	60	82
51 札幌市	23	15	144	7	–	1	11	30
52 仙台市	19	4	139	5	–	3	8	11
53 さいたま市	12	6	168	2	–	2	7	10
54 千葉市	10	3	128	4	–	5	4	10
55 横浜市	38	10	465	6	–	8	21	27
56 川崎市	16	4	188	6	–	5	10	11
57 相模原市	10	1	98	1	–	–	5	4
58 新潟市	13	–	102	4	1	–	7	5
59 静岡市	11	1	60	2	–	1	7	10
60 浜松市	10	4	109	2	–	2	7	10
61 名古屋市	40	28	586	13	–	8	19	27
62 京都市	27	4	225	4	–	2	11	15
63 大阪市	43	9	472	8	–	9	14	29
64 堺市	7	2	97	–	–	–	6	13
65 神戸市	25	3	197	5	–	4	11	19
66 岡山市	18	14	133	2	1	2	8	11
67 広島市	17	9	137	5	–	2	10	11
68 北九州市	22	8	110	6	–	6	9	12
69 福岡市	18	19	153	4	1	4	3	21
70 熊本市	17	19	88	10	2	1	5	17

（注）　＊「医療施設調査」（令和4年10月1日現在）
　　　　＊＊「医療施設調査」（令和2年10月1日現在）
　　　　＊＊＊「衛生行政報告例」（令和4年末現在）による助産所開設者数を計上

医療施設及び助産所数
and Maternity Home by Prefecture（Special ward-Designated city（Regrouped））

産科 Obstetrical				婦人科 Gynecological			助産所*** Maternity Home
無床 Non bed	一般病院* Hospital with 20 beds and over	診療所** 有床 with less than 20 beds	診療所** 無床 Non bed	一般病院* Hospital with 20 beds and over	診療所** 有床 with less than 20 beds	診療所** 無床 Non bed	
1 402	197	188	129	874	295	1 544	1 340
17	11	10	1	32	17	32	41
13	2	1	1	8	1	7	5
5	–	1	1	7	2	13	6
29	5	3	5	15	1	26	24
18	2	–	2	4	1	10	3
6	2	–	–	14	2	12	5
19	2	6	–	14	8	23	18
14	3	1	–	22	4	27	17
15	2	4	–	10	4	23	21
22	3	2	3	15	5	22	9
48	7	8	5	37	10	63	61
45	8	10	3	45	12	65	46
290	22	11	24	87	25	365	104
140	14	13	11	59	15	121	94
34	3	6	2	15	8	30	35
12	2	1	–	13	1	4	14
10	3	2	1	10	3	10	20
7	–	2	–	7	4	8	16
9	1	1	–	12	3	7	12
31	7	1	2	26	2	17	47
19	2	7	1	13	13	13	30
32	4	6	2	19	12	33	74
75	7	26	8	35	34	68	60
16	3	2	–	13	5	12	27
11	2	5	4	7	4	17	23
33	5	1	2	26	5	25	34
137	12	9	11	54	20	153	90
72	5	5	11	33	4	67	57
7	1	2	4	8	4	29	18
19	–	–	6	4	1	13	18
2	–	–	–	5	1	7	5
4	1	1	1	6	1	12	20
15	4	3	1	21	6	16	23
41	4	1	4	22	2	20	30
16	2	2	–	8	3	6	11
10	–	1	–	5	3	13	17
9	2	3	3	10	5	9	9
11	–	1	–	11	2	8	5
2	2	–	–	7	–	4	7
40	16	13	6	37	13	59	40
2	–	–	1	4	2	12	12
8	2	4	–	9	5	10	17
7	3	4	–	12	6	9	24
3	3	2	–	10	4	10	30
8	4	5	–	7	5	9	21
11	7	2	3	25	5	10	25
8	7	–	–	11	2	15	15
237	19	7	20	68	19	317	…
10	6	9	1	13	11	16	…
20	3	2	5	7	1	22	…
17	–	1	–	3	1	13	…
8	2	1	–	10	2	16	…
77	3	6	4	18	4	51	…
10	1	2	2	9	4	19	…
9	2	1	1	4	2	11	…
22	2	4	1	6	6	18	…
7	1	–	–	1	–	9	…
10	3	2	–	5	4	6	…
46	1	5	1	13	7	38	…
21	5	–	1	21	4	18	…
68	6	1	7	24	7	85	…
8	–	2	–	4	4	9	…
22	3	1	3	18	–	22	…
9	3	2	–	9	4	10	…
24	1	–	2	6	–	10	…
6	4	4	4	10	4	14	…
26	8	4	2	15	4	34	…
5	3	2	–	6	4	6	…

SOURCES： *Survey of Medical Institutions（October 1, 2022）
　　　　　**Survey of Medical Institutions（October 1, 2020）
　　　　　***Report on Public Health Administration and Services（December 31, 2022）

第88表　都道府県，公立・私立別，助産施設の施設数，定員及び入所者数（令和３年）

Number of Private and Public Maternity Homes by Prefecture and Capacity/Actual Use, 2021

	総　数　Total			公　立　Public			私　立　Private		
	施設数 Maternity Homes	定員 Capacity	入所者数 Actual Use	施設数 Maternity Homes	定員 Capacity	入所者数 Actual Use	施設数 Maternity Homes	定員 Capacity	入所者数 Actual Use
総　数 Total	382	3 120	3 363	192	1 694	1 357	190	1 426	2 006
01 北海道	33	108	…	12	47	…	21	61	…
02 青　森	5	13	…	4	12	…	1	1	…
03 岩　手	-	-	…	-	-	…	-	-	…
04 宮　城	4	8	…	2	4	…	2	4	…
05 秋　田	9	211	…	3	71	…	6	140	…
06 山　形	6	20	…	5	16	…	1	4	…
07 福　島	4	44	…	1	8	…	3	36	…
08 茨　城	1	4	…	1	4	…	-	-	…
09 栃　木	2	4	…	-	-	…	2	4	…
10 群　馬	-	-	…	-	-	…	-	-	…
11 埼　玉	13	34	…	5	15	…	8	19	…
12 千　葉	11	49	…	4	12	…	7	37	…
13 東　京	36	532	…	12	196	…	24	336	…
14 神奈川	25	80	…	9	25	…	16	55	…
15 新　潟	3	31	…	1	20	…	2	11	…
16 富　山	9	44	…	6	31	…	3	13	…
17 石　川	5	28	…	5	28	…	-	-	…
18 福　井	5	31	…	3	10	…	2	21	…
19 山　梨	4	97	…	3	93	…	1	4	…
20 長　野	19	427	…	11	278	…	8	149	…
21 岐　阜	5	52	…	5	52	…	-	-	…
22 静　岡	10	47	…	5	15	…	5	32	…
23 愛　知	5	111	…	5	111	…	-	-	…
24 三　重	8	166	…	2	59	…	6	107	…
25 滋　賀	9	151	…	5	127	…	4	24	…
26 京　都	19	44	…	9	18	…	10	26	…
27 大　阪	40	238	…	18	77	…	22	161	…
28 兵　庫	10	20	…	7	15	…	3	5	…
29 奈　良	4	8	…	3	6	…	1	2	…
30 和歌山	7	54	…	5	51	…	2	3	…
31 鳥　取	6	71	…	5	63	…	1	8	…
32 島　根	1	2	…	1	2	…	-	-	…
33 岡　山	6	20	…	1	4	…	5	16	…
34 広　島	-	-	…	-	-	…	-	-	…
35 山　口	4	12	…	1	3	…	3	9	…
36 徳　島	1	30	…	1	30	…	-	-	…
37 香　川	3	33	…	1	20	…	2	13	…
38 愛　媛	2	70	…	-	-	…	2	70	…
39 高　知	6	32	…	4	28	…	2	4	…
40 福　岡	9	24	…	4	9	…	5	15	…
41 佐　賀	3	13	…	2	10	…	1	3	…
42 長　崎	5	18	…	5	18	…	-	-	…
43 熊　本	6	17	…	2	11	…	4	6	…
44 大　分	1	5	…	1	5	…	-	-	…
45 宮　崎	6	39	…	5	34	…	1	5	…
46 鹿児島	3	49	…	2	40	…	1	9	…
47 沖　縄	9	29	…	6	16	…	3	13	…

注）施設数，定員は「社会福祉施設等調査」（令和３年10月１日現在）
　　入所者数は令和３年度「福祉行政報告例」の措置人員

SOURCES：Data for "Maternity Homes" and "Capacity" from Report on Survey of Social Welfare and Similar Facilities（as of October 1, 2021）.
The data for "Actual Use" is the number of people who were recognized as needing aid as calculated in Statistical Report on Social Welfare Administration and Services（FY2021）.

第89表　乳児の月齢別，栄養状況（昭和35年〜平成27年）
Feeding of Infants by Age, 1960−2015

百分率　Percentage

年　　次 Year		月　　　齢 Month	総　数 Total	母乳栄養 Breast Feeding	混合栄養 Mixed Feeding	人工栄養 Artificial Feeding
1960	昭和35	1〜2月未満　1 month　& over, under 2 months	100.0	70.5	9.0	20.5
		2〜3月未満　2 months & over, under 3 months	100.0	62.1	12.2	25.7
		3〜4月未満　3 months & over, under 4 months	100.0	56.4	16.5	27.1
1970	昭和45	1〜2月未満　1 month　& over, under 2 months	100.0	31.7	42.0	26.3
		2〜3月未満　2 months & over, under 3 months	100.0	30.3	35.3	34.4
		3〜4月未満　3 months & over, under 4 months	100.0	31.0	28.1	40.9
		4〜5月未満　4 months & over, under 5 months	100.0	27.8	24.2	48.0
1980	昭和55	1〜2月未満　1 month　& over, under 2 months	100.0	45.7	35.0	19.3
		2〜3月未満　2 months & over, under 3 months	100.0	40.2	29.4	30.4
		3〜4月未満　3 months & over, under 4 months	100.0	34.6	24.9	40.5
		4〜5月未満　4 months & over, under 5 months	100.0	29.8	18.0	52.2
1985*	昭和60	0か月時　0 month	100.0	59.9	32.0	8.1
		1か月時　1 month	100.0	49.5	41.4	9.1
		2か月時　2 months	100.0	45.4	33.7	20.8
		3か月時　3 months	100.0	39.6	32.0	28.5
		4か月時　4 months	100.0	35.9	22.4	41.8
		5か月時　5 months	100.0	33.4	18.8	47.8
		6か月時　6 months	100.0	30.7	17.4	51.9
1990	平成2	1〜2月未満　1 month　& over, under 2 months	100.0	44.1	42.8	13.1
		2〜3月未満　2 months & over, under 3 months	100.0	41.5	34.1	24.4
		3〜4月未満　3 months & over, under 4 months	100.0	37.5	29.4	33.1
		4〜5月未満　4 months & over, under 5 months	100.0	35.3	23.0	41.7
1995*	平成7	0か月時　0 month	100.0	52.0	43.2	4.8
		1か月時　1 month	100.0	46.2	45.9	7.9
		2か月時　2 months	100.0	42.6	38.6	18.8
		3か月時　3 months	100.0	38.1	34.8	27.1
		4か月時　4 months	100.0	35.8	25.0	39.2
		5か月時　5 months	100.0	33.8	21.4	44.7
		6か月時　6 months	100.0	30.7	20.6	48.6
2000	平成12	1〜2月未満　1 month　& over, under 2 months	100.0	44.8	44.0	11.2
		2〜3月未満　2 months & over, under 3 months	100.0	42.3	36.6	21.1
		3〜4月未満　3 months & over, under 4 months	100.0	39.4	30.5	30.2
		4〜5月未満　4 months & over, under 5 months	100.0	35.9	24.5	39.5
2005*	平成17	0か月時　0 month	100.0	48.6	48.0	3.5
		1か月時　1 month	100.0	42.4	52.5	5.1
		2か月時　2 months	100.0	41.4	45.7	12.8
		3か月時　3 months	100.0	38.0	41.0	21.0
		4か月時　4 months	100.0	36.8	32.5	30.7
		5か月時　5 months	100.0	35.9	28.5	35.6
		6か月時　6 months	100.0	34.7	25.9	39.4
2010	平成22	1〜2月未満　1 month　& over, under 2 months	100.0	51.6	43.8	4.6
		2〜3月未満　2 months & over, under 3 months	100.0	55.0	35.5	9.5
		3〜4月未満　3 months & over, under 4 months	100.0	56.8	30.0	13.2
		4〜5月未満　4 months & over, under 5 months	100.0	55.8	26.1	18.1
2015*	平成27	0か月時　0 month	100.0	48.4	49.7	1.9
		1か月時　1 month	100.0	51.3	45.2	3.6
		2か月時　2 months	100.0	52.6	40.9	6.6
		3か月時　3 months	100.0	54.7	35.1	10.2
		4か月時　4 months	100.0	55.7	30.2	14.2
		5か月時　5 months	100.0	54.5	28.8	16.7
		6か月時　6 months	100.0	53.8	27.3	18.9

（注）「乳幼児体育発育調査報告」による。　＊「乳幼児栄養調査」による。
SOURCES：Surveys on the Growth of Infants and Preschool Children, 1960, 1970, 1980, 1990, 2000 and 2010.
　　　　＊Surveys on the Nutrition of Infants and Preschool Children, 1985, 1995, 2005 and 2015.

第90表　予防接種の種類（平成22年度）
Immunization Types, FY2010

百分率　Percentage

区分 Category	1歳 One-Year-Old Children	1歳6か月 One-and-a-Half-Year- Old Children	2歳 Two-Year-Old Children	3歳 Three-Year-Old Children	4歳 Four-Year-Old Children	5～6歳 Five/Six-Year- Old Children	合計 Total
総数 Total Responses	1 028 (100.0)	1 074 (100.0)	792 (100.0)	623 (100.0)	649 (100.0)	931 (100.0)	5 097 (100.0)
ポリオ生ワクチン Poliomyelitis	924 (89.9)	1 027 (95.6)	763 (96.3)	610 (97.9)	633 (97.5)	899 (96.6)	4 856 (95.3)
BCG BCG	1 019 (99.1)	1 056 (98.3)	783 (98.9)	610 (97.9)	635 (97.8)	897 (96.3)	5 000 (98.1)
DPT3種混合ワクチン DPT	966 (94.0)	1 023 (95.3)	764 (96.5)	598 (96.0)	625 (96.3)	878 (94.3)	4 854 (95.2)
麻しん(はしか) Measles	151 (14.7)	260 (24.2)	256 (32.3)	209 (33.5)	216 (33.3)	568 (61.0)	1 660 (32.6)
風しん(三日はしか) Rubella	112 (10.9)	213 (19.8)	215 (27.1)	177 (28.4)	180 (27.7)	535 (57.5)	1 432 (28.1)
MR混合ワクチン(麻しん・風しん) Measles, Rubella combined	610 (59.3)	850 (79.1)	645 (81.4)	515 (82.7)	554 (85.4)	679 (72.9)	3 853 (75.6)
日本脳炎 Japanese Encephalitis	9 (0.9)	26 (2.4)	26 (3.3)	245 (39.3)	264 (40.7)	384 (41.2)	954 (18.7)
流行性耳下腺炎(おたふくかぜ) Mumps	80 (7.8)	209 (19.5)	184 (23.2)	205 (32.9)	222 (34.2)	323 (34.7)	1 223 (24.0)
水痘(みずぼうそう) Varicella	90 (8.8)	231 (21.5)	198 (25.0)	190 (30.5)	210 (32.4)	287 (30.8)	1 206 (23.7)
インフルエンザ Influenza	70 (6.8)	461 (42.9)	537 (67.8)	463 (74.3)	507 (78.1)	729 (78.3)	2 767 (54.3)
Hib(ヒブ，インフルエンザ菌)ワクチン Hib	360 (35.0)	397 (37.0)	219 (27.7)	103 (16.5)	57 (8.8)	30 (3.2)	1 166 (22.9)
肺炎球菌ワクチン Streptococcus Pneumoniae	174 (16.9)	129 (12.0)	62 (7.8)	40 (6.4)	30 (4.6)	16 (1.7)	451 (8.8)
その他 Other	19 (1.8)	11 (1.0)	11 (1.4)	6 (1.0)	6 (0.9)	7 (0.8)	60 (1.2)
予防接種をしたことはない Not Vaccinated	1 (0.1)	4 (0.4)	– –	2 (0.3)	– –	2 (0.2)	9 (0.2)
不明 Not Clear	3 (0.3)	6 (0.6)	2 (0.3)	4 (0.6)	6 (0.9)	14 (1.5)	35 (0.7)
合計 Total	4 588 (446.3)	5 903 (549.6)	4 665 (589.0)	3 977 (638.4)	4 145 (638.7)	6 248 (671.1)	29 526 (579.3)

(注)　予防接種の種類は，複数回答。(%) は総数に対する割合。平成22年度「幼児健康度調査」（公益社団法人日本小児保健協会）より引用。

NOTE：The types of immunization are the multiple responses. The percentages（%）are the ratio compared to the total number of responses for that category.

SOURCE：National health survey on preschool children（2010）by the Japanese Society of Child Health.

第91表　平成22年乳幼児身体発育調査結果に基づく，パーセンタイル値（体重）
Percentile Values of Weight for Japanese Preschool Children by Sex, 2010

(kg)

年・月・日齢 Age	男　子　Male パーセンタイル値 Percentile values							女　子　Female パーセンタイル値 Percentile values						
	3	10	25	50 (中央値) Median	75	90	97	3	10	25	50 (中央値) Median	75	90	97
出生時 at birth	2.10	2.45	2.72	3.00	3.27	3.50	3.76	2.13	2.41	2.66	2.94	3.18	3.41	3.67
1 日 day	2.06	2.39	2.62	2.89	3.14	3.38	3.63	2.07	2.34	2.56	2.81	3.06	3.28	3.53
2	2.01	2.33	2.57	2.84	3.09	3.33	3.56	2.04	2.29	2.51	2.76	2.99	3.22	3.46
3	2.00	2.33	2.58	2.84	3.10	3.35	3.59	2.03	2.28	2.51	2.76	3.00	3.23	3.47
4	2.03	2.36	2.60	2.88	3.14	3.38	3.62	2.05	2.31	2.54	2.79	3.04	3.26	3.50
5	2.04	2.35	2.62	2.90	3.17	3.42	3.65	2.03	2.31	2.54	2.81	3.06	3.28	3.54
30	3.00	3.37	3.74	4.13	4.51	4.85	5.17	2.90	3.22	3.54	3.89	4.23	4.54	4.84
0年1～2月未満 Y M	3.53	3.94	4.35	4.79	5.22	5.59	5.96	3.39	3.73	4.08	4.47	4.86	5.20	5.54
2～3	4.41	4.88	5.34	5.84	6.33	6.76	7.18	4.19	4.58	4.97	5.42	5.86	6.27	6.67
3～4	5.12	5.61	6.10	6.63	7.16	7.62	8.07	4.84	5.25	5.67	6.15	6.64	7.08	7.53
4～5	5.67	6.17	6.67	7.22	7.76	8.25	8.72	5.35	5.77	6.21	6.71	7.23	7.70	8.18
5～6	6.10	6.60	7.10	7.66	8.21	8.71	9.20	5.74	6.17	6.62	7.14	7.67	8.17	8.67
6～7	6.44	6.94	7.44	8.00	8.56	9.07	9.57	6.06	6.49	6.95	7.47	8.02	8.53	9.05
7～8	6.73	7.21	7.71	8.27	8.84	9.36	9.87	6.32	6.75	7.21	7.75	8.31	8.83	9.37
8～9	6.96	7.44	7.94	8.50	9.08	9.61	10.14	6.53	6.97	7.43	7.97	8.54	9.08	9.63
9～10	7.16	7.64	8.13	8.70	9.29	9.83	10.37	6.71	7.15	7.62	8.17	8.74	9.29	9.85
10～11	7.34	7.81	8.31	8.88	9.48	10.03	10.59	6.86	7.31	7.78	8.34	8.93	9.49	10.06
11～12	7.51	7.98	8.48	9.06	9.67	10.23	10.82	7.02	7.46	7.95	8.51	9.11	9.68	10.27
1年0～1月未満 Y M	7.68	8.15	8.65	9.24	9.86	10.44	11.04	7.16	7.62	8.11	8.68	9.29	9.87	10.48
1～2	7.85	8.32	8.83	9.42	10.05	10.65	11.28	7.31	7.77	8.27	8.85	9.47	10.07	10.69
2～3	8.02	8.49	9.00	9.60	10.25	10.86	11.51	7.46	7.93	8.43	9.03	9.66	10.27	10.90
3～4	8.19	8.67	9.18	9.79	10.44	11.08	11.75	7.61	8.08	8.60	9.20	9.85	10.47	11.12
4～5	8.36	8.84	9.35	9.97	10.64	11.29	11.98	7.75	8.24	8.76	9.38	10.04	10.67	11.33
5～6	8.53	9.01	9.53	10.16	10.84	11.51	12.23	7.90	8.39	8.93	9.55	10.23	10.87	11.55
6～7	8.70	9.18	9.71	10.35	11.04	11.73	12.47	8.05	8.55	9.09	9.73	10.42	11.08	11.77
7～8	8.86	9.35	9.89	10.53	11.25	11.95	12.71	8.20	8.71	9.26	9.91	10.61	11.28	11.99
8～9	9.03	9.52	10.06	10.72	11.45	12.17	12.96	8.34	8.86	9.43	10.09	10.81	11.49	12.21
9～10	9.19	9.69	10.24	10.91	11.65	12.39	13.20	8.49	9.02	9.59	10.27	11.00	11.70	12.44
10～11	9.36	9.86	10.41	11.09	11.85	12.61	13.45	8.64	9.18	9.76	10.46	11.20	11.92	12.67
11～12	9.52	10.03	10.59	11.28	12.06	12.83	13.69	8.78	9.34	9.93	10.64	11.40	12.13	12.90
2年0～6月未満 Y M	10.06	10.60	11.19	11.93	12.76	13.61	14.55	9.30	9.89	10.53	11.29	12.11	12.90	13.73
6～12	10.94	11.51	12.17	12.99	13.93	14.90	16.01	10.18	10.85	11.56	12.43	13.36	14.27	15.23
3年0～6月未満 Y M	11.72	12.35	13.07	13.99	15.04	16.15	17.43	11.04	11.76	12.56	13.53	14.59	15.64	16.76
6～12	12.42	13.10	13.89	14.90	16.08	17.34	18.82	11.83	12.61	13.49	14.56	15.75	16.95	18.27
4年0～6月未満 Y M	13.07	13.80	14.65	15.76	17.08	18.51	20.24	12.56	13.39	14.33	15.51	16.84	18.21	19.73
6～12	13.71	14.50	15.42	16.62	18.09	19.71	21.72	13.27	14.15	15.15	16.41	17.89	19.43	21.20
5年0～6月未満 Y M	14.37	15.23	16.24	17.56	19.17	20.95	23.15	14.01	14.92	15.97	17.32	18.93	20.65	22.69
6～12	15.03	16.02	17.17	18.63	20.36	22.19	24.33	14.81	15.75	16.84	18.27	20.00	21.91	24.22
6年0～6月未満 Y M	15.55	16.84	18.24	19.91	21.70	23.43	25.25	15.71	16.68	17.81	19.31	21.15	23.21	25.77

SOURCE：National growth survey on preschool children, 2010

第92表　平成22年乳幼児身体発育調査結果に基づく，パーセンタイル値（身長）
Percentile Values of Height for Japanese Preschool Children by Sex, 2010

(cm)

年・月・日齢 Age	男　子　Male パーセンタイル値 Percentile values							女　子　Female パーセンタイル値 Percentile values						
	3	10	25	50 (中央値) Median	75	90	97	3	10	25	50 (中央値) Median	75	90	97
出生時 at birth	44.0	46.0	47.4	49.0	50.2	51.5	52.6	44.0	45.5	47.0	48.5	50.0	51.0	52.0
30 日 D	48.7	50.4	51.9	53.5	55.0	56.3	57.4	48.1	49.7	51.1	52.7	54.1	55.3	56.4
0年1～2月未満 Y M	50.9	52.5	54.0	55.6	57.1	58.4	59.6	50.0	51.6	53.1	54.6	56.1	57.3	58.4
2～3	54.5	56.1	57.5	59.1	60.6	62.0	63.2	53.3	54.9	56.4	57.9	59.4	60.6	61.7
3～4	57.5	59.0	60.4	62.0	63.5	64.8	66.1	56.0	57.6	59.1	60.7	62.1	63.4	64.5
4～5	59.9	61.3	62.8	64.3	65.8	67.2	68.5	58.2	59.9	61.4	63.0	64.4	65.7	66.8
5～6	61.9	63.3	64.7	66.2	67.7	69.1	70.4	60.1	61.8	63.3	64.9	66.3	67.6	68.7
6～7	63.6	64.9	66.3	67.9	69.4	70.8	72.1	61.7	63.4	64.9	66.5	68.0	69.2	70.4
7～8	65.0	66.4	67.8	69.3	70.9	72.2	73.6	63.1	64.8	66.3	67.9	69.4	70.7	71.9
8～9	66.3	67.7	69.0	70.6	72.2	73.6	75.0	64.4	66.0	67.6	69.2	70.7	72.0	73.2
9～10	67.4	68.8	70.2	71.8	73.3	74.8	76.2	65.5	67.1	68.7	70.4	71.9	73.2	74.5
10～11	68.4	69.8	71.2	72.8	74.4	75.9	77.4	66.5	68.1	69.7	71.4	73.0	74.3	75.6
11～12	69.4	70.8	72.2	73.8	75.5	77.0	78.5	67.4	69.1	70.7	72.4	74.0	75.4	76.7
1年0～1月未満 Y M	70.3	71.7	73.2	74.8	76.5	78.0	79.6	68.3	70.0	71.7	73.4	75.0	76.4	77.8
1～2	71.2	72.7	74.1	75.8	77.5	79.1	80.6	69.3	71.0	72.6	74.4	76.0	77.5	78.9
2～3	72.1	73.6	75.1	76.8	78.5	80.1	81.7	70.2	71.9	73.6	75.3	77.0	78.5	79.9
3～4	73.0	74.5	76.0	77.7	79.5	81.1	82.8	71.1	72.9	74.5	76.3	78.0	79.6	81.0
4～5	73.9	75.4	77.0	78.7	80.5	82.2	83.8	72.1	73.8	75.5	77.3	79.0	80.6	82.1
5～6	74.8	76.3	77.9	79.7	81.5	83.2	84.8	73.0	74.7	76.4	78.2	80.0	81.6	83.2
6～7	75.6	77.2	78.8	80.6	82.5	84.2	85.9	73.9	75.6	77.3	79.2	81.0	82.7	84.2
7～8	76.5	78.1	79.7	81.5	83.4	85.1	86.9	74.8	76.5	78.2	80.1	82.0	83.7	85.3
8～9	77.3	78.9	80.6	82.4	84.4	86.1	87.9	75.7	77.4	79.2	81.1	83.0	84.7	86.3
9～10	78.1	79.8	81.4	83.3	85.3	87.1	88.8	76.6	78.3	80.0	82.0	83.9	85.6	87.4
10～11	78.9	80.6	82.3	84.2	86.2	88.0	89.8	77.5	79.2	80.9	82.9	84.8	86.6	88.4
11～12	79.7	81.4	83.1	85.1	87.1	88.9	90.7	78.3	80.0	81.8	83.8	85.7	87.6	89.4
2年0～6月未満 Y M	81.1	82.9	84.6	86.7	88.7	90.6	92.5	79.8	81.5	83.3	85.3	87.4	89.3	91.2
6～12	85.2	87.0	89.0	91.1	93.3	95.4	97.4	84.1	85.8	87.7	89.8	92.0	94.1	96.3
3年0～6月未満 Y M	88.8	90.7	92.8	95.1	97.4	99.6	101.8	87.7	89.6	91.5	93.8	96.2	98.4	100.6
6～12	92.0	94.1	96.2	98.6	101.1	103.4	105.8	90.9	92.9	95.0	97.4	99.9	102.2	104.5
4年0～6月未満 Y M	95.0	97.1	99.3	101.8	104.5	107.0	109.5	93.8	96.0	98.3	100.8	103.4	105.7	108.1
6～12	97.8	100.0	102.3	104.9	107.7	110.3	113.0	96.5	99.0	101.4	104.1	106.7	109.1	111.4
5年0～6月未満 Y M	100.5	102.8	105.2	108.0	111.0	113.7	116.5	99.1	101.8	104.5	107.3	110.1	112.5	114.8
6～12	103.3	105.8	108.4	111.3	114.3	117.1	119.9	101.6	104.7	107.6	110.6	113.4	115.9	118.2
6年0～6月未満 Y M	106.2	109.0	111.8	114.9	118.0	120.8	123.6	104.2	107.6	110.8	114.0	116.9	119.4	121.7

SOURCE：National growth survey on preschool children, 2010

第93表　平成22年乳幼児身体発育調査結果に基づく，パーセンタイル値（胸囲）

Percentile Values of Chest Circumference for Japanese Preschool Children by Sex, 2010

(cm)

年・月・日齢 Age	男　子　Male							女　子　Female						
	パーセンタイル値　Percentile values							パーセンタイル値　Percentile values						
	3	10	25	50 (中央値) Median	75	90	97	3	10	25	50 (中央値) Median	75	90	97
出　生　時 at birth	27.7	29.3	30.5	32.0	33.0	34.0	35.0	27.9	29.2	30.4	31.6	32.7	33.6	34.5
30　　日 　　　D	31.8	33.2	34.5	35.8	37.1	38.2	39.3	31.4	32.7	33.9	35.1	36.3	37.4	38.4
0年1～2月未満 Y　　　M	33.5	34.8	36.1	37.5	38.9	40.0	41.1	32.9	34.1	35.3	36.6	37.9	39.0	40.0
2～3	36.0	37.4	38.7	40.1	41.5	42.7	43.8	35.1	36.4	37.6	38.9	40.2	41.4	42.5
3～4	37.8	39.1	40.4	41.8	43.2	44.5	45.7	36.8	38.0	39.2	40.5	41.9	43.0	44.2
4～5	39.0	40.3	41.5	42.9	44.3	45.6	46.8	37.9	39.1	40.3	41.6	43.0	44.2	45.4
5～6	39.8	41.0	42.2	43.6	45.0	46.3	47.6	38.7	39.9	41.0	42.4	43.7	44.9	46.2
6～7	40.4	41.6	42.8	44.1	45.5	46.8	48.1	39.3	40.4	41.6	42.9	44.3	45.5	46.8
7～8	41.0	42.1	43.2	44.6	46.0	47.2	48.6	39.8	40.9	42.1	43.4	44.7	46.0	47.2
8～9	41.4	42.5	43.6	44.9	46.3	47.6	48.9	40.2	41.3	42.4	43.7	45.1	46.3	47.6
9～10	41.8	42.8	44.0	45.3	46.6	47.9	49.3	40.6	41.6	42.7	44.0	45.4	46.6	48.0
10～11	42.1	43.1	44.2	45.5	46.9	48.2	49.6	40.9	41.9	43.0	44.3	45.6	46.9	48.2
11～12	42.4	43.4	44.5	45.8	47.2	48.5	49.8	41.1	42.2	43.3	44.5	45.9	47.2	48.5
1年0～1月未満 Y　　　M	42.7	43.7	44.8	46.1	47.4	48.7	50.1	41.4	42.4	43.5	44.8	46.1	47.4	48.7
1～2	42.9	43.9	45.0	46.3	47.7	49.0	50.3	41.6	42.6	43.7	45.0	46.3	47.6	49.0
2～3	43.2	44.2	45.3	46.5	47.9	49.2	50.6	41.9	42.9	44.0	45.2	46.6	47.9	49.2
3～4	43.5	44.4	45.5	46.8	48.1	49.5	50.8	42.1	43.1	44.2	45.5	46.8	48.1	49.4
4～5	43.7	44.7	45.8	47.0	48.4	49.7	51.1	42.3	43.3	44.4	45.7	47.0	48.3	49.7
5～6	43.9	44.9	46.0	47.2	48.6	49.9	51.3	42.6	43.6	44.7	45.9	47.3	48.6	49.9
6～7	44.2	45.2	46.2	47.5	48.8	50.2	51.5	42.8	43.8	44.9	46.2	47.5	48.8	50.1
7～8	44.4	45.4	46.4	47.7	49.1	50.4	51.8	43.0	44.0	45.1	46.4	47.7	49.0	50.4
8～9	44.6	45.6	46.7	47.9	49.3	50.6	52.0	43.2	44.2	45.3	46.6	48.0	49.3	50.6
9～10	44.8	45.8	46.9	48.1	49.5	50.8	52.2	43.4	44.4	45.5	46.8	48.2	49.5	50.8
10～11	45.0	46.0	47.1	48.3	49.7	51.0	52.4	43.6	44.6	45.7	47.0	48.4	49.7	51.1
11～12	45.2	46.2	47.3	48.6	49.9	51.2	52.7	43.8	44.8	45.9	47.2	48.6	49.9	51.3
2年0～6月未満 Y　　　M	45.9	46.9	47.9	49.2	50.6	52.0	53.4	44.4	45.5	46.6	47.9	49.3	50.6	52.0
6～12	46.8	47.8	48.9	50.3	51.7	53.1	54.6	45.3	46.4	47.6	48.9	50.4	51.8	53.3
3年0～6月未満 Y　　　M	47.6	48.7	49.8	51.2	52.7	54.2	55.8	46.0	47.2	48.4	49.8	51.4	52.9	54.5
6～12	48.3	49.4	50.6	52.0	53.6	55.3	57.1	46.7	47.9	49.2	50.7	52.4	54.0	55.8
4年0～6月未満 Y　　　M	49.0	50.1	51.4	52.9	54.6	56.4	58.4	47.5	48.7	50.0	51.6	53.4	55.2	57.2
6～12	49.7	50.9	52.2	53.8	55.7	57.6	59.8	48.3	49.6	50.9	52.6	54.6	56.5	58.8
5年0～6月未満 Y　　　M	50.3	51.6	53.0	54.8	56.8	58.8	61.2	49.2	50.4	51.8	53.6	55.7	57.8	60.4
6～12	50.9	52.3	53.8	55.7	57.9	60.0	62.5	49.9	51.2	52.6	54.5	56.6	59.0	61.8
6年0～6月未満 Y　　　M	51.5	53.0	54.7	56.7	58.9	61.2	63.6	50.4	51.7	53.2	55.1	57.4	59.8	62.8

SOURCE：National growth survey on preschool children, 2010

第94表　平成22年乳幼児身体発育調査結果に基づく，パーセンタイル値（頭囲）
Percentile Values of Head Circumference for Japanese Preschool Children by Sex, 2010

(cm)

年・月・日齢 Age	男　子　Male パーセンタイル値 Percentile values							女　子　Female パーセンタイル値 Percentile values						
	3	10	25	50 (中央値) Median	75	90	97	3	10	25	50 (中央値) Median	75	90	97
出生時 at birth	30.5	31.5	32.5	33.5	34.5	35.0	36.0	30.5	31.2	32.0	33.0	34.0	34.5	35.5
30 日 D	33.8	34.7	35.7	36.7	37.6	38.3	39.1	33.1	34.1	34.9	35.9	36.7	37.5	38.2
0年1～2月未満 Y M	35.1	36.1	37.0	38.0	38.9	39.6	40.4	34.3	35.2	36.1	37.0	37.9	38.7	39.4
2～3	37.1	38.1	39.0	39.9	40.9	41.6	42.4	36.2	37.1	38.0	38.9	39.7	40.5	41.2
3～4	38.6	39.5	40.4	41.4	42.2	43.0	43.7	37.5	38.4	39.3	40.2	41.1	41.8	42.5
4～5	39.7	40.6	41.4	42.3	43.2	44.0	44.7	38.5	39.4	40.3	41.2	42.0	42.7	43.4
5～6	40.4	41.3	42.1	43.0	43.9	44.7	45.4	39.3	40.1	41.0	41.9	42.7	43.4	44.1
6～7	41.0	41.9	42.7	43.6	44.5	45.2	45.9	39.9	40.7	41.6	42.4	43.3	44.0	44.7
7～8	41.6	42.4	43.3	44.2	45.0	45.8	46.5	40.4	41.3	42.1	43.0	43.8	44.5	45.2
8～9	42.1	42.9	43.8	44.6	45.5	46.3	47.0	40.9	41.8	42.6	43.5	44.3	45.0	45.7
9～10	42.5	43.4	44.2	45.1	46.0	46.7	47.5	41.4	42.2	43.1	43.9	44.8	45.5	46.2
10～11	42.9	43.7	44.6	45.5	46.4	47.2	47.9	41.7	42.6	43.5	44.3	45.2	45.9	46.6
11～12	43.2	44.1	44.9	45.9	46.8	47.5	48.3	42.1	43.0	43.8	44.7	45.6	46.3	47.0
1年0～1月未満 Y M	43.5	44.4	45.3	46.2	47.1	47.9	48.7	42.4	43.3	44.2	45.1	45.9	46.7	47.4
1～2	43.8	44.7	45.6	46.5	47.4	48.2	49.0	42.7	43.6	44.5	45.4	46.2	47.0	47.7
2～3	44.1	45.0	45.8	46.8	47.7	48.5	49.3	43.0	43.9	44.7	45.6	46.5	47.3	48.0
3～4	44.3	45.2	46.1	47.0	48.0	48.8	49.6	43.2	44.1	45.0	45.9	46.8	47.6	48.3
4～5	44.5	45.4	46.3	47.2	48.2	49.0	49.9	43.4	44.3	45.2	46.1	47.0	47.8	48.6
5～6	44.7	45.6	46.5	47.4	48.4	49.2	50.1	43.6	44.5	45.4	46.3	47.2	48.0	48.8
6～7	44.9	45.8	46.6	47.6	48.6	49.4	50.3	43.8	44.7	45.5	46.5	47.4	48.2	49.0
7～8	45.0	45.9	46.8	47.8	48.7	49.6	50.5	44.0	44.8	45.7	46.6	47.6	48.4	49.1
8～9	45.2	46.1	46.9	47.9	48.9	49.8	50.6	44.1	45.0	45.8	46.8	47.7	48.5	49.3
9～10	45.3	46.2	47.1	48.1	49.0	49.9	50.8	44.3	45.1	46.0	46.9	47.8	48.7	49.5
10～11	45.4	46.3	47.2	48.2	49.2	50.0	50.9	44.4	45.2	46.1	47.0	48.0	48.8	49.6
11～12	45.5	46.4	47.3	48.3	49.3	50.2	51.1	44.5	45.4	46.2	47.2	48.1	48.9	49.7
2年0～6月未満 Y M	45.9	46.8	47.7	48.7	49.7	50.6	51.5	44.9	45.7	46.6	47.5	48.5	49.3	50.2
6～12	46.5	47.4	48.3	49.2	50.2	51.1	52.0	45.5	46.3	47.2	48.2	49.1	50.0	50.8
3年0～6月未満 Y M	47.0	47.9	48.7	49.7	50.7	51.6	52.5	46.0	46.9	47.7	48.7	49.7	50.5	51.4
6～12	47.4	48.3	49.1	50.1	51.1	52.0	52.9	46.5	47.4	48.2	49.2	50.2	51.0	51.9
4年0～6月未満 Y M	47.8	48.6	49.5	50.5	51.4	52.3	53.2	47.0	47.8	48.7	49.6	50.6	51.5	52.3
6～12	48.1	49.0	49.8	50.8	51.7	52.6	53.5	47.4	48.2	49.1	50.0	51.0	51.9	52.7
5年0～6月未満 Y M	48.4	49.2	50.1	51.0	52.0	52.9	53.8	47.7	48.6	49.4	50.4	51.4	52.2	53.1
6～12	48.6	49.5	50.3	51.3	52.3	53.3	54.2	48.1	48.9	49.7	50.7	51.6	52.5	53.4
6年0～6月未満 Y M	48.8	49.7	50.6	51.6	52.7	53.7	54.7	48.3	49.1	50.0	50.9	51.9	52.8	53.7

SOURCE：National growth survey on preschool children, 2010

第95表　平成２年，平成12年及び平成22年の乳幼児身体発育調査結果（平均値）比較（体重，身長）

Mean Weight and Height for Japanese Preschool Children by Sex, 1990, 2000 and 2010

年・月齢 Age	男　子　Male						女　子　Female					
	体重(kg)　Weight			身長(cm)　Height			体重(kg)　Weight			身長(cm)　Height		
	1990	2000	2010	1990	2000	2010	1990	2000	2010	1990	2000	2010
	平成2	平成12	平成22	平成2	平成12	平成22	平成2	平成12	平成22	平成2	平成12	平成22
出生時 at birth	3.15	3.04	2.98	49.6	49.0	48.7	3.06	2.96	2.91	48.9	48.4	48.3
0年1～2月未満 Y M	5.10	4.87	4.78	56.7	56.2	55.5	4.66	4.60	4.46	55.6	54.9	54.5
2～3	6.16	5.88	5.83	60.3	60.0	59.0	5.61	5.53	5.42	58.9	58.7	57.8
3～4	6.88	6.72	6.63	63.2	62.9	61.9	6.32	6.22	6.16	61.5	61.6	60.6
4～5	7.38	7.32	7.22	65.4	65.2	64.3	6.84	6.75	6.73	63.6	63.7	62.9
5～6	7.75	7.79	7.67	67.1	66.8	66.2	7.23	7.18	7.17	65.4	65.4	64.8
6～7	8.09	8.17	8.01	68.5	68.3	67.9	7.54	7.54	7.52	66.8	66.9	66.4
7～8	8.40	8.48	8.30	69.7	69.6	69.3	7.82	7.82	7.79	68.1	68.1	67.9
8～9	8.69	8.74	8.53	70.9	70.9	70.6	8.09	8.05	8.01	69.3	69.3	69.1
9～10	8.95	8.94	8.73	72.0	72.0	71.8	8.35	8.26	8.20	70.6	70.5	70.3
10～11	9.18	9.13	8.91	73.2	73.2	72.9	8.60	8.46	8.37	71.8	71.6	71.3
11～12	9.39	9.33	9.09	74.3	74.4	73.9	8.83	8.67	8.54	73.0	72.7	72.3
1年0～1月未満 Y M	9.58	9.51	9.28	75.4	75.5	74.9	9.04	8.88	8.71	74.2	73.8	73.3
1～2	9.75	9.68	9.46	76.5	76.5	75.8	9.24	9.08	8.89	75.3	74.9	74.3
2～3	9.95	9.85	9.65	77.6	77.5	76.8	9.42	9.26	9.06	76.4	76.0	75.3
3～4	10.15	10.02	9.84	78.6	78.4	77.8	9.58	9.46	9.24	77.4	77.0	76.3
4～5	10.36	10.19	10.03	79.7	79.4	78.8	9.76	9.67	9.42	78.4	78.0	77.2
5～6	10.56	10.37	10.22	80.6	80.2	79.7	9.95	9.86	9.61	79.4	79.1	78.2
6～7	10.75	10.55	10.41	81.5	81.1	80.6	10.14	10.04	9.79	80.3	80.0	79.2
7～8	10.95	10.75	10.61	82.4	82.1	81.6	10.34	10.23	9.98	81.1	81.0	80.1
8～9	11.14	10.92	10.80	83.2	83.0	82.5	10.53	10.42	10.16	81.9	81.9	81.1
9～10	11.33	11.10	10.99	84.0	83.9	83.4	10.71	10.59	10.35	82.7	82.7	82.0
10～11	11.51	11.28	11.18	84.6	84.8	84.3	10.90	10.78	10.54	83.3	83.6	82.9
11～12	11.70	11.43	11.37	85.3	85.5	85.1	11.09	10.97	10.73	83.9	84.4	83.8
2年0～6月未満 Y M	12.33	12.07	12.03	87.4	87.1	86.7	11.72	11.55	11.39	86.0	86.0	85.4
6～12	13.35	13.12	13.10	91.3	91.0	91.2	12.79	12.58	12.50	90.1	89.9	89.9
3年0～6月未満 Y M	14.32	14.13	14.10	95.0	94.7	95.1	13.83	13.62	13.59	94.0	93.7	93.9
6～12	15.28	15.15	15.06	98.6	98.3	98.7	14.85	14.63	14.64	97.7	97.4	97.5
4年0～6月未満 Y M	16.24	16.15	15.99	102.1	101.6	102.0	15.88	15.73	15.65	101.3	101.0	100.9
6～12	17.22	17.27	16.92	105.4	104.6	105.1	16.92	16.79	16.65	104.7	104.3	104.1
5年0～6月未満 Y M	18.27	18.36	17.88	108.6	108.1	108.2	17.99	17.92	17.64	107.9	107.6	107.3
6～12	19.38	19.48	18.92	111.6	111.4	111.4	19.11	18.94	18.64	110.9	110.8	110.5
6年0～6月未満 Y M	20.60	20.56	20.05	114.5	114.9	114.9	20.14	20.04	19.66	113.8	113.8	113.7

SOURCE：National growth survey on preschool children, 1990, 2000 and 2010

第96表　平成 2 年，平成12年及び平成22年の乳幼児身体発育調査結果（平均値）比較（胸囲，頭囲）
Mean Chest Circumference and Head Circumference for Japanese Preschool Children by Sex, 1990, 2000 and 2010

年・月齢 Age	男 子 Male 胸囲(cm) Chest circumference			頭囲(cm) Head circumference			女 子 Female 胸囲(cm) Chest circumference			頭囲(cm) Head circumference		
	1990 平成2	2000 平成12	2010 平成22	1990 平成2	2000 平成12	2010 平成22	1990 平成2	2000 平成12	2010 平成22	1990 平成2	2000 平成12	2010 平成22
出 生 時 at birth	32.2	31.8	31.6	33.5	33.3	33.5	32.0	31.6	31.5	33.1	32.9	33.1
0 年 1 ～ 2 月未満 Y　　M	38.6	37.8	37.5	38.3	37.9	37.9	37.6	37.0	36.6	37.3	37.1	37.0
2 ～ 3	41.0	40.3	40.0	40.0	39.7	39.9	39.8	39.4	38.9	38.9	38.8	38.9
3 ～ 4	42.2	41.9	41.8	41.1	41.1	41.3	41.0	40.9	40.5	40.0	40.1	40.2
4 ～ 5	43.0	43.0	42.9	42.1	42.1	42.3	41.8	41.9	41.7	40.9	41.1	41.2
5 ～ 6	43.6	43.6	43.7	42.9	42.9	43.0	42.5	42.6	42.4	41.7	41.9	41.9
6 ～ 7	44.2	44.2	44.2	43.6	43.7	43.6	43.1	43.1	43.0	42.4	42.6	42.4
7 ～ 8	44.7	44.7	44.7	44.3	44.3	44.1	43.6	43.5	43.5	43.0	43.2	43.0
8 ～ 9	45.2	45.1	45.0	44.8	44.9	44.6	44.1	44.0	43.8	43.6	43.6	43.5
9 ～10	45.6	45.4	45.4	45.3	45.3	45.1	44.5	44.3	44.1	44.1	44.0	43.9
10～11	45.9	45.7	45.6	45.7	45.7	45.5	44.9	44.6	44.4	44.5	44.4	44.3
11～12	46.2	45.9	45.9	46.1	46.0	45.9	45.2	44.8	44.6	44.9	44.7	44.7
1 年 0 ～ 1 月未満 Y　　M	46.5	46.2	46.1	46.3	46.3	46.2	45.4	45.1	44.8	45.1	45.0	45.1
1 ～ 2	46.7	46.4	46.4	46.6	46.5	46.5	45.6	45.4	45.1	45.3	45.4	45.4
2 ～ 3	46.9	46.7	46.6	46.8	46.7	46.8	45.8	45.6	45.3	45.6	45.7	45.6
3 ～ 4	47.2	46.9	46.9	47.0	46.9	47.0	46.0	45.8	45.5	45.8	45.9	45.9
4 ～ 5	47.5	47.2	47.1	47.2	47.2	47.3	46.2	46.0	45.8	46.0	46.2	46.1
5 ～ 6	47.7	47.4	47.3	47.4	47.4	47.4	46.4	46.2	46.0	46.2	46.4	46.3
6 ～ 7	47.9	47.6	47.6	47.6	47.5	47.6	46.7	46.5	46.2	46.4	46.5	46.5
7 ～ 8	48.2	47.8	47.8	47.7	47.7	47.8	47.0	46.7	46.5	46.6	46.7	46.6
8 ～ 9	48.4	48.0	48.0	47.9	47.9	47.9	47.2	46.9	46.7	46.7	46.8	46.8
9 ～10	48.6	48.2	48.3	48.1	48.0	48.0	47.3	47.0	46.9	46.9	47.0	46.9
10～11	48.8	48.4	48.5	48.2	48.1	48.2	47.6	47.2	47.1	47.0	47.1	47.0
11～12	49.0	48.5	48.7	48.4	48.2	48.3	47.7	47.3	47.3	47.2	47.3	47.2
2 年 0 ～ 6 月未満 Y　　M	49.6	49.2	49.4	48.8	48.6	48.6	48.3	47.8	48.0	47.6	47.6	47.5
6 ～12	50.6	50.3	50.4	49.3	49.1	49.2	49.2	48.7	49.0	48.1	48.2	48.2
3 年 0 ～ 6 月未満 Y　　M	51.6	51.3	51.3	49.7	49.6	49.7	50.1	49.6	49.9	48.7	48.7	48.7
6 ～12	52.7	52.2	52.2	50.1	50.0	50.1	51.2	50.6	50.8	49.2	49.2	49.2
4 年 0 ～ 6 月未満 Y　　M	53.7	53.2	53.1	50.5	50.4	50.5	52.4	51.7	51.8	49.7	49.6	49.6
6 ～12	54.6	54.2	54.1	50.7	50.7	50.8	53.4	52.9	52.9	50.0	50.0	50.0
5 年 0 ～ 6 月未満 Y　　M	55.5	55.3	55.1	51.0	51.1	51.1	54.4	54.0	53.9	50.3	50.4	50.4
6 ～12	56.4	56.3	56.0	51.2	51.3	51.3	55.4	55.1	54.8	50.7	50.6	50.7
6 年 0 ～ 6 月未満 Y　　M	57.6	57.2	56.9	51.4	51.6	51.6	56.3	56.2	55.5	50.9	50.9	50.9

SOURCE : National growth survey on preschool children, 1990, 2000 and 2010

第97表　傷病大分類別，全国推計患者数（令和２年）
Estimated Number of Patients by Classification of Diseases, 2020

総　数（入院＋外来）　Total（Inpatients＋Outpatients）　　　　　　　　　　　　　　　　　（×1 000）

傷 病 大 分 類 Classification of Diseases	総 数 Total	0 歳 0Year	1〜4歳 1〜4Y.	5〜9歳 5〜9Y.	10〜14歳 10〜14Y.	15〜19歳 15〜19Y.
総　　　数　Total	8 348.8	70.0	239.3	249.9	183.4	131.3
Ⅰ　感 染 症 及 び 寄 生 虫 症	146.6	1.3	5.5	9.7	8.3	4.7
Ⅱ　新　　　　　生　　　　　物	373.7	0.5	0.9	1.0	1.1	1.5
Ⅲ　血液及び造血器の疾患並びに免疫機構の障害	23.8	0.2	0.4	0.4	0.5	0.5
Ⅳ　内 分 泌，栄 養 及 び 代 謝 疾 患	463.1	0.3	0.8	1.4	1.7	1.3
Ⅴ　精 神 及 び 行 動 の 障 害	503.1	0.2	4.6	9.7	7.7	8.6
Ⅵ　神 経 系 の 疾 患	291.5	0.3	1.4	2.3	3.1	3.1
Ⅶ　眼 及 び 付 属 器 の 疾 患	309.1	1.0	3.6	10.5	11.3	6.4
Ⅷ　耳 及 び 乳 様 突 起 の 疾 患	97.9	1.8	10.3	8.5	3.6	2.4
Ⅸ　循 環 器 系 の 疾 患	1 021.0	0.2	0.8	1.1	2.2	2.1
Ⅹ　呼 吸 器 系 の 疾 患	543.1	15.7	99.7	64.6	34.9	14.2
Ⅺ　消 化 器 系 の 疾 患	1 331.3	1.9	20.3	52.8	31.7	23.1
Ⅻ　皮 膚 及 び 皮 下 組 織 の 疾 患	323.5	11.1	20.9	15.1	13.5	17.0
ⅩⅢ　筋 骨 格 系 及 び 結 合 組 織 の 疾 患	980.3	0.2	1.5	2.4	9.6	7.3
ⅩⅣ　腎 尿 路 生 殖 器 系 の 疾 患	355.8	0.4	0.9	1.2	1.0	2.3
ⅩⅤ　妊 娠，分 娩 及 び 産 じ ょ く	27.5	–	–	–	0.0	0.3
ⅩⅥ　周 産 期 に 発 生 し た 病 態	9.6	8.0	0.8	0.3	0.1	0.1
ⅩⅦ　先 天 奇 形，変 形 及 び 染 色 体 異 常	19.2	3.1	3.5	2.2	1.6	0.8
ⅩⅧ　症状，徴候及び異常臨床所見・異常検査所見で他に分類されないもの	87.0	1.0	1.9	2.9	2.3	1.8
ⅩⅨ　損傷，中毒及びその他の外因の影響	423.4	1.5	8.5	12.3	17.8	15.2
ⅩⅪ　健康状態に影響を及ぼす要因及び保健サービスの利用	1 011.4	21.3	52.9	51.5	31.4	18.2
ⅩⅫ　特 殊 目 的 用 コ ー ド	6.7	0.0	0.1	0.1	0.1	0.3

入　院　Inpatients　　　　　　　　　　　　　　　　　　　　　　　　　　　　　　　　　（×1 000）

傷 病 大 分 類 Classification of Diseases	総 数 Total	0 歳 0Year	1〜4歳 1〜4Y.	5〜9歳 5〜9Y.	10〜14歳 10〜14Y.	15〜19歳 15〜19Y.
総　　　数　Total	1 211.3	8.9	5.0	3.7	5.3	7.0
Ⅰ　感 染 症 及 び 寄 生 虫 症	16.3	0.1	0.2	0.1	0.1	0.1
Ⅱ　新　　　　　生　　　　　物	126.7	0.1	0.5	0.4	0.4	0.4
Ⅲ　血液及び造血器の疾患並びに免疫機構の障害	5.7	0.0	0.1	0.1	0.1	0.0
Ⅳ　内 分 泌，栄 養 及 び 代 謝 疾 患	30.0	0.1	0.1	0.1	0.2	0.1
Ⅴ　精 神 及 び 行 動 の 障 害	236.6	0.0	0.1	0.2	1.3	1.7
Ⅵ　神 経 系 の 疾 患	125.8	0.2	0.4	0.6	0.9	1.0
Ⅶ　眼 及 び 付 属 器 の 疾 患	10.2	0.0	0.0	0.1	0.0	0.0
Ⅷ　耳 及 び 乳 様 突 起 の 疾 患	2.4	0.0	0.0	0.0	0.0	0.0
Ⅸ　循 環 器 系 の 疾 患	198.2	0.1	0.1	0.1	0.2	0.2
Ⅹ　呼 吸 器 系 の 疾 患	74.9	0.2	1.0	0.4	0.2	0.4
Ⅺ　消 化 器 系 の 疾 患	60.5	0.1	0.2	0.2	0.3	0.4
Ⅻ　皮 膚 及 び 皮 下 組 織 の 疾 患	12.0	0.1	0.1	0.0	0.0	0.1
ⅩⅢ　筋 骨 格 系 及 び 結 合 組 織 の 疾 患	74.3	0.1	0.3	0.2	0.3	0.3
ⅩⅣ　腎 尿 路 生 殖 器 系 の 疾 患	51.5	0.2	0.2	0.1	0.1	0.1
ⅩⅤ　妊 娠，分 娩 及 び 産 じ ょ く	14.5	–	–	–	0.0	0.2
ⅩⅥ　周 産 期 に 発 生 し た 病 態	6.4	5.8	0.1	0.0	0.0	0.0
ⅩⅦ　先 天 奇 形，変 形 及 び 染 色 体 異 常	5.6	1.3	0.9	0.4	0.4	0.2
ⅩⅧ　症状，徴候及び異常臨床所見・異常検査所見で他に分類されないもの	12.5	0.1	0.1	0.0	0.1	0.0
ⅩⅨ　損傷，中毒及びその他の外因の影響	134.5	0.1	0.3	0.3	0.5	1.3
ⅩⅪ　健康状態に影響を及ぼす要因及び保健サービスの利用	10.1	0.2	0.0	0.1	0.1	0.2
ⅩⅫ　特 殊 目 的 用 コ ー ド	2.9	0.0	0.0	0.0	0.0	0.1

(注) 令和２年「患者調査」による。
SOURCE：Patient Survey, 2020

第98表　年齢別，むし歯有病者率（平成23年，平成28年，令和4年）
Prevalence of Caries by Age, 2011, 2016 and 2022

1～14歳・乳歯
Deciduous teeth from 1 to 14 years of age

(%)

年齢 Age	2011 平成23	2016 平成28	2022 令和4
1	–	–	7.1
2	7.5	7.4	–
3	25.0	8.6	–
4	34.8	36.0	–
5	50.0	39.0	17.6
6	42.1	45.5	30.8
7	55.6	35.3	35.3
8	69.2	55.8	22.2
9	46.7	65.6	20.0
10	52.1	27.3	23.5
11	26.3	28.1	15.0
12	27.0	3.4	7.1
13	14.3	11.1	–
14	–	–	–

5～14歳・乳歯＋永久歯
Deciduous teeth and permanent teeth from 5 to 14 years of age

(%)

年齢 Age	2011 平成23	2016 平成28	2022 令和4
5	50.0	39.0	17.6
6	42.1	45.5	30.8
7	57.8	38.2	35.3
8	69.2	60.5	22.2
9	53.3	71.9	26.7
10	62.5	36.4	41.2
11	42.1	34.4	40.0
12	45.9	10.3	21.4
13	42.9	44.4	28.6
14	52.6	38.1	52.9

5～14歳・永久歯
Permanent teeth from 5 to 14 years of age

(%)

年齢 Age	2011 平成23	2016 平成28	2022 令和4
5	–	–	
6	–	–	
7	8.9	5.9	2.5
8	11.5	16.3	
9	24.4	21.9	
10	29.2	13.6	
11	31.6	12.5	
12	32.4	10.3	32.9
13	39.3	33.3	
14	52.6	38.1	

(注)「歯科疾患実態調査」
SOURCE：Survey of Dental Diseases

第18図　年齢別，う蝕有病者率の年次推移（乳歯）
Shift in the Prevalence of Tooth Decay and Related Diseases by Age（Deciduous Teeth）

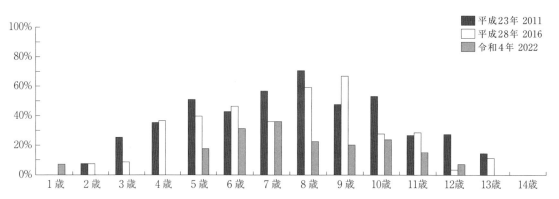

第19図　年齢別，う蝕有病者率の年次推移（永久歯）
Shift in the Prevalence of Tooth Decay and Related Diseases by Age（Permanent Teeth）

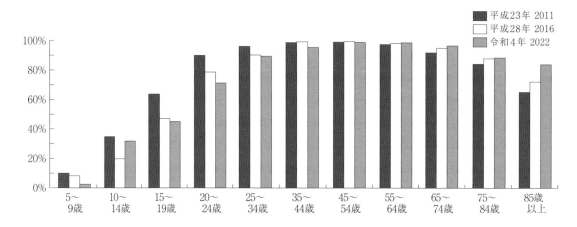

第99表　平均寿命（0歳の平均余命）（明治24年～令和4年）
The Average Span of Life（Life Expectancy at Age 0）, 1891－2022

年　　　次　　Year		男　Male	女　Female
1891～1898	明治24～31	42.8	44.3
1899～1903	32～36	43.97	44.85
1909～1913	42～大正2	44.25	44.73
1921～1925	大正10～14	42.06	43.20
1926～1930	昭和1～5	44.82	46.54
1935～1936	10～11	46.92	49.63
1947	22	50.06	53.96
1950～1952	25～27	59.57	62.97
1955	30	63.60	67.75
1960	35	65.32	70.19
1965	40	67.74	72.92
1970	45	69.31	74.66
1975	50	71.73	76.89
1980	55	73.35	78.76
1985	60	74.78	80.48
1990	平成2	75.92	81.90
1995	7	76.38	82.85
2000	12	77.72	84.60
2001*	13	78.07	84.93
2002*	14	78.32	85.23
2003*	15	78.36	85.33
2004*	16	78.64	85.59
2005	17	78.56	85.52
2006*	18	79.00	85.81
2007*	19	79.19	85.99
2008*	20	79.29	86.05
2009*	21	79.59	86.44
2010	22	79.55	86.30
2011*	23	79.44	85.90
2012*	24	79.94	86.41
2013*	25	80.21	86.61
2014*	26	80.50	86.83
2015	27	80.75	86.99
2016*	28	80.98	87.14
2017*	29	81.09	87.26
2018*	30	81.25	87.32
2019*	令和元	81.41	87.45
2020	2	81.56	87.71
2021*	3	81.47	87.57
2022*	4	81.05	87.09

（注）＊印は「簡易生命表」，その他は「完全生命表」による。昭和45年までは，沖縄県を除く値である。
SOURCE：Complete Life Table.　＊Abridged Life Table.
NOTE：The date until 1970 do not cover Okinawa prefecture.

第100表　年齢階級別，人口割合の将来予測
Projected Populations in Various Age Groups

年次 Year		人　口 （千人） Population（×1 000）	割　　　　合(%) Percentage				従属人口 指数(%) A＋C B	老年化 指数(%) C A
			総　数 Total	A　0～14歳 0～14y.	B　15～64歳 15～64y.	C　65歳以上 65y.～		
2020	令和2	126 146	100.0	11.9	59.5	28.6	68.0	239.7
2025	7	123 262	100.0	11.1	59.3	29.6	68.6	268.0
2030	12	120 116	100.0	10.3	58.9	30.8	69.8	298.2
2035	17	116 639	100.0	10.0	57.6	32.3	73.5	322.7
2040	22	112 837	100.0	10.1	55.1	34.8	81.6	344.0
2045	27	108 801	100.0	10.1	53.6	36.3	86.5	357.8
2050	32	104 686	100.0	9.9	52.9	37.1	89.0	373.6
2055	37	100 508	100.0	9.6	52.8	37.6	89.4	391.1
2060	42	96 148	100.0	9.3	52.8	37.9	89.3	408.0
2065	47	91 587	100.0	9.1	52.5	38.4	90.4	420.3
2070	52	86 996	100.0	9.2	52.1	38.7	91.8	422.2

（注）「日本の将来推計人口（令和5年4月推計）」（国立社会保障・人口問題研究所）
　　　各年10月1日現在の総人口，令和2（2020）年は，総務省統計局『令和2年国勢調査　参考表：不詳補完結果』による。
SOURCE：National Institute of Population and Social Security Research：Population Projections for Japan：2025～2070
　　　As of October 1 each year. The population for 2020 is based on the 2020 Population Census conducted by the Ministry of
　　　Public Management, Home Affairs, Posts and Telecommunications（people whose ages were not known were prorated）.

第101表　都道府県別，母の年齢別出生率及び合計特殊出生率（令和４年）
Age-group-specific Fertility Rate and Total Fertility Rate by Prefecture, 2022

都道府県 Prefecture	15～19歳 Years	20～24	25～29	30～34	35～39	40～44	45～49	合計特殊 出生率 Total fertility rate
全　　国	0.0085	0.0921	0.3483	0.4706	0.2722	0.0629	0.0019	1.2565
01 北海道	0.0099	0.1049	0.3417	0.4005	0.2192	0.0457	0.0012	1.1230
02 青　森	0.0081	0.1393	0.4005	0.4240	0.2152	0.0469	0.0012	1.2350
03 岩　手	0.0075	0.1325	0.3845	0.4125	0.2216	0.0490	0.0011	1.2087
04 宮　城	0.0053	0.0833	0.3100	0.4111	0.2309	0.0514	0.0014	1.0934
05 秋　田	0.0059	0.1065	0.3882	0.4247	0.2125	0.0438	0.0002	1.1819
06 山　形	0.0070	0.1161	0.4153	0.4714	0.2529	0.0560	0.0007	1.3194
07 福　島	0.0095	0.1552	0.4068	0.4317	0.2227	0.0472	0.0010	1.2740
08 茨　城	0.0087	0.1170	0.3837	0.4593	0.2470	0.0542	0.0018	1.2716
09 栃　木	0.0085	0.1057	0.3912	0.4414	0.2386	0.0514	0.0015	1.2383
10 群　馬	0.0094	0.1085	0.4064	0.4756	0.2615	0.0532	0.0010	1.3155
11 埼　玉	0.0056	0.0722	0.3162	0.4565	0.2610	0.0581	0.0017	1.1713
12 千　葉	0.0081	0.0715	0.3099	0.4569	0.2681	0.0589	0.0021	1.1755
13 東　京	0.0051	0.0386	0.1953	0.4135	0.3019	0.0823	0.0032	1.0400
14 神奈川	0.0061	0.0583	0.2786	0.4690	0.2913	0.0681	0.0021	1.1736
15 新　潟	0.0049	0.0994	0.3996	0.4651	0.2472	0.0539	0.0013	1.2713
16 富　山	0.0040	0.1153	0.4561	0.5265	0.2900	0.0621	0.0015	1.4555
17 石　川	0.0064	0.0971	0.4177	0.5224	0.2784	0.0530	0.0014	1.3765
18 福　井	0.0068	0.1273	0.4720	0.5553	0.2792	0.0593	0.0008	1.5007
19 山　梨	0.0072	0.1015	0.4350	0.5174	0.2763	0.0600	0.0019	1.3992
20 長　野	0.0077	0.1117	0.4308	0.5215	0.2960	0.0630	0.0013	1.4321
21 岐　阜	0.0068	0.1037	0.4539	0.5034	0.2448	0.0471	0.0013	1.3610
22 静　岡	0.0086	0.1092	0.4096	0.4952	0.2563	0.0508	0.0013	1.3310
23 愛　知	0.0081	0.0863	0.4033	0.5283	0.2681	0.0552	0.0017	1.3511
24 三　重	0.0093	0.1246	0.4384	0.5039	0.2641	0.0553	0.0019	1.3974
25 滋　賀	0.0080	0.0988	0.4274	0.5421	0.2886	0.0623	0.0013	1.4286
26 京　都	0.0071	0.0682	0.2941	0.4654	0.2817	0.0662	0.0022	1.1850
27 大　阪	0.0109	0.0897	0.3288	0.4603	0.2721	0.0606	0.0018	1.2241
28 兵　庫	0.0086	0.0862	0.3830	0.4990	0.2697	0.0581	0.0016	1.3061
29 奈　良	0.0078	0.0766	0.3650	0.4798	0.2554	0.0592	0.0022	1.2461
30 和歌山	0.0139	0.1675	0.4635	0.4529	0.2402	0.0480	0.0011	1.3872
31 鳥　取	0.0092	0.1625	0.5355	0.5133	0.3068	0.0734	0.0022	1.6029
32 島　根	0.0046	0.1564	0.5100	0.5569	0.2794	0.0631	0.0026	1.5730
33 岡　山	0.0124	0.1242	0.4446	0.4960	0.2499	0.0585	0.0014	1.3872
34 広　島	0.0116	0.1260	0.4499	0.4986	0.2564	0.0556	0.0014	1.3995
35 山　口	0.0163	0.1746	0.4915	0.4873	0.2409	0.0535	0.0014	1.4654
36 徳　島	0.0132	0.1343	0.4612	0.4982	0.2497	0.0598	0.0006	1.4170
37 香　川	0.0124	0.1541	0.4650	0.5013	0.2615	0.0507	0.0011	1.4461
38 愛　媛	0.0136	0.1478	0.4606	0.4857	0.2344	0.0493	0.0014	1.3929
39 高　知	0.0100	0.1342	0.4438	0.4488	0.2553	0.0695	0.0015	1.3630
40 福　岡	0.0130	0.1187	0.3765	0.4772	0.2754	0.0644	0.0014	1.3266
41 佐　賀	0.0126	0.1734	0.4906	0.5189	0.2725	0.0631	0.0017	1.5329
42 長　崎	0.0093	0.1670	0.5074	0.5409	0.2798	0.0623	0.0016	1.5684
43 熊　本	0.0112	0.1581	0.4804	0.5249	0.2841	0.0629	0.0020	1.5236
44 大　分	0.0078	0.1640	0.5080	0.4896	0.2613	0.0544	0.0014	1.4865
45 宮　崎	0.0157	0.2061	0.5203	0.5427	0.2843	0.0564	0.0006	1.6260
46 鹿児島	0.0096	0.1554	0.4952	0.5340	0.2780	0.0617	0.0024	1.5362
47 沖　縄	0.0236	0.1931	0.4736	0.5461	0.3642	0.0976	0.0033	1.7015

（注）　11頁の８．参照。本表の合計特殊出生率は，５歳年齢区分ごとの出生率に基づいて母子衛生研究会で算出した。
　　　　分母の人口は「令和4年10月1日現在推計人口」（総務省統計局）の都道府県，５歳階級別の女性の日本人人口を用いた。
NOTE：See note 8 on page 13.
SOURCE：Total fertility rate（TFR）in this table are calculated by Mothers' & Children's Health and Welfare Association on the basis of five-year-age-group-specific fertility rate.
　　　　The Total population of women by prefecture in five-year-age-group categories was used as a denominator.
　　　　The data is Current Population Estimates as of October 1, 2022 (Statistics Bureau, Ministry of Internal Affairs and Communications).

第102表　年齢別，初婚件数（昭和22年〜令和4年）
Marriages by Age (First Marriage for Both), 1947−2022

実　数　Number

	年　　次 Year		総　数 Total	〜19歳 Years	20〜24	25〜29	30〜34	35〜39	40〜44	45〜49	50〜	不　詳 Not stated
夫	1947	昭和22	426 348	12 726	154 852	203 364	44 759	6 483	1 825	804	696	839
	1950	25	298 124	7 526	123 730	136 090	24 265	4 139	1 143	562	603	66
	1955	30	393 252	2 812	113 355	232 903	37 926	4 390	1 044	417	405	–
	1965	40	669 209	2 637	169 498	384 668	95 901	12 793	2 504	648	560	–
	1975	50	769 670	5 077	210 292	430 929	104 611	14 325	3 083	849	461	43
	1980	55	634 352	5 304	137 768	325 327	142 437	18 875	3 330	856	443	12
Groom	1985	60	601 673	6 577	126 761	288 236	138 164	34 783	5 317	1 229	597	9
	1990	平成2	581 650	7 683	118 866	274 447	129 444	37 101	10 893	2 225	984	7
	1995	7	635 178	8 693	136 347	287 105	140 354	42 848	13 516	4 777	1 520	18
	2000	12	614 968	10 745	117 347	284 162	135 078	44 912	13 490	5 789	3 439	6
	2005	17	515 916	6 789	79 730	208 908	143 700	50 031	15 976	6 026	4 754	2
	2010	22	484 411	5 354	66 151	184 591	131 093	64 350	21 055	7 114	4 703	–
	2020	令和2	319 347	2 943	43 149	123 519	78 103	39 795	18 409	8 477	4 951	1
	2021	3	290 926	2 280	39 341	114 849	70 170	35 462	16 283	7 621	4 920	–
	2022	4	279 179	2 003	35 892	110 203	67 723	34 909	15 679	7 540	5 230	–
妻	1947	昭和22	426 965	72 076	267 575	72 033	10 065	2 446	939	464	413	954
	1950	25	308 431	50 190	196 299	50 307	7 756	2 242	816	352	348	121
	1955	30	411 062	33 217	266 534	94 688	12 366	2 670	923	357	307	–
	1965	40	688 957	26 972	439 357	177 962	30 469	9 541	3 017	1 045	594	–
	1975	50	783 246	24 315	459 635	256 383	28 364	7 763	3 739	1 938	1 071	38
	1980	55	643 514	20 912	328 761	238 640	41 169	8 438	2 757	1 564	1 261	12
Bride	1985	60	610 389	21 602	280 044	249 594	41 628	11 907	2 998	1 302	1 313	1
	1990	平成2	592 262	22 327	233 032	270 575	48 641	11 320	3 814	1 415	1 136	2
	1995	7	647 004	19 271	233 964	299 855	72 600	14 676	3 679	1 661	1 294	4
	2000	12	626 764	21 480	175 387	308 790	92 933	20 926	4 351	1 387	1 509	1
	2005	17	529 391	15 434	119 549	238 978	115 380	30 728	6 407	1 724	1 189	2
	2010	22	497 645	11 435	98 523	212 012	114 827	46 290	10 742	2 430	1 386	–
	2020	令和2	328 670	5 256	59 320	141 559	71 833	32 307	11 848	4 245	2 301	1
	2021	3	299 095	4 225	53 722	131 006	64 245	29 013	10 639	3 893	2 352	–
	2022	4	287 543	3 607	48 912	125 860	63 292	28 646	10 506	3 956	2 764	–

百分率　Percentage

	年　　次 Year		総　数 Total	〜19歳 Years	20〜24	25〜29	30〜34	35〜39	40〜44	45〜49	50〜
夫	1947	昭和22	100.0	3.0	36.4	47.8	10.5	1.5	0.4	0.2	0.2
	1950	25	100.0	2.5	41.5	45.7	8.1	1.4	0.4	0.2	0.2
	1955	30	100.0	0.7	28.8	59.2	9.6	1.1	0.3	0.1	0.1
	1965	40	100.0	0.4	25.3	57.5	14.3	1.9	0.4	0.1	0.1
	1975	50	100.0	0.7	27.3	56.0	13.6	1.9	0.4	0.1	0.1
Groom	1980	55	100.0	0.8	21.7	51.3	22.5	3.0	0.5	0.1	0.1
	1985	60	100.0	1.1	21.1	47.9	23.0	5.8	0.9	0.2	0.1
	1990	平成2	100.0	1.3	20.4	47.2	22.3	6.4	1.9	0.4	0.2
	1995	7	100.0	1.4	21.5	42.5	22.1	6.7	2.1	0.8	0.2
	2000	12	100.0	1.7	19.1	46.2	22.0	7.3	2.2	0.9	0.6
	2005	17	100.0	1.3	15.5	40.5	27.9	9.7	3.1	1.2	0.9
	2010	22	100.0	1.1	13.7	38.1	27.1	13.3	4.3	1.5	1.0
	2020	令和2	100.0	0.9	13.5	38.7	24.5	12.5	5.8	2.7	1.6
	2021	3	100.0	0.8	13.5	39.5	24.1	12.2	5.6	2.6	1.7
	2022	4	100.0	0.7	12.9	39.5	24.3	12.5	5.6	2.7	1.9
妻	1947	昭和22	100.0	16.9	62.8	16.9	2.4	0.6	0.2	0.1	0.1
	1950	25	100.0	16.3	63.7	16.3	2.5	0.7	0.3	0.1	0.1
	1955	30	100.0	8.1	64.8	23.0	3.0	0.6	0.2	0.1	0.1
	1965	40	100.0	3.9	63.8	25.8	4.4	1.4	0.4	0.2	0.1
	1975	50	100.0	3.1	58.7	32.7	3.6	1.0	0.5	0.2	0.1
Bride	1980	55	100.0	3.2	51.1	37.1	6.4	1.3	0.4	0.2	0.2
	1985	60	100.0	3.5	45.9	40.9	6.8	2.0	0.5	0.2	0.2
	1990	平成2	100.0	3.8	39.3	45.7	8.2	1.9	0.6	0.2	0.2
	1995	7	100.0	3.0	36.2	46.3	11.2	2.3	0.6	0.3	0.2
	2000	12	100.0	3.4	28.0	49.3	14.8	3.3	0.7	0.2	0.2
	2005	17	100.0	2.9	22.6	45.1	21.8	5.8	1.2	0.3	0.2
	2010	22	100.0	2.3	19.8	42.6	23.1	9.3	2.2	0.5	0.3
	2020	令和2	100.0	1.6	18.0	43.1	21.9	9.8	3.6	1.3	0.7
	2021	3	100.0	1.4	18.0	43.8	21.5	9.7	3.6	1.3	0.8
	2022	4	100.0	1.3	17.0	43.8	22.0	10.0	3.7	1.4	1.0

（注）　1．各年に同居し届け出たものについて集計している。
　　　　2．年齢不詳を除いた初婚件数に対する百分率である。
NOTES：1．Numbers in this table are calculated from marriage reports submitted by couples living together.
　　　　2．Percentage excludes those whose age was not stated.

第103表　女性の労働力人口（15歳以上）等の推移（昭和35年～令和４年）
Shift in the Population of Women Laborers (15 Years of Age and Older), 1960−2022

区分 Category		15歳以上人口（A）Population（A）（万人）(Unit:10 000 people)	労働力人口（B）Labor force（B）（万人）(Unit:10 000 people)	非労働力人口（万人）Non-worker (Unit: 10 000 people)	15歳以上人口に占める家事専業者の割合（％）Percentage(%)of Women 15Years of Age and Older Who Specialize in Housework	労働力率（B)/(A)（％）Percentage of Labor Force	労働力人口の女性構成比（％）Women Constituents in the Labor Force Population(%)
1960	昭和35	3 370	1 838	1 526	29.8	54.5	40.7
1965	40	3 758	1 903	1 853	31.6	50.6	39.8
1970	45	4 060	2 024	2 032	33.8	49.9	39.3
1975	50	4 344	1 987	2 342	36.9	45.7	37.3
1980	55	4 591	2 185	2 391	34.0	47.6	38.7
1985	60	4 863	2 367	2 472	31.4	48.7	39.7
1990	平成2	5 178	2 593	2 562	29.2	50.1	40.6
1995	7	5 402	2 701	2 698	30.3	50.0	40.5
2000	12	5 583	2 753	2 824	31.1	49.3	40.7
2005	17	5 684	2 750	2 929	29.6	48.4	41.4
2006	18	5 693	2 759	2 930	29.4	48.5	41.4
2007	19	5 701	2 763	2 935	29.1	48.5	41.4
2008	20	5 706	2 762	2 942	28.9	48.4	41.5
2009	21	5 709	2 771	2 936	28.2	48.5	41.9
2010	22	5 712	2 768	2 940	28.0	48.5	42.0
2011*	23	5 455	2 632	2 821	28.2	48.2	42.0
2012	24	5 742	2 766	2 976	27.8	48.2	42.2
2013	25	5 738	2 804	2 932	26.6	48.9	42.6
2014	26	5 736	2 824	2 908	25.9	49.2	42.9
2015	27	5 733	2 842	2 888	25.4	49.6	43.1
2016	28	5 732	2 883	2 846	24.8	50.3	43.4
2017	29	5 743	2 937	2 803	24.1	51.1	43.7
2018	30	5 739	3 014	2 721	22.8	52.5	44.1
2019	令和元	5 733	3 058	2 670	22.0	53.3	44.4
2020	2	5 726	3 044	2 677	21.7	53.2	44.3
2021	3	5 711	3 057	2 650	20.8	53.5	44.6
2022	4	5 711	3 096	2 610	20.2	54.2	45.0

(注)「労働力調査　基本集計（年平均）」（総務省統計局）　＊岩手県，宮城県及び福島県を除く。
SOURCE：Labor Force Survey Basic Tabulation (year average) by Statistics Bureau, Ministry of Internal Affair and Communications.
NOTE：＊Not including Iwate, Miyagi and Fukushima.

第20図　年齢階級別，女性労働力人口比率の推移（昭和45年～令和４年）
Shift in the Percentages of Women in the Labor Force by Age, 1970−2022

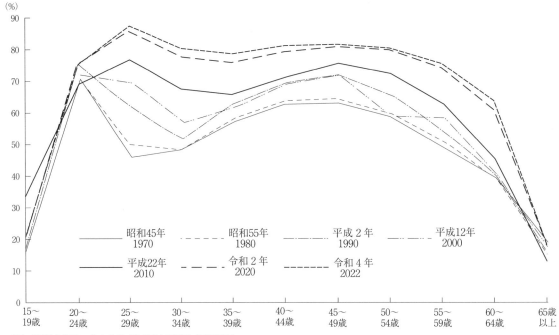

(注)「労働力調査　基本集計（年平均）」（総務省統計局）
SOURCE：Labor Force Survey Basic Tabulation (year average) by Statistics Bureau, Ministry of Internal Affair and Communications.

第104表　共働き世帯数の推移（昭和60年～令和４年）
Shift in the Number of Double-Income Households, 1985−2022

（単位　万世帯　Ten thousand/Households）

区　分 Category		典型的一般世帯数 Number of Typical/ General Households	共働き世帯数 Number of Double-Income Households	典型的一般世帯に占める割合（％） Double-Income Households among Typical/General Households(%)	子どものいる典型的一般世帯数 Typical/ General Households with Children	共働き世帯数 Number of Double-Income Households	子どものいる典型的一般世帯に占める割合（％） Double-Income Households among Typical/General Households with Children(%)
1985	昭和60年	2 591	722	27.9	1 940	576	29.7
1990	平成2	2 654	823	31.0	1 888	642	34.0
1995	7	2 766	908	32.8	1 835	665	36.2
2000	12	2 867	942	32.9	1 791	671	37.5
2005	17	2 910	988	34.0	1 742	695	39.9
2006	18	2 890	977	33.8	1 715	683	39.8
2007	19	2 926	1 013	34.6	1 726	710	41.1
2008	20	2 913	1 011	34.7	1 704	707	41.5
2009	21	2 920	995	34.1	1 697	695	41.0
2010	22	2 917	1 012	34.7	1 687	708	42.0
2011*	23	2 811	987	35.1	1 620	684	42.2
2012	24	2 942	1 054	35.8	1 701	746	43.9
2013	25	2 901	1 065	36.7	1 660	747	45.0
2014	26	2 899	1 077	37.2	1 622	739	45.6
2015	27	2 887	1 114	38.6	1 608	775	48.2
2016	28	2 870	1 129	39.3	1 579	771	48.8
2017	29	2 893	1 188	41.1	1 592	814	51.1
2018	30	2 881	1 219	42.3	1 591	838	52.7
2019	令和元	2 869	1 245	43.4	1 550	844	54.5
2020	2	2 843	1 240	43.6	1 534	831	54.2
2021	3	2 845	1 247	43.8	1 536	835	54.4
2022	4	2 830	1 262	44.6	1 498	838	55.9

（注）平成12年までは「労鐵力調査　詳細調査特別調査」（各年２月現在）平成17年からは「労働力調査　詳細集計（年平均）」（ともに総務省統計局）
　　　共働き世帯：夫と妻がともに就業者（うち非農林業雇用者）の世帯。＊岩手県，宮城県及び福島県を除く。
SOURCE：For the years up to 2000, Labor Force Survey Special Report（as of February in each year）. From 2005, Labor Force Survey Detailed Tabulation（year average）.（Both compiled by Statistics Bureau, Ministry of Internal Affairs and Communications.）
NOTE：Double-Income Household；Households in which both husband and wife are employed（includes those employed by non-agricultural/forestry industries）.
　　　＊Not including Iwate, Miyagi and Fukushima.

第105表　末子の年齢階級別，子どものいる世帯の母の就業状態（令和４年）
Employment Status of Mothers by Age of the Youngest Child, 2022

（単位　万人　Ten thousand/Persons）

区　分 Category	総　数 Total	末　子　の　年　齢 Age of the Youngest Child						
		0～3歳	4～6	7～9	10～12	13～14	15～17	18歳以上
子どものいる世帯総数 Number of Households with Children	1 498 (100.0)	260 (100.0)	151 (100.0)	144 (100.0)	130 (100.0)	89 (100.0)	132 (100.0)	590 (100.0)
就　業　者 Employed	1 018 (68.0)	173 (66.5)	112 (74.2)	113 (78.5)	104 (80.0)	73 (82.0)	109 (82.6)	334 (56.6)
非農林業雇用者 Employed by Non・Agricultural/ Forestry Industry	938 (62.6)	163 (62.7)	104 (68.9)	107 (74.3)	97 (74.6)	68 (76.4)	102 (77.3)	297 (50.3)
週間就業時間 Number of Working Hours per Week								
35時間未満 Less than 35 hours	515 (34.4)	61 (23.5)	63 (41.7)	64 (44.4)	56 (43.1)	40 (44.9)	54 (40.9)	176 (29.8)
35時間以上 35 hours or more	350 (23.4)	50 (19.2)	38 (25.2)	40 (27.8)	37 (28.5)	27 (30.3)	45 (34.1)	114 (19.3)
非労働力人口 Non-Working Population	464 (31.0)	85 (32.7)	38 (25.2)	29 (20.1)	25 (19.2)	15 (16.9)	22 (16.7)	250 (42.4)
就業希望者 Number of People Who Would Like to Work	69 (4.6)	27 (10.4)	10 (6.6)	7 (4.9)	5 (3.8)	4 (4.5)	3 (2.3)	13 (2.2)

（注）「労働力調査　詳細集計（令和４年平均）」（総務省統計局）
SOURCE：Labor Force Survey Detailed Tabulation（2022 average）by Statistics Bureau, Ministry of Internal Affairs and Communications.

第106表　育児休業者割合（令和4年度）
Percentage of Employees Taking Child Care Leave, FY2022

百分率   Percentage

	育児休業者の男女比 Sex of those taking leave			出産した女性労働者に占める育児休業者の割合 Employees who took Child Care Leave within those who gave birth	配偶者が出産した男性労働者に占める育児休業者の割合 Employees who took Child Care Leave within those whose wives gave birth
	総計 Total	女性 Female	男性 Male		
【総計】 Total	100.0	82.3	17.7	80.2	17.13
【産業】　Industry					
鉱業，採石業，砂利採取業 Mining and Quarrying of Stone and Gravel	100.0	41.2	58.8	87.5	16.95
建設業 Construction	100.0	57.3	42.7	75.8	15.49
製造業 Manufacturing	100.0	66.4	33.6	81.6	18.60
電気・ガス・熱供給・水道業 Electricity, Gas, Heat Supply and Water	100.0	71.4	28.6	88.4	12.53
情報通信業 Information and Communications	100.0	68.4	31.6	93.9	24.58
運輸業，郵便業 Transport and Postal Activities	100.0	69.9	30.1	91.9	19.58
卸売業，小売業 Wholesale and Retail Trade	100.0	90.9	9.1	71.5	8.42
金融業，保険業 Finance and Insurance	100.0	75.7	24.3	83.1	37.28
不動産業，物品賃貸業 Real Estate and Goods Rental and Leasing	100.0	79.5	20.5	99.7	12.99
学術研究，専門・技術サービス業 Scienteific Research, Professional and Technical Services	100.0	67.9	32.1	89.0	23.38
宿泊業，飲食サービス業 Accommodations, Eating and Drinking Services	100.0	92.2	7.8	59.9	9.06
生活関連サービス業，娯楽業 Living-Related and Personal Services and Amusement Services	100.0	90.1	9.9	69.0	25.53
教育，学習支援業 Education, Learning Support	100.0	89.3	10.7	84.2	19.30
医療，福祉 Medical, Health Care and Welfare	100.0	91.4	8.6	89.5	25.99
複合サービス事業 Compound Services	100.0	86.5	13.5	83.5	18.02
サービス業（他に分類されないもの） Services, N.E.C.	100.0	84.9	15.1	91.8	11.36
【事業所規模】　Size					
500人以上 500 or More	100.0	76.2	23.8	96.1	25.36
100～499人	100.0	80.8	19.2	93.3	21.92
30～99人	100.0	81.4	18.6	84.6	17.43
5～29人	100.0	87.0	13.0	67.0	11.15
30人以上（再掲） 30 or More（Listed again）	100.0	79.8	20.2	90.6	21.05

(注)　令和4年度「雇用均等基本調査」
　　　全事業所において，令和2年10月1日から令和3年9月30日までの1年間に出産した者（配偶者が出産した男性を含む）に占める令和4年10月1日までの間に育児休業を開始した者の割合である。
SOURCE：Basic Survey of Gender Equality in Employment Management, 2022
NOTE：Employees who took Child Care Leave refers to those who took leave before the holidays by October 1, 2022, among those who (or whose wives) gave birth between October 1, 2020, and September 30, 2021.

第107表　子の看護休暇取得者割合（令和3年度）
Percentage of Employees Taking Sick/Injured Child Care Leave, FY2021

百分率   Percentage

	就学前までの子を持つ 労働者計 Employees Taking Care of a Child Before The Time of Commencement of School	子の看護休暇取得者 Employees Taking Sick/Injured Child Care Leave		
		女性 Female	男性 Male	男女計 Total
【総計】 Total	100.0	16.2	6.7	10.8
【産業】　Industry				
鉱業，採石業，砂利採取業 Mining and Quarrying of Stone and Gravel	100.0	27.6	7.8	9.8
建設業 Construction	100.0	31.0	10.7	14.6
製造業 Manufacturing	100.0	32.6	8.7	14.2
電気・ガス・熱供給・水道業 Electricity, Gas, Heat Supply and Water	100.0	37.0	16.3	18.9
情報通信業 Information and Communications	100.0	34.9	8.2	14.3
運輸業，郵便業 Transport and Postal Activities	100.0	10.2	1.5	3.5
卸売業，小売業 Wholesale and Retail Trade	100.0	22.5	7.6	14.0
金融業，保険業 Finance and Insurance	100.0	39.3	8.0	23.7
不動産業，物品賃貸業 Real Estate and Goods Rental and Leasing	100.0	14.8	5.2	7.4
学術研究，専門・技術サービス業 Scienteific Research, Professional and Technical Services	100.0	28.3	18.6	20.7
宿泊業，飲食サービス業 Accommodations, Eating and Drinking Services	100.0	42.5	11.6	30.7
生活関連サービス業，娯楽業 Living-Related and Personal Services and Amusement Services	100.0	8.1	1.1	6.0
教育，学習支援業 Education, Learning Support	100.0	2.2	1.6	1.9
医療，福祉 Medical, Health Care and Welfare	100.0	25.9	9.8	21.4
複合サービス事業 Compound Services	100.0	25.7	6.1	14.6
サービス業(他に分類されないもの) Services, N.E.C.	100.0	30.9	17.1	23.7
【事業所規模】　Size				
500人以上 500 or More	100.0	6.1	3.8	4.8
100～499人	100.0	21.2	10.8	15.2
30～99人	100.0	27.7	7.6	16.6
5～29人	100.0	33.3	10.4	21.4
30人以上(再掲) 30 or More(Listed again)	100.0	13.1	6.1	9.1
【子の看護休暇制度の規定の有無】　System				
あり existence	100.0	16.0	6.8	10.8
なし noexistence	100.0	19.4	4.1	11.2

(注)　令和3年度「雇用均等基本調査」
　　　令和2年4月1日～令和3年3月31日の1年間に子の看護休暇を取得した者。
SOURCE：Basic Survey of Gender Equality in Employment Management, 2021.
NOTE：Employees taking sick/injured child care leave during the year from April 1, 2020 to March 31, 2021.

第108表　取得期間別育児
Percentage of Employees with Child

百分率

Percentage

女性　Famale Employees

	総計 Total	5日未満 Less than 5 days	5日～ 2週間 未満	2週間～ 1か月 未満	1か月～ 3か月 未満	3～6	6～8	8～10	10～12	12～18	18～24	24～36	36か月 以上 36 or longer
【総計】　Total	100.0	0.5	0.0	0.1	0.8	3.5	6.4	8.7	30.0	34.0	11.1	4.5	0.6
【産業】　Industry													
鉱業，採石業，砂利採取業 Mining and Quarrying of Stone and Gravel	100.0	–	–	–	–	–	11.4	2.9	8.6	14.3	62.9	–	–
建設業　Construction	100.0	–	–	–	0.1	2.5	0.9	17.5	11.2	56.7	10.4	0.7	–
製造業　Manufacturing	100.0	–	–	–	0.1	2.6	2.2	3.0	29.9	34.5	23.7	3.7	0.2
電気・ガス・熱供給・水道業 Electricity, Gas, Heat Supply and Water	100.0	–	–	–	4.6	3.5	13.9	8.9	10.6	44.1	8.7	5.6	–
情報通信業 Information and Communications	100.0	–	–	0.5	1.3	2.5	3.6	11.0	22.4	37.1	12.2	9.0	0.4
運輸業，郵便業 Transport and Postal Activities	100.0	–	–	0.1	1.4	1.4	0.3	18.1	16.4	38.0	10.5	13.8	–
卸売業，小売業 Wholesale and Retail Trade	100.0	–	–	–	0.3	5.0	5.8	9.3	24.7	38.4	12.9	1.5	2.2
金融業，保険業 Finance and Insurance	100.0	–	–	0.1	1.4	0.5	3.9	12.4	17.5	38.4	19.2	6.6	–
不動産業，物品賃貸業 Real Estate and Goods Rental and Leasing	100.0	–	–	–	–	0.5	1.7	13.1	26.6	29.2	17.2	11.6	0.2
学術研究，専門・技術サービス業 Scienteific Research, Professional and Technical Services	100.0	–	–	0.1	2.0	10.3	12.8	26.5	16.9	22.5	5.8	1.5	1.4
宿泊業，飲食サービス業 Accommodations, Eating and Drinking Services	100.0	9.1	–	–	–	0.1	0.4	14.3	16.6	44.6	0.8	14.1	–
生活関連サービス業，娯楽業 Living-Related and Personal Services and Amusement Services	100.0	–	0.1	–	0.1	2.4	24.8	2.2	25.8	22.0	17.8	4.8	–
教育，学習支援業 Education, Learning Support	100.0	1.4	–	0.2	1.5	8.6	5.6	12.7	23.6	38.0	5.7	2.8	–
医療，福祉 Medical, Health Care and Welfare	100.0	0.1	–	–	0.7	3.6	7.2	6.9	46.8	27.0	4.1	3.6	–
複合サービス事業 Compound Services	100.0	–	–	–	0.5	1.4	2.3	12.1	11.6	58.6	10.3	1.7	1.5
サービス業(他に分類されないもの) Services, N.E.C.	100.0	–	–	0.1	3.5	2.5	6.0	0.8	27.2	42.8	12.6	4.0	0.4
【事業所規模】　Size													
500人以上　500 or More	100.0	0.1	–	0.3	1.1	3.4	5.2	9.6	27.7	31.1	15.0	6.0	0.5
100～499人	100.0	0.1	–	0.1	0.6	1.9	2.5	8.6	35.6	30.7	15.1	3.4	1.5
30～99人	100.0	0.2	–	–	0.9	4.2	13.6	9.3	23.3	38.5	7.8	2.2	0.1
5～29人	100.0	1.6	–	–	0.7	4.6	4.4	7.6	31.5	34.7	7.7	7.2	–
30人以上(再掲)	100.0	0.1	–	0.1	0.8	3.1	7.2	9.0	29.4	33.7	12.3	3.5	0.8
【育児目的の休暇制度の規定の有無】　System													
あり　existence	100.0	0.5	–	0.1	0.8	2.9	6.5	8.4	30.6	33.8	11.3	4.6	0.6
なし　noexistence	100.0	–	–	–	–	33.8	1.4	21.4	–	43.4	–	–	–

百分率

Percentage

男性　Male Employees

	総計 Total	5日未満 Less than 5 days	5日～ 2週間 未満	2週間～ 1か月 未満	1か月～ 3か月 未満	3～6	6～8	8～10	10～12	12～18	18～24	24～36	36か月 以上 36 or longer
【総計】　Total	100.0	25.0	26.5	13.2	24.5	5.1	1.9	1.1	1.4	0.9	0.0	0.2	–
【産業】　Industry													
鉱業，採石業，砂利採取業 Mining and Quarrying of Stone and Gravel	100.0	7.6	26.6	24.1	39.2	1.3	–	–	1.3	–	–	–	–
建設業　Construction	100.0	44.3	41.2	5.5	8.1	0.1	0.6	0.1	–	–	–	–	–
製造業　Manufacturing	100.0	20.2	34.2	12.1	24.4	5.7	0.4	0.2	–	2.8	–	–	–
電気・ガス・熱供給・水道業 Electricity, Gas, Heat Supply and Water	100.0	–	57.6	3.2	28.1	3.2	–	–	–	8.0	–	–	–
情報通信業 Information and Communications	100.0	14.3	28.8	8.7	28.1	10.0	4.7	1.2	1.6	0.7	0.2	1.7	–
運輸業，郵便業 Transport and Postal Activities	100.0	24.2	25.3	24.9	18.4	1.7	4.3	0.3	0.4	0.4	–	0.1	–
卸売業，小売業 Wholesale and Retail Trade	100.0	29.0	43.4	18.1	8.8	0.3	0.3	–	–	–	–	–	–
金融業，保険業 Finance and Insurance	100.0	69.0	23.7	3.2	1.9	0.9	0.5	–	0.6	–	0.2	–	–
不動産業，物品賃貸業 Real Estate and Goods Rental and Leasing	100.0	1.9	4.6	27.5	61.6	3.4	0.9	–	–	–	–	–	–
学術研究，専門・技術サービス業 Scienteific Research, Professional and Technical Services	100.0	35.0	20.9	6.1	22.5	5.9	3.2	1.5	4.7	0.2	–	–	–
宿泊業，飲食サービス業 Accommodations, Eating and Drinking Services	100.0	7.1	2.4	2.4	50.7	34.0	–	0.3	2.6	0.3	0.3	–	–
生活関連サービス業，娯楽業 Living-Related and Personal Services and Amusement Services	100.0	–	93.2	–	1.4	2.7	–	1.4	–	1.4	–	–	–
教育，学習支援業 Education, Learning Support	100.0	41.7	3.3	4.0	44.9	2.7	0.3	2.5	0.6	–	–	–	–
医療，福祉 Medical, Health Care and Welfare	100.0	11.6	13.7	23.5	25.2	6.6	–	9.7	9.7	–	–	–	–
複合サービス事業 Compound Services	100.0	83.8	1.7	1.7	6.8	6.0	–	–	–	–	–	–	–
サービス業(他に分類されないもの) Services, N.E.C.	100.0	18.0	11.4	20.9	39.3	3.2	6.3	–	0.3	0.6	–	–	–
【事業所規模】　Size													
500人以上　500 or More	100.0	26.8	28.3	8.9	23.2	7.8	1.9	0.9	1.0	0.9	0.2	0.1	–
100～499人	100.0	19.5	17.2	18.0	30.6	6.3	4.7	0.4	0.7	2.0	–	0.6	–
30～99人	100.0	12.9	14.9	25.6	34.1	6.8	0.3	0.2	5.1	–	–	–	–
5～29人	100.0	38.1	43.4	3.4	12.3	–	–	2.8	–	–	–	–	–
30人以上(再掲)	100.0	20.4	20.5	16.8	28.9	6.9	2.6	0.5	1.9	1.2	0.1	0.3	–
【育児目的の休暇制度の規定の有無】　System													
あり　existence	100.0	25.0	26.5	13.6	24.1	5.2	1.9	1.2	1.4	0.9	–	0.2	–
なし　noexistence	100.0	27.3	24.9	–	44.0	2.5	1.3	–	–	–	–	–	–

休業後復職者割合（令和３年度）
Care Leave by Leave Time, FY2021

百分率 — Percentage

	総計 Total	5日未満 Less than 5 days	5日～2週間未満	2週間～1か月未満	1か月～3か月未満	3～6	6～8	8～10	10～12	12～18	18～24	24～36	36か月以上 36 or longer
【総計】 Total	100.0	5.2	5.1	2.6	5.3	3.8	5.6	7.2	24.6	27.7	9.0	3.7	0.5
【産業】 Industry													
鉱業，採石業，砂利採取業 Mining and Quarrying of Stone and Gravel	100.0	5.3	18.4	16.7	27.2	0.9	3.5	0.9	3.5	4.4	19.3	–	–
建設業 Construction	100.0	24.1	22.4	3.0	4.5	1.2	0.8	8.0	5.1	25.9	4.7	0.3	–
製造業 Manufacturing	100.0	6.2	10.6	3.7	7.6	3.6	1.6	2.2	20.7	24.7	16.4	2.6	0.2
電気・ガス・熱供給・水道業 Electricity, Gas, Heat Supply and Water	100.0	–	23.7	1.3	14.3	3.4	8.2	5.2	6.2	29.2	5.1	3.3	–
情報通信業 Information and Communications	100.0	5.2	10.4	3.5	11.0	5.2	4.0	7.5	14.9	23.9	7.9	6.3	0.3
運輸業，郵便業 Transport and Postal Activities	100.0	9.9	10.4	10.3	8.4	1.5	1.9	10.8	9.9	22.6	6.2	8.2	–
卸売業，小売業 Wholesale and Retail Trade	100.0	2.2	3.4	1.4	0.9	4.6	5.4	8.6	22.8	35.4	11.9	1.4	2.0
金融業，保険業 Finance and Insurance	100.0	17.8	6.1	0.9	1.5	0.6	3.0	9.2	13.2	28.5	14.3	4.9	–
不動産業，物品賃貸業 Real Estate and Goods Rental and Leasing	100.0	0.7	1.6	9.4	21.1	1.5	1.4	8.6	17.5	19.2	11.3	7.6	0.1
学術研究，専門・技術サービス業 Scientific Research, Professional and Technical Services	100.0	9.8	5.8	1.8	7.7	9.1	10.1	19.5	13.5	16.2	4.2	1.1	1.0
宿泊業，飲食サービス業 Accommodations, Eating and Drinking Services	100.0	8.9	0.3	0.3	6.1	4.2	0.3	12.6	14.9	39.3	0.7	12.4	–
生活関連サービス業，娯楽業 Living-Related and Personal Services and Amusement Services	100.0	–	9.1	–	0.3	2.4	22.4	2.1	23.3	20.0	16.1	4.3	–
教育，学習支援業 Education, Learning Support	100.0	6.8	0.5	0.7	7.3	7.8	4.9	11.3	20.5	32.9	4.9	2.4	–
医療，福祉 Medical, Health Care and Welfare	100.0	0.8	0.9	1.4	2.2	3.7	6.8	7.0	44.6	25.4	3.9	3.3	–
複合サービス事業 Compound Services	100.0	17.7	0.4	0.4	1.8	2.4	1.8	9.6	9.1	46.2	8.1	1.3	1.2
サービス業(他に分類されないもの) Services, N.E.C.	100.0	5.4	3.4	6.4	14.3	2.7	6.1	0.6	19.1	30.1	8.8	2.8	0.3
【事業所規模】 Size													
500人以上 500 or More	100.0	7.8	8.2	2.8	7.5	4.7	4.3	7.1	20.0	22.3	10.7	4.3	0.4
100～499人	100.0	3.7	3.2	3.4	6.2	2.7	2.9	7.1	29.1	25.3	12.3	2.8	1.3
30～99人	100.0	1.9	2.0	3.5	5.4	4.6	11.8	8.0	20.8	33.3	6.7	1.9	0.1
5～29人	100.0	8.4	8.0	0.6	2.9	3.7	3.6	6.7	25.7	28.3	6.3	5.9	–
30人以上(再掲)	100.0	4.0	3.9	3.3	6.2	3.8	6.3	7.4	24.1	27.4	10.0	2.9	0.6
【育児目的的休暇制度の規定の有無】 System													
あり existence	100.0	5.2	5.0	2.6	5.2	3.3	5.7	7.0	25.0	27.5	9.1	3.7	0.5
なし noexistence	100.0	6.3	5.8	–	10.2	26.5	1.4	16.4	–	33.3	–	–	–

(注) 令和３年度「雇用均等基本調査」
令和２年４月１日～令和３年３月31日の１年間に復職した者=100%
SOURCE：Basic Survey of Gender Equality in Employment Management, 2021
NOTE：People who returned to work during the year from April 1, 2020 to March 31, 2021=100%

第109表 「健やか親子21（第2次）」の指標（中間評価以降）
Indexs for "Sukoyaka Family 21（second）"（after mid-term evaluation)

基盤課題A　切れ目ない妊産婦・乳幼児への保健対策
Basic topics A　　Health measures to the ongoing maternal and infan

指標名 Index	平成30年度 2018	令和元年度 2019	令和2年度 2020	令和3年度 2021	最終評価目標値(令和6年度) Target by last evaluation(2024)
【健康水準の指標】　Indicators concerning healthcare standards					
1　妊産婦死亡率 Maternal Mortality Rate	3.3(出産10万対) (Per 100 000 total births)	3.3(出産10万対) (Per 100 000 total births)	2.7(出産10万対) (Per 100 000 total births)	－	2.8
2　全出生数中の低出生体重児の割合 Ratio of infants with low birthweight to total live births	・低出生体重児 9.4% Low birthweight ・極低出生体重児 0.7% Ultra-low birthweight	・低出生体重児 9.4% Low birthweight ・極低出生体重児 0.7% Ultra-low birthweight	・低出生体重児 9.2% Low birthweight ・極低出生体重児 0.7% Ultra-low birthweight	－	減少 To decrease
3　妊娠・出産について満足している者の割合 Rate of those who are satisfied with pregnancy and delivery	83.5%	85.1%	82.6%	84.3%	85.0%
4　むし歯のない3歳児の割合 Ratio of 3-years-old children with no teeth decray	86.8%	88.1%	88.2%	－	90.0%
【健康行動の指標】　Indicators concerning healthcare activities					
5　妊娠中の妊婦の喫煙率 Rate of smoking pregnant women	2.4%	2.3%	2.0%	1.9%	0%
6　育児期間中の両親の喫煙率 Rate of smoking parents during child-rearing period （上段 Upper：父親 Father 下段 Lower：母親 Mother）	35.8% 5.9%	34.8% 5.7%	33.1% 5.6%	31.4% 5.3%	20.0% 4.0%
7　妊娠中の妊婦の飲酒率 Rate of drinking pregnant women	1.2%	1.0%	0.8%	0.9%	0%
8　乳幼児健康診査の受診率 （重点課題②再掲） Rate of consulting health examination for young children	(未受診率) (Rate of no consulting) ・3〜5か月児 4.2% 3-5 months old ・1歳6か月児 3.5% 18 months old ・3歳児　　4.1% Ages 3	(未受診率) (Rate of no consulting) ・3〜5か月児 4.6% 3-5 months old ・1歳6か月児 4.3% 18 months old ・3歳児　　5.4% Ages 3	(未受診率) (Rate of no consulting) ・3〜5か月児 6.0% 3-5 months old ・1歳6か月児 4.8% 18 months old ・3歳児　　5.5% Ages 3		(未受診率) (Rate of no consulting) ・3〜5か月児 2.0% 3-5 months old ・1歳6か月児 3.0% 18 months old ・3歳児　　5.0% Ages 3
9　子ども救急電話相談(#8000)を知っている親の割合 Rate of parents who know of #8000	82.5%	－	83.3%	86.1%	90.0%
10　子どものかかりつけ医(医師・歯科医師など)を持つ親の割合 Rate of parents who have a home doctor	〈医師〉 〈Doctor〉 ・3・4か月児 77.8% 3-4 months old ・3歳児　89.8% Ages 3 〈歯科医師〉 〈Dentist〉 ・3歳児　48.8% Ages 3	－	〈医師〉 〈Doctor〉 ・3・4か月児 78.8% 3-4 months old ・3歳児　88.9% Ages 3 〈歯科医師〉 〈Dentist〉 ・3歳児　50.8% Ages 3	〈医師〉 〈Doctor〉 ・3・4か月児 79.9% 3-4 months old ・3歳児　89.6% Ages 3 〈歯科医師〉 〈Dentist〉 ・3歳児　52.7% Ages 3	〈医師〉 〈Doctor〉 ・3・4か月児 85.0% 3-4 months old ・3歳児　95.0% Ages 3 〈歯科医師〉 〈Dentist〉 ・3歳児　55.0% Ages 3
11　仕上げ磨きをする親の割合 Rate of parents who brush up	73.4%	72.7%	74.1%	71.5%	80.0%

	【環境整備の指標】 Indicators concerning environmental arrangement					
12	妊娠届出時にアンケートを実施する等して，妊婦の身体的・精神的・社会的状況について把握している市区町村の割合(重点課題②再掲) Rate of municipalities to know about the physical and mental and social situation of the pregnant woman by, for example to implement a questionnaire at the time of pregnancy report	98.6%	98.9%	99.4%	99.5%	100%
13	妊娠中の保健指導(母親学級や両親学級を含む)において，産後のメンタルヘルスについて，妊婦とその家族に伝える機会を設けている市区町村の割合 Rate of municipalities provided with the opportunity to tell pregnant women and their families for postpartum mental health in health guidance during pregnancy	52.3%	54.7%	55.5%	57.7%	100%
14	産後1か月でEPDS9点以上を示した人へのフォロー体制がある市区町村の割合 Rate of municipalities where there is a follow-up system to the person who shows the EPDS9 points or more in the postpartum month	50.6%	61.3%	67.0%	–	100%
15	・ハイリスク児に対し保健師等が退院後早期に訪問する体制がある市区町村の割合 Rate of municipalities that public health nurses, etc. for high-risk infants and there is a system to visit the hospital early after ・市町村のハイリスク児の早期訪問体制構築等に対する支援をしている県型保健所の割合 Rate of prefecture health center that support for such early visit system construction of high-risk infants of municipalities	・市区町村 Municipalities 38.9% ・県型保健所 Prefecture health center 33.7%	・市区町村 Municipalities 42.1% ・県型保健所 Prefecture health center 33.9%	・市区町村 Municipalities 43.7% ・県型保健所 Prefecture health center 24.6%	–	・市区町村 Municipalities 100% ・県型保健所 Prefecture health center 100%
16	・乳幼児健康診査事業を評価する体制がある市区町村の割合 Rate of municipalities where there is a system to evaluate the infants health checkup ・市町村の乳幼児健康診査事業の評価体制構築への支援をしている県型保健所の割合 Rate of prefecture health center that is the support of the evaluation system construction of infant health checkup of municipality	・市区町村 Municipalities 18.2% ・県型保健所 Prefecture health center 15.5%	・市区町村 Municipalities 19.1% ・県型保健所 Prefecture health center 16.9%	・市区町村 Municipalities 20.2% ・県型保健所 Prefecture health center 21.5%	–	・市区町村 Municipalities 100% ・県型保健所 Prefecture health center 100%

【参考とする指標】 Reference indicators concerning						
参1	周産期死亡率 Perinatal mortality rate	出産千対　3.3 Per 1 000 total births 出生千対　2.2 Per 1 000 live births	出産千対　3.4 Per 1 000 total births 出生千対　2.3 Per 1 000 live births	出産千対　3.2 Per 1 000 total births 出生千対　2.1 Per 1 000 live births	–	–
参2	新生児死亡率，乳児(1歳未満)死亡率(出生千対) Neonatal mortality rate Infant mortality rate(1 year old and under)	・新生児死亡率 0.9 Neonatal mortality rate ・乳児(1歳未満)死亡率　1.9 Infant mortality rate (1 year old and under)	・新生児死亡率 0.9 Neonatal mortality rate ・乳児(1歳未満)死亡率　1.9 Infant mortality rate (1 year old and under)	・新生児死亡率 0.8 Neonatal mortality rate ・乳児(1歳未満)死亡率　1.8 Infant mortality rate (1 year old and under)		
参3	幼児(1～4歳)死亡率(人口10万対) Infant mortality rate (1-4 years old)	16.8	17.5	12.8	–	–
参4	乳児のSIDS死亡率(出生10万対) Infant mortality rate due to SIDS	6.2	8.7	10.9	–	–
参5	正期産児に占める低出生体重児の割合 Rate of low birthweight accounted for full-term infants	・低出生体重児　5.9% Low birthweight ・極低出生体重児　0.0092% Ultra-low birthweight	・低出生体重児　5.9% Low birthweight ・極低出生体重児　0.0103% Ultra-low birthweight	・低出生体重児　5.8% Low birthweight ・極低出生体重児　0.0097% Ultra-low birthweight		
参6	妊娠11週以下での妊娠の届出率 Rate of pregnancy in the following pregnancy 11 weeks	93.3%	93.5%	94.6%		
参7	出産後1か月時の母乳育児の割合 Rate of mothers who are breastfeeding babies at one month after delivery	43.5%	41.1%	37.6%	34.2%	
参8	産後1か月でEPDS 9点以上の褥婦の割合 Rate of postpartum women of more than EPDS9 points in the postpartum month	9.5%	9.6%	9.7%		
参9	1歳までにBCG接種を終了している者の割合 Rate of infants who underwent BCG injections by the age of 1	95.4%	98.4%	104.2% ※下記より算出しているため100%を超えるケースがあり得る 接種者数(2020年度に接種した実人数)/対象者数(人口推計の0歳人口)		
参10	1歳6か月までに四種混合・麻しん・風しんの予防接種を終了している者の割合 Rate of infants who underwent preventive vaccinations with four types of mixed serum and for measles and for Rubella by the age of 18months	・四種混合　97.0% Four types mixed ・麻しん・風しん　93.0% Measles/Rubella	・四種混合　97.2% Four types mixed ・麻しん・風しん　93.1% Measles/Rubella	・四種混合　97.9% Four types mixed ・麻しん・風しん　94.8% Measles/Rubella	・四種混合　97.7% Four types mixed ・麻しん・風しん　94.1% Measles/Rubella	
参11	不妊に悩む方への特定治療支援事業の助成件数 Grant number of specific treatment support projects for those who suffer from infertility	137,928件	135,529件	135,480件	–	–
参12	災害などの突発事象が発生したときに，妊産婦の受入体制について検討している都道府県の割合 Rate of the prefectures are considering for acceptance system of pregnant women when a sudden event, such as a disaster occurs	59.6%	63.8%	63.8%	63.8%	–

基盤課題B　学童期・思春期から成人期に向けた保健対策
Basic topics B　　Health measures from the school age, adolescence toward adulthood

指標名 Index	平成30年度 2018	令和元年度 2019	令和2年度 2020	令和3年度 2021	最終評価目標値(令和6年度) Target by last evaluation(2024)
【健康水準の指標】　Indicators concerning healthcare standards					
1　十代の自殺死亡率 （人口110万対） Suicide incidence among teenagers	・10～14歳 　　　Ages 10-14 1.9(男　Male 2.4/ 女　Female 1.3) ・15～19歳 　　　Ages 15-19 8.7(男　Male 10.3/ 女　Female 6.9)	・10～14歳 　　　Ages 10-14 1.7(男　Male 1.7/ 女　Female 1.7) ・15～19歳 　　　Ages 15-19 9.9(男　Male 13.2/ 女　Female 6.4)	・10～14歳 　　　Ages 10-14 2.3(男　Male 2.3/ 女　Female 2.2) ・15～19歳 　　　Ages 15-19 11.4(男　Male 13.8/ 女　Female 8.9)	–	・10～14歳 　　Ages 10-14 減少 　　To decrease ・15～19歳 　　Ages 15-19 減少 　　To decrease
2　十代の人工妊娠中絶率 （人口千対） Induced abortion rate among teenagers	4.7	4.5	3.8	–	4.0
3　十代の性感染症罹患率 Sexually transmitted disease morbidity rate among teenagers	定点1カ所あたりの報告数 Per 1 at fixed points ・性器クラミジア Genital chlamidia infection　2.13 ・淋菌感染症 Gonococcus infection　0.57 ・尖圭コンジローマ Condyloma acumination　0.16 ・性器ヘルペス Genital herpessimplex virus infection　0.29 実数による報告数 Real number ・梅毒 Syphilis 303	定点1カ所あたりの報告数 Per 1 at fixed points ・性器クラミジア Genital chlamidia infection　2.31 ・淋菌感染症 Gonococcus infection　0.56 ・尖圭コンジローマ Condyloma acumination　0.20 ・性器ヘルペス Genital herpessimplex virus infection　0.31 実数による報告数 Real number ・梅毒 Syphilis 265	定点1カ所あたりの報告数 Per 1 at fixed points ・性器クラミジア Genital chlamidia infection　2.35 ・淋菌感染症 Gonococcus infection　0.56 ・尖圭コンジローマ Condyloma acumination　0.20 ・性器ヘルペス Genital herpessimplex virus infection　0.23 実数による報告数 Real number ・梅毒 Syphilis 208	–	減少 To decrease ※梅毒も加えて評価 Add Syphilis
4　児童・生徒における痩身傾向児の割合 Rate of too thin student	2.0%	1.9%	3.2%	–	1.0%
5　児童・生徒における肥満傾向児の割合 Rate of overweight student	9.0%	9.6%	11.9%	–	7.0%
6　歯肉に炎症がある十代の割合 Rate of teens that there is inflammation in the gums	–	–	–	–	20.0%
【健康行動の指標】　Indicators concerning healthcare activities					
7　十代の喫煙率 Rate of smokers in their teens	–	–	–	–	中学1年 　7th graders 　男子・女子　0% 高校3年 　12th graders 　男子・女子　0%
8　十代の飲酒率 Rate of drinkers in their teens	–	–	–	–	中学3年 　9th graders 　男子・女子　0% 高校3年 　12th graders 　男子・女子　0%
9　朝食を欠食する子どもの割合 Rate of children going without a meal for breakfast	・小学6年生 5th graders　15.2% ・中学3年生 9th graders　20.2%	・小学6年生 5th graders　13.2% ・中学3年生 9th graders　17.6%	–	・小学6年生 5th graders　14.2% ・中学3年生 9th graders　18.1%	・小学6年生 5th graders　8.0% ・中学3年生 9th graders　10.0%

154

【環境整備の指標】 Indicators concerning environmental arrangement

No.	指標					
10	学校保健委員会を開催している小学校,中学校,高等学校の割合 Rate of schools which hold school health committee meetings	・小学校・中学校 92.3% Elementary school/Junior high school ・高等学校 87.7% High school	–	–		100%
11	地域と学校が連携した健康等に関する講習会の開催状況 Rate of holding of seminars on health, such as regional and school was cooperation	63.6%	65.9%	58.7%	–	100%

【参考とする指標】 Reference indicators concerning

No.	指標					
参1	スクールカウンセラーを配置する小学校,中学校の割合 Rate of schools with school coun-selors	・小学校 72.8% Elementary school ・中学校 94.5% Junior high school ・その他 2,975箇所 Other	・小学校 88.5% Elementary school ・中学校 96.6% Junior high school ・その他 3,159箇所 Other	・小学校 90.0% Elementary school ・中学校 97.0% Junior high school ・その他 3,340箇所 Other	–	–
参2	スクールソーシャルワーカーの配置状況 Number of schoolsocial-worker	2,377人	2,659人	2,859人	–	–
参3	思春期保健対策に取り組んでいる地方公共団体の割合 Rate of municipalities taking measures against youth health	・自殺防止対策 Suicide prevention measures 30.3% ・性に関する指導 Guidance on sex 44.5% ・肥満及びやせ対策 Obesity and lean measures 24.0% ・薬物乱用防止対策 Drug abuse prevention measures 30.2% (喫煙,飲酒を含む) ・食育 Dietary education 55.6%	・自殺防止対策 Suicide prevention measures 34.8% ・性に関する指導 Guidance on sex 44.6% ・肥満及びやせ対策 Obesity and lean measures 23.7% ・薬物乱用防止対策 Drug abuse prevention measures 30.2% (喫煙,飲酒を含む) ・食育 Dietary education 55.5%	・自殺防止対策 Suicide prevention measures 33.9% ・性に関する指導 Guidance on sex 40.1% ・肥満及びやせ対策 Obesity and lean measures 20.6% ・薬物乱用防止対策 Drug abuse prevention measures 26.5% (喫煙,飲酒を含む) ・食育 Dietary education 46.4%		
参4	家族など誰かと食事をする子どもの割合 Rate of children having a meal with someone, such as family	–	–	–	–	–
参5	〈中間評価を踏まえ追加〉運動やスポーツを習慣的にしている子どもの割合 Rate of children who have a habit of exercise and sport	(一週間の総運動時間が60分未満の子どもの割合) (Rate of children with less than 60 minutes of total exercise per week) 男子 male 6.4% 女子 female 11.6% (平成29年度)(2017)	–	–	(一週間の総運動時間が60分未満の子どもの割合) (Rate of children with less than 60 minutes of total exercise per week) 男子 male 8.8% 女子 female 14.4% (令和3年度)(2021)	–

基盤課題C　子どもの健やかな成長を見守り育む地域づくり
Basic topics C　　Regional Development to foster watch the healthy growth of children

指標名 Index		平成30年度 2018	令和元年度 2019	令和2年度 2020	令和3年度 2021	最終評価目標値(令和6年度) Target by last evaluation(2024)
【健康水準の指標】　Indicators concerning healthcare standards						
1	この地域で子育てをしたいと思う親の割合 Rate of parents who want to do child-rearing in the region	94.6%	94.8%	95.4%	95.3%	95.0%
2	妊娠中，仕事を続けることに対して職場から配慮をされたと思う就労妊婦の割合 Rate of working pregnant women think during pregnancy, to have been a consideration from the workplace to to continue the work	90.2%	–	90.8%	91.1%	95.0%
【健康行動の指標】　Indicators concerning healthcare activities						
3	マタニティマークを妊娠中に使用したことのある母親の割合 Rate of mothers who have used the Maternity mark during pregnancy	69.2%	–	74.0%	75.5%	80.0%
4	マタニティマークを知っている国民の割合 Rate of people who know the Maternity mark	58.1%	–	–	–	65.0%
5	積極的に育児をしている父親の割合 Rate of fathers who participate in childcare	60.5%	61.6%	65.8%	67.4%	70.0%
【環境整備の指標】　Indicators concerning environmental arrangement						
6	・乳幼児健康診査の未受診者の全数の状況を把握する体制がある市区町村の割合 Rate of municipalities where there is a system to grasp the situation of the total number of outstanding examiners of infant health checkup ・市町村の乳幼児健康診査の未受診者把握への取組に対する支援をしている県型保健所の割合 Rate of prefecture health center that is the support for the efforts of the non-consultation grasp of infant health checkup of municipality	・市区町村 　Municipalities 　　　　40.4% ・県型保健所 　Prefecture health 　center　19.6%	・市区町村 　Municipalities 　　　　40.6% ・県型保健所 　Prefecture health 　center　13.3%	・市区町村 　Municipalities 　　　　42.0% ・県型保健所 　Prefecture health 　center　12.6%		・市区町村 　Municipalities 　　　　100% ・県型保健所 　Prefecture health 　center　100%
7	育児不安の親のグループ活動を支援する体制がある市区町村の割合 Rate of municipalities where there is a system to support the group activities of child-rearing anxiety of parents	40.9%	44.4%	43.9%	–	100%
8	母子保健分野に携わる関係者の専門性の向上に取り組んでいる地方公共団体の割合 Rate of local governments are working to improve the expertise of the parties involved in the maternal and child health field	・市区町村　68.7% 　Municipalities ・都道府県　61.7% 　Prefectures	・市区町村　70.6% 　Municipalities ・都道府県　63.8% 　Prefectures	・市区町村　70.1% 　Municipalities ・都道府県　55.3% 　Prefectures	–	・市区町村　100% 　Municipalities ・都道府県　100% 　Prefectures

【参考とする指標】 Reference indicators concerning

参1	個人の希望する子ども数，個人の希望する子ども数と出生子ども数の差 Number of children desired by the individual, the difference between the number of children and birth number of children desired by the individual	–	–	–	–	–
参2	不慮の事故による死亡率（人口10万対） Mortality rate due to unexpected accidents	0〜19歳 Age 0-19 2.5 ・0歳 Age 0 7.0 ・1〜4歳 Age 1-4 2.2 ・5〜9歳 Age 5-9 1.5 ・10〜14歳 Age 10-14 1.2 ・15〜19歳 Age 15-19 4.1	0〜19歳 Age 0-19 2.2 ・0歳 Age 0 9.0 ・1〜4歳 Age 1-4 1.9 ・5〜9歳 Age 5-9 1.1 ・10〜14歳 Age 10-14 1.0 ・15〜19歳 Age 15-19 3.6	0〜19歳 Age 0-19 2.2 ・0歳 Age 0 6.9 ・1〜4歳 Age 1-4 1.6 ・5〜9歳 Age 5-9 1.0 ・10〜14歳 Age 10-14 1.0 ・15〜19歳 Age 15-19 4.1	–	–
参3	事故防止対策を実施している市区町村の割合 Rate of municipalities where preventive measures are taken against accidents	6.0%	5.6%	5.2%	–	–
参4	乳幼児のいる家庭で，風呂場のドアを乳幼児が自分で開けることができないよう工夫した家庭の割合 Rate of households that were devised to the bathroom door infants can not be opened on your own in families with infants	48.3%	49.8%	51.5%	52.9%	–
参5	父親の育児休業取得割合 Rate of fathers to get the child-care leave	6.16%	7.48%	12.65%	–	–

重点課題① 育てにくさを感じる親に寄り添う支援
Important topics① Support to snuggle up to the parent to feel the raised difficulty

指標名 Index	平成30年度 2018	令和元年度 2019	令和2年度 2020	令和3年度 2021	最終評価目標値(令和6年度) Target by last evaluation(2024)
【健康水準の指標】 Indicators concerning healthcare standards					
1 ゆったりとした気分で子どもと過ごせる時間がある母親の割合 Rate of mothers who have time to spend with children in a relaxed mood	・3・4か月児 3-4 months old 88.3% ・1歳6か月児 18 months old 79.0% ・3歳児 Ages 3 72.7%	・3・4か月児 3-4 months old 88.8% ・1歳6か月児 18 months old 79.0% ・3歳児 Ages 3 73.3%	・3・4か月児 3-4 months old 89.2% ・1歳6か月児 18 months old 81.4% ・3歳児 Ages 3 75.8%	・3・4か月児 3-4 months old 89.3% ・1歳6か月児 18 months old 81.0% ・3歳児 Ages 3 75.7%	・3・4か月児 3-4 months old 92.0% ・1歳6か月児 18 months old 85.0% ・3歳児 Ages 3 75.0%
【健康行動の指標】 Indicators concerning healthcare activities					
2 育てにくさを感じたときに対処できる親の割合 Rate of parents who can cope when you feel the raised difficulty	81.6%	81.8%	81.8%	80.9%	95.0%
3 子どもの社会性の発達過程を知っている親の割合 Rate of parents who know the process of the develoPment of children's social	89.6%	90.1%	91.0%	90.7%	95.0%
4 発達障害を知っている国民の割合 Rate of people who know the developmental disorder	53.2%	–	–	–	90.0%

【環境整備の指標】　Indicators concerning environmental arrangement

	Index	2018	2019	2020	2021	Target
5	・発達障害をはじめとする育てにくさを感じる親への早期支援体制がある市区町村の割合 Rate of municipalities where there is early support system to the parent to feel the raised difficulty, beginning with developmental disabilities ・市町村における発達障害をはじめとする育てにくさを感じる親への早期支援体制整備への支援をしている県型保健所の割合 Rate of prefecture health center that is the support for the early support system maintenance to the parent to feel the raised difficulty, beginning with developmental disabilities in municipalities	・市区町村 Municipalities　66.6% ・県型保健所 Prefecture health center　24.0%	・市区町村 Municipalities　68.2% ・県型保健所 Prefecture health center　21.5%	・市区町村 Municipalities　69.7% ・県型保健所 Prefecture health center　16.4%	–	・市区町村 Municipalities　100% ・県型保健所 Prefecture health center　100%

【参考とする指標】　Reference indicators concerning

	Index	2018	2019	2020	2021	Target
参1	小児人口に対する親子の心の問題に対応できる技術を持った小児科医の割合（小児人口110万対） Rate of pediatricians who are skilled enough to handle mental problems of parents and children to the population of infants	7.9561 （参考） 1,211名 小児人口 Child population 15,220,914	8.4 （参考） 1,255名 小児人口 Child population 15,003,063	8.3 （参考） 1,235名 小児人口 Child population 14,810,489	–	–
参2	小児人口に対する児童精神科医師の割合（小児人口110万対） Ratio of pediatricians, neonatologists, and pediatric psychiatrists to the population of infants	14.8 （参考）一般会員 General member 4,153名 内医師会員 Doctor member 2,255名 内訳: 精神科医 Psychiatrist 1,860名 小児科医 Pediatrician 359名 その他の医師 Other doctor 36名 小児人口 Child population 15,220,914	17.3 （参考）一般会員 General member 4,120名 内医師会員 Doctor member 2,592名 内訳: 精神科医 Psychiatrist 2,181名 小児科医 Pediatrician 375名 その他の医師 Other doctor 36名 小児人口 Child population 15,003,063	21.9 （参考）一般会員 General member 4,309名 内医師会員 Doctor member 3,247名 内訳: 精神科医 Psychiatrist 2,427名 小児科医 Pediatrician 365名 その他の医師 Other doctor 38名 小児人口 Child population 14,810,489	–	–
参3	児童心理治療施設の施設数 Number of institutions where shortterm treatments are conducted for children with emotional disorders	36道府県 Prefectures 50施設 Facilities	36道府県 Prefectures 51施設 Facilities	37道府県 Prefectures 53施設 Facilities	–	–
参4	就学前の障害児に対する通所支援の利用者数 Number of users of day care support for disabled children of pre-school	109,838名	120,051名	128,131名	–	–
参5	障害児支援を主要な課題とする協議体を設置している市区町村数 Number of municipalities that have set up a consultation body to be a major challenge children with disabilities support	589	626	643	642	–

重点課題②　妊娠期からの児童虐待防止対策
Important topics②　　Measures to prevent child abuse from pregnancy

	指標名 Index	平成30年度 2018	令和元年度 2019	令和2年度 2020	令和3年度 2021	最終評価目標値(令和6年度) Target by last evaluation(2024)
	【健康水準の指標】　Indicators concerning healthcare standards					
1	児童虐待による死亡数 Death toll of child abuse	・心中以外 Except family suicide　54人 ・心中 Family suicide　19人	・心中以外 Except family suicide　57人 ・心中 Family suicide　21人	–	–	それぞれが減少 To decrease

【健康行動の指標】 Indicators concerning healthcare activities

#	指標					
2	乳幼児期に体罰や暴言、ネグレクト等によらない子育てをしている親の割合 Rate of parents raising children without corporal punishment, ranting, neglect, etc. during infancy	・3・4か月児 3-4 months old 91.8% ・1歳6か月児 18 months old 81.2% ・3歳児 Ages 3 62.7%	・3・4か月児 3-4 months old 93.2% ・1歳6か月児 18 months old 82.2% ・3歳児 Ages 3 64.8%	・3・4か月児 3-4 months old 93.6% ・1歳6か月児 18 months old 82.7% ・3歳児 Ages 3 67.3%	・3・4か月児 3-4 months old 94.7% ・1歳6か月児 18 months old 85.1% ・3歳児 Ages 3 70.0%	・3・4か月児 3-4 months old 95.0% ・1歳6か月児 18 months old 85.0% ・3歳児 Ages 3 70.0%
3	乳幼児健康診査の受診率（基盤課題A-8再掲） Rate of consulting health examination for young children	（未受診率）(Rate of no consulting) ・3〜5か月児 3-5 months old 4.2% ・1歳6か月児 18 months old 3.5% ・3歳児 Ages 3 4.1%	（未受診率）(Rate of no consulting) ・3〜5か月児 3-5 months old 4.6% ・1歳6か月児 18 months old 4.3% ・3歳児 Ages 3 5.4%	（未受診率）(Rate of no consulting) ・3〜5か月児 3-5 months old 6.0% ・1歳6か月児 18 months old 4.8% ・3歳児 Ages 3 5.5%		（未受診率）(Rate of no consulting) ・3〜5か月児 3-5 months old 2.0% ・1歳6か月児 18 months old 3.0% ・3歳児 Ages 3 5.0%
4	児童虐待防止法で国民に求められた児童虐待の通告義務を知っている国民の割合 Rate of people who know the notice obligation of child abuse found in people in the Child Abuse Prevention Law	52.7%	–	–	–	90.0%
5	乳幼児揺さぶられ症候群（SBS）を知っている親の割合 Rate of parents who know the SBS	96.8%	97.3%	97.6%	97.5%	100%

【環境整備の指標】 Indicators concerning environmental arrangement

#	指標					
6	妊娠届出時にアンケートを実施する等して、妊婦の身体的・精神的・社会的状況について把握している市区町村の割合（基盤課題A-12再掲） Rate of municipalities to know about the physical and mental and social situation of the pregnant woman by, for example to implement a questionnaire at the time of pregnancy report	98.6%	98.9%	99.4%	99.5%	100%
7	対象家庭全てに対し、乳児家庭全戸訪問事業を実施している市区町村の割合 Rate of municipalities that have implemented the infant home all houses visit business for all the target home	事業実施率 Project implementation rate 99.9% （平成30年4月1日）(April 1, 2018)	事業実施率 Project implementation rate 99.9% （平成31年4月1日）(April 1, 2019)	–	–	事業実施率 Project implementation rate 100%
8	養育支援が必要と認めた全ての家庭に対し、養育支援訪問事業を実施している市区町村の割合 Rate of municipalities that have implemented child support assistance visit business for all of the families with child support assistance is deemed necessary	事業実施率 Project implementation rate 86.6% （平成30年4月1日）(April 1, 2018)	事業実施率 Project implementation rate 87.8% （平成31年4月1日）(April 1, 2019)	–	–	事業実施率 Project implementation rate 100%

No.	指標 / Indicator					
9	特定妊婦，要支援家庭，要保護家庭等支援の必要な親に対して，グループ活動等による支援(市町村への支援も含む)をする体制がある県型保健所の割合 Rate of prefecturetype health center there is a system to the support by the group activities for the required parent of a particular pregnant women, requiring support home-need of protection such as home support	11.7%	11.3%	8.8%	8.2%	100%
10	要保護児童対策地域協議会に産婦人科医療機関が参画している市区町村の割合 Rate of municipalities in which obstetrics and gynecology medical institutions participate in the regional council for measures against children requiring protection	15.0%	20.0%	–	–	増加 To increase
11	関係団体の協力を得て，児童虐待に関する広報・啓発活動を実施している地方公共団体の割合 Rate of local governments that are implementing public relations and awareness-raising activities related to child abuse with the cooperation of related organizations	64.3% ※参考：都道府県 Prefectures 89.4%	66.3% ※参考：都道府県 Prefectures 91.5%	67.7% ※参考：都道府県 Prefectures 93.6%	68.7% ※参考：都道府県 Prefectures 89.4%	100%
12	児童虐待に対応する体制を整えている医療機関の数 Number of medical institutions that have established a system that corresponds to the child abuse	–	–	–	–	全ての三次と二次救急医療機関数 Number of all tertiary and secondary emergency medical institution
【参考とする指標】　Reference indicators concerning						
参1	児童相談所における児童虐待相談の対応件数 Number of abused children who were reported to child guidance centers	159,838件	193,780件	205,044件	–	–
参2	市町村における児童虐待相談の対応件数 Number of abused children who were reported to municipalities	126,246件	148,406件	155,598件	–	–
参3	〈中間評価を踏まえ追加〉要保護児童対策地域協議会に配偶者暴力相談支援センターが参画している市区町村の割合 Rate of municipalities in which the Spouse Violence Counseling and Support Center participate in the regional council for measures against children requiring protection	10.9%	17.1%	–	–	–

第21図「健やか親子21（第２次）」イメージ図
Image of "Sukoyaka Family 21 (second)"

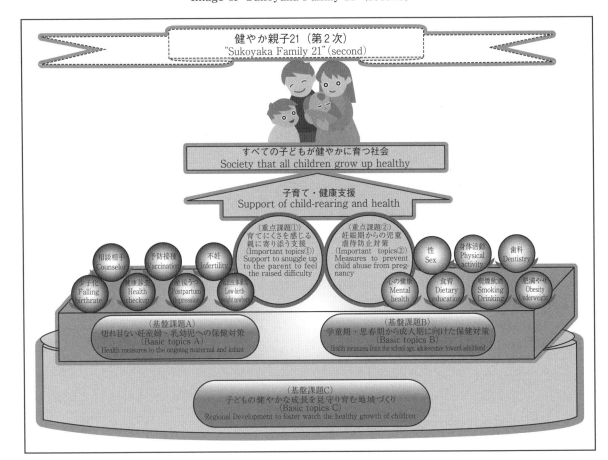